本书为 2023 年郑州市协同创新专项"基于'守正创新'的中医药文化创造性转化与创新性发展研究"〔2023XTCX051〕的阶段性成果

中医的文化阐释

贾成祥 著

全国百佳图书出版单位
中国中医药出版社
·北 京·

图书在版编目（CIP）数据

中医的文化阐释 / 贾成祥著 . -- 北京 : 中国中医
药出版社 , 2024. 10
ISBN 978-7-5132-8820-0

Ⅰ . R2-05

中国国家版本馆 CIP 数据核字第 2024RL5046 号

中国中医药出版社出版

北京经济技术开发区科创十三街 31 号院二区 8 号楼
邮政编码　100176
传真　010-64405721
廊坊市祥丰印刷有限公司印刷
各地新华书店经销

开本 710×1000　1/16　印张 16　字数 303 千字
2024 年 10 月第 1 版　2024 年 10 月第 1 次印刷
书号　ISBN 978 - 7 - 5132 - 8820 - 0

定价　68.00 元
网址　www.cptcm.com

服 务 热 线　010-64405510
购 书 热 线　010-89535836
维 权 打 假　010-64405753

微信服务号　zgzyycbs
微商城网址　https://kdt.im/LIdUGr
官 方 微 博　http://e.weibo.com/cptcm
天猫旗舰店网址　https://zgzyycbs.tmall.com

如有印装质量问题请与本社出版部联系（010-64405510）

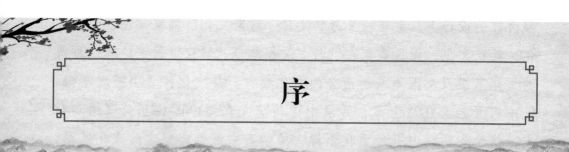

序

　　我原本是教授医古文课程的，所教之课还算是比较受欢迎，所以总有外班学生来蹭课。曾经有一个蹭课的学生专门到办公室请教问题，说王冰《黄帝内经素问注·序》中的"不谋而遐迩自同，勿约而幽明斯契"这句话，一字一词的意思都明白，然而积词成句之后到底是在讲什么，仍然是一头雾水，不知所云。在充分交流之后，我说："之所以不知所云，是因为你不知道其中的'遐迩'和'幽明'的具体所指。"经过一番细致而深入的阐释，学生恍然大悟，说："噢！原来是这样啊！这样就明白了。"然后我跟学生说，传统中医文献的语言或取象比类，或取类比象，或用具体的事物表现抽象的道理，或以抽象的义类表述具体的事物，使语言与语意之间存在着一定的距离，这是传统语言艺术化的境界，但也给后人解读古代文献带来了困难。对于取象比类，我们要通过具体的物象去揭示它所表述的义类和内涵，超越具体物象，抽象出形而上的道理；对于取类比象，我们必须通过义类概念去捕捉具体的物象，落实抽象义类，探寻到形下之器。而且在天人合一基础之上形成的意象思维和"推天道以明人事"是古人认识问题、分析问题和解决问题的基本路径。

　　此后我的思想中一直萦绕着一个问题，认识到学生读不懂中医古代文献，不只是语言的问题，还有文化的问题。于是我申请开设了选修课中国传统文化概论，基于服务于中医专业人才培养的需要，在课程内容的设计上，主要涉及易学文化、道家文化、儒家文化、佛学文化、兵家文化，而且重点在于与中医相结合，研究中医理论赖以形成的文化基础及中医本身所蕴含的文化精神，从文化探寻中医之基础，以中医开启文化之宝藏。寻求中国传统文化与中医相互关联的契合点，使学生明白中医的文化根源，为学习中医筑牢坚实的文化基础，并最终达到弘扬中国传统文化之目的。这是在中医药大学开设中国传统文化概论不同于综合大学的显著特色，也是不断积淀而编著这本《中医的文化阐释》的用意所在。

在整个教学生涯中，基于学生提出问题而引发的思考和所做的研究并非仅此一事，所谓"教学相长"者，此之谓也。

潘成祥

2024 年 2 月

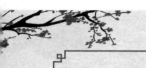

目　录

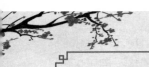

绪论　文化与中医文化

第一节　文化的基本内涵

　　文化是很难界定的内涵深广的概念。钱锺书先生曾幽默地说："你不问我文化是什么的时候，我还知道文化是什么；你问我什么是文化，我反而不知道文化是什么了。"美国文化人类学家洛威尔也说："没有别的东西比文化更难捉摸。我们不能分析它，因为它的成分无穷无尽；我们不能叙述它，因为它没有固定形态。我们想用文字规范它的意义，这正像要把空气抓在手里似的，当我们去寻找文化时，除了不在我们手里以外，它无所不在。"文化是人类社会最复杂的现象之一，作为概念，由于内涵的丰富和意义的抽象，所以它无所不在却又难以把握。人们对文化从不同的角度、范围、层面进行探讨，给以不同的诠释和界定。所以，文化的概念极其繁多。有宏观的也有微观的，有具体的也有抽象的，有整体的也有局部的。

　　1952 年，美国文化人类学家克罗伯和克拉克洪合著了一部综述性的著作《文化——有关概念和定义的回顾》，其中列举了西方学术界从 1871 ～ 1951 年80 年间出现的各种文化定义达 164 种。1952 年之后，世界各地关于"文化"的新定义更是层出不穷，据统计，到现在已有 300 种之多。可见，在文化的概念定义问题上，要想取得统一的认识是非常困难的。

一、文化的概念

　　英国人类学家爱德华·泰勒，被称为人类文化之父，他于 1871 年出版了《原始文化》一书，在"关于文化的科学"一章中给文化下定义说："文化或文明，就其广泛的民族学意义来讲，是一复合整体，包括知识、信仰、艺术、道德、法律、习俗，以及作为一个社会成员的人所习得的其他一切能力和习惯。"这一综合性的现象描述，将文化解释为社会发展过程中人类一切创造的总称，包括物质技术、社会规范和思想观念。这是迄今为止最为经典也是最有影响的文化定义，泰勒也是第一个在文化定义上具有重大影响的学者。

英国文化学者约翰·汤林森提出："所谓文化，乃是指特定语境之下，人们从其种种行动和经验汲取种种意义，并从生活中领悟甘苦。"（《文化帝国主义》）

美国文化学者丹尼尔·贝尔指出："我所谓的文化……指的是象征形式的领域。""对我来说，文化本身是为人类生命过程提供解释系统，帮助他们对付生活困境的一种努力。"（《资本主义文化矛盾》）

以上两种说法的意思是说，能够为某种生活找寻到原因或理论依据，说明之所以如此生活的理由的就是文化。深入分析可以发现，这样的定义是着眼于价值取向给文化下的定义。而价值取向确属文化概念的核心内容。

德国哲学家斯宾格勒说："文明是文化不可避免的最终命运。""文明是一种人性发展（即一种文化发展）所达到的最外在、最不自然的状态。"（《西方的没落》）

奥地利心理学家弗洛伊德认为："一般地说，我们的文明是以对本能的遏制为基础的。"他直接指出："人类文化，我的理解是人的生活由之上升到动物水平之上并以之区别于野兽的生活……一方面，人类文化囊括了人所获得的全部知识和用以控制自然力并满足人的需要而获取福利的方法，另一方面，还包括调整人与人之间的关系的一切体制。"（《一种科学的未来》）

以上两种说法是就文明发展的历史给文化下的定义。尤其是在"文明"与"文化"的相互联系中揭示了文化的内涵，说明文明是文化的结果，文化是文明的过程，文化就是向着文明化发展的过程。

美国文化学家金布尔·杨认为，"文化是由人们习得的行为范式所组成的"，"是人类社会生活的沉淀物"。也就是说，文化是长期积累而形成的传统。

美国佛蒙特大学人类学教授哈维兰指出："文化不是可见的行为，而是人们用以解释经验和导致行为所反映的价值观和信仰。"

在中国，最早从现代意义上给文化以界说的很可能就是梁启超了。1922年12月他发表了《什么是文化》一文，其中指出："文化者，人类心能所开释出来的有价值的共业也。"人类心理能力所开发和释放出来的，这就涉及非常广泛的领域，包括了语言、哲学、道德、思想、伦理、信仰、文学、艺术，等等。陈独秀将文化界定为"文学、美术、音乐、哲学、科学这一类的事"。王俊义、房德邻《关于文化研究中的几个问题》指出："文化是人类所创造的精神产品和物质产品上所表现的精神因素。""如果把物质成果作为文化看待，应着眼于它所表现出的精神价值，如审美价值、认识价值、表征价值，而抛开它的使用价值。"1986年《文史哲》第五期《中国传统文化思想学术讨论会纪要》指出："文化不是文学、艺术、法律等具体意识形态的组合体，而是隐藏在背后的东西。"

　　文化意义的纷繁多样正表明文化自身的博大与浩瀚。1982年，在上海举行的"中国文化史研究学者座谈会"上，争论最激烈的一个问题就是"什么是文化"。会上提出的主要观点有：文化就是知识；除了军事、经济、政治之外都是文化；凡是区别于自然的就是文化；文化是生活方式的总和；文化是意识形态；文化就是文明，是整个人类所创造的物质文明和精神文明的总和，包括有形的和无形的所有方面。有人则把文化与文明相区别，强调文化的特殊内涵，认为文化指的是人类生活各部门、各方面的精神，偏重于人类的心智、精神，是无形的、内涵的，而文明指的是人类用才智创造的物质或精神的产物，偏重于物质，是有形的、外表的。实际上，"文化"的概念在使用过程中确实表现出了多义性。

　　《周易·贲卦》象传说："刚柔交错，天文也；文明以止，人文也。观乎天文，以察时变；观乎人文，以化成天下。"唐·孔颖达在《周易正义·疏》中解释"观乎人文以化成天下"说："圣人观察人文，则诗书礼乐之谓，当法此教而化成天下也。"这里用"诗书礼乐"来解释"人文"，并以此"化成天下"，开始从精神、思想的角度阐释"文化"所具有的"人文化成"的内涵。而"文化"一词在中国最早出现于汉代，如刘向《说苑·指武》所说："圣人之治天下也，先文德而后武力，凡武之兴，谓不服也；文化不改，而后加诛。"所谓"文化不改，然后加诛"，即通常所说的先礼后兵，"敬酒不吃吃罚酒"。文化的含义是与武力镇压相对应的文治教化。中国的古人把文化看成是文治教化、礼乐典章制度，即以体现封建伦理道德的诗书礼乐来教育感化世人。由此看来，中国文化一开始就有一种精神和人文的指向。

　　从世界范围看，在西方国家，"文化"一词有一个演变的过程。拉丁文cultura（名词是cultivo）是英、法、德、俄等国文字"文化"一词的词源。原形为动词，含有种植、耕种、居住、敬神等多种含义。英文中的culture至今还保留着拉丁文的某些含义（agriculture农业、农耕、农艺，horticulture园艺），并逐渐从耕种引出对树木禾苗的培养，又进一步引申为对人类心灵、知识、情操、风尚的培养，具有了教养、教化、文明这样一些现代"文化"的意义。这就与中国古代"文化"的含义相近。到了19世纪中叶，西方兴起了人类学、社会学、民族学等新的人文学科，"文化"被作为重要的术语广泛使用。英国学者泰勒在1871年发表的《原始文化》一书中第一次将"文化"定义为文化"是一种复合整体，包括知识、信仰、艺术、道德、法律、习俗，以及作为一个社会成员的人所习得的其他一切能力和习惯。"

　　如今人们对文化的理解大致有三个层次：第一个层次主张文化是涵盖所有人类文化成果的大文化观。"文化是包括知识、能力、习惯、生活以及物质上与精神上的种种进步与成绩。换句话说，就是人类入世以来所有的努力与成果。""文化指的是任何社会的全部生活方式……没有无文化的社会，甚至没有无文化的个人。每个社会，无论它的文化多么简陋，总有一种文化。从个人跻身于一种或几种文化的意义上看，每个人都是有文化的人。"第二个层次主张文化应主要是指人类精神文化方面的创造性成果。第三个层次则大大缩小了文化的范围，它沿袭了传统和现实生活中人们对文化的直观理解，即将文化理解为以文学、艺术、音乐、戏剧等为主的艺术文化，是人类"更高雅、更令人心旷神怡的那一部分生活方式"，是"弹钢琴谈论勃朗宁的诗"那一类内容。即我们通常所说的"文化人"所从事的，也就是今天所谓"文化圈"或"文艺圈"，即文化部门主管的文化，包括艺术、文博、图书馆、电影院等。

中国学者对文化的理解有广义和狭义之分。广义的文化，包括物质文化、制度文化和思想文化三个层次的内容，是涵盖所有人类文化成果的大文化观；狭义的文化，专指精神的思想文化。具体来说，物质文化是表层结构，制度文化是中层结构，思想文化则不同，它属于整体文化系统中的深层结构。这三者既是相互联系的整体，又各自具有相对的独立性。我们这里所讲的文化，主要是思想文化，是指人类的精神形态和观念形态方面的内涵。

二、文化的本质

关于文化的本质，有传播说、文饰说、人化说。其中"人化说"影响较大。诸如"文化的本质就是人化。""文化使人人化，使人成为人。""凡人化的东西就是文化。按人的需要和理想所改变和创造的东西就是文化。""'自然的人化'就是文化。反过来说，'人化的自然'就是文化的成果。""人创造了文化，文化亦创造了人。文化的本质说到底是人化。""人化"是从马克思早期著作《1844年经济学—哲学手稿》中的"人化自然"这一术语发展来的。

文化就是自然的人化。文化的核心问题是人，文化是由人所创造的、为人所特有的东西，一切文化都是属于人的，纯粹自然的东西不属于文化的范畴。人作为社会存在物，既是特殊的现实的个体，同时又是社会的总体。就是说每个人都是社会的人，都是社会的一部分。因此，人都是文化的结果，同时又是文化的起点。文化造就了人，人又创造了文化。没有人，文化既不存在也无意义；没有文化，人也不成其为人。一位哲人说，人诗意般地栖息在大地上。人之所以具有诗意，是因为人获得了赖以区别于动物、离开动物世界的文化灵性。人是文化的创造者，又是文化的囚徒。人创造文化，使文化现象本身成为一种人化了的事物。人作为文化的囚徒，体现了人在既定环境与既有文化之中的受动性，体现了文化对人的规定性，历史传统对现实中人的制约性。文化与人之间的互动关系（化人与人化）推动着人类文明的不断进步。这正是斯宾格勒所说的"文明是文化不可避免的最终命运"这句话的含义。

　　文化就是自然的人化，是自然的文明化，是自然向人的转化，越来越人性化。"化"在汉语构词法中是一个动词性词缀，表示逐渐演变的过程，如机械化、现代化、自动化、网络化、信息化、知识化、年轻化、老龄化、沙漠化、钙化、硬化，等等。这里所说的自然包含两个方面的内容：一方面是人之外的自然，是不依赖于人而存在的自然界；另一方面是人自身的自然。这就是说，文化既是对外界自然的人化，又是对人类自身的文明化。

1. 自然界的文明化——化土成器

　　自然世界的文明化，实际上是人类改造自然并从自然界获取生活资料的过程，就是所谓物质文化，就是在博物馆里可以看到的，如在楚墓、长沙马王堆汉墓、四川三星堆古遗址、秦始皇陵等地发掘的文物、古董；所谓秦砖汉瓦，如陶器、青铜器、青花瓷、景泰蓝、编钟、丝绸、壁画等，这些文物古玩是古代科技发展的标识，是先民智慧的结晶，这其中寄寓着先民的思想和理念。大家都知道"中国"的英文名称 china，就是"瓷"的意思。在瓷器进入人们生活之前，古人在很长的一段时间里使用的是陶器，而陶器就是用黏土烧制而成的。英语以china 来指称中国，说明中国很早就开始了对自然世界的文明化进程。

2. 自然人的文明化——以文化人

　　自然人的文明化，或者说是人类自身的文明化，是人类越来越远地脱离自然本能而向着社会伦理性发展，从动物的人发展到社会的人，从野蛮的人发展到文明的人。实际上，人类思想意识、道德观念等精神世界的发展演进过程，就是所谓的精神文化。马克思说："人离开动物愈远，他们对自然界的作用就愈带有经过思考的、有计划的，向着一定的和事先知道的目标前进的特征。"《孟子·滕文公上》云："后稷教民稼穑，树艺五谷，五谷熟而民人育，人之有道也，饱食、暖衣、逸居而无教，则近于禽兽。圣人有忧之，使契为司徒，教以人伦：父子有亲，君臣有义，夫妇有别，长幼有叙，朋友有信。"由此可见，"文化"包含着最基本的人文教化之义。道德化是文化的精髓。

第二节　中医的文化属性

　　中医学就其学科属性而言，到底是自然科学还是人文社会科学？我认为，中医学既具有科学属性（术），又具有文化属性（道）。中医学的根本属性是自然科学中的应用科学，它有其独特的理、法、方、药，对各种疾病都有针对性的具体的治疗方法，而且有着千百年已经证明的实实在在的疗效。疗效是根本，是硬道理，决定医学生死存亡的根本是疗效。但是中医学也确实存在显著的文化属性。科学是文化的基础，文化是科学的向导，文化引领着科学的思维路径和发展方向。文化的引领作用是非常重要的，比如在医疗实践中，是以疾病为中心，还是以健康为中心；医院是以经济效益为目标，还是以治愈疾病为目标；医院关注的是医疗安全还是患者安全，等等，这些都引领着医学发展的方向。

中医学是生命科学，又是生命哲学。中医学是人们在积累治病经验的基础上，用中国传统文化搭建框架，从而形成了理论体系，形成了独特的诊断和治疗疾病的理念，确立了独特的处方用药思路。从中医理论的产生到中医理论的发展，传统文化的精神都渗透其中。中医学与中国传统文化融为一体，其间存在着双向互动的关系，一方面中国传统文化是中医理论的文化基础，另一方面中医理论又丰富和发展了中国传统文化。二者之间存在着一以贯之的共通的东西。我们之所以说中医具有文化属性，是因为中医从其对生命的认知到对生命的养护、从诊断疾病到用药治病，都是建立在中国传统文化基础之上的。如中医认为"脾胃为后天之本""肾为先天之本"，这些理论的形成都是有文化基础的。西医是建立在生物学、化学、解剖学的基础之上的，中医则是建立在中国传统文化基础之上的。

中医学也丰富了中国传统文化的内涵，使中国传统文化更加厚重和坚实。如出自《素问遗篇·刺法论》中的"其气不正，故有邪干""正气存内，邪不可干"，以及出自《素问·评热病论》中的"邪之所凑，其气必虚"，论述了人体正邪盛衰的至简之理：体内正气充盈，邪气就不可能侵染身体；凡是邪气聚集之地，必然是正气衰虚之所。其主导思想就在于培养正气，扶正祛邪。这些既是医学范畴的正气与邪气的盛衰强弱之争，也是立身处世的做人之道，也是富国强兵的治国之道，也是"政者正也"的理政之道。

以阴阳五行构建的中医理论框架，本身就说明中国古代哲学的阴阳五行学说既是中医理论的基础，又是其哲学思想在中医领域的拓展应用。中医文化就是要从文化探寻中医理论之基础，以中医开启传统文化之宝藏，两者相得益彰，用中国的话语解释中医的理论，用中医的理论揭示文化的内涵。

由汤林森、丹尼尔·贝尔、斯宾格勒、弗洛伊德等学者提出文化是生活方式及其对生活方式的理性思考，所以，梁漱溟说："文化是生活的样法。"胡适说："文化是一种文明所形成的生活的方式。"梁漱溟和胡适二人的说法很通俗，也很实在，"生活的样法"再浓缩一下就是通常人们所说的"活法"。认同了文化是人们的生活方式，再来看中医的文化属性就更加明确了。因为中医于诸多方面都在告诉人们实实在在的生活方式，如《素问·上古天真论》有如下记载。

（黄帝）问于天师曰："余闻上古之人，春秋皆度百岁，而动作不衰；今时之人，年半百而动作皆衰者，时世异耶？人将失之耶？"岐伯对曰："上古之人，其知道者，法于阴阳，和于术数，食饮有节，起居有常，不妄作劳，故能形与神俱，而尽终其天年，度百岁乃去。今时之人不然也，以酒为浆，以妄为常，醉以入房，以欲竭其精，以耗散其真，不知持满，不时御神，务快其心，逆于生乐，起居无节，故半百而衰也。"

"夫上古圣人之教下也，皆谓之虚邪贼风，避之有时，恬淡虚无，真气从之，精神内守，病安从来。是以志闲而少欲，心安而不惧，形劳而不倦，气从以顺，各从其欲，皆得所愿。故美其食，任其服，乐其俗，高下不相慕，其民故曰朴。是以嗜欲不能劳其目，淫邪不能惑其心，愚智贤不肖不惧于物，故合于道。所以能年皆度百岁，而动作不衰者，以其德全不危也。"

其中，"法于阴阳，和于术数，食饮有节，起居有常，不妄作劳""恬淡虚无""精神内守""志闲而少欲，心安而不惧，形劳而不倦，气从以顺，各从其欲，皆得所愿""美其食，任其服，乐其俗，高下不相慕""嗜欲不能劳其目，淫邪不能惑其心"，凡此等等，都从正面论述了正确的生活方式，"以酒为浆，以妄为常，醉以入房，以欲竭其精，以耗散其真，不知持满，不时御神，务快其心，逆于生乐，起居无节"，从反面指出了错误的生活方式。因此，从这个意义上说，养生就是养成健康的生活方式。

汉语流传下来的许多成语，诸如病入膏肓、如法炮制、标本兼治、针砭时弊、屁滚尿流、花好月圆、吹胡子瞪眼等，都有中医的理论知识蕴含其中，掌握了扎实的中医药文化知识，就会对中国传统文化有更加深入的理解和感悟。中医是中国传统文化的"活化石""活标本"，正所谓"是打开中华文明宝库的钥匙"。

第三节　学习中医文化的意义

文化是民族的血脉，是民族的灵魂，积淀着民族最深层的精神追求。一个民族的觉醒首先是文化的觉醒，一个国家的强大有赖于文化的支撑。文化是民族生存发展和国家振兴繁荣取之不尽、用之不竭的力量源泉。随着世界多极化、经济全球化、社会信息化、文化多样化和科学技术的日新月异，文化与经济的结合更加紧密，经济的文化元素和文化含量日益增加，文化的经济功能越来越强。同时，文化与科技的结合也更加紧密，尤其是当科技发展到人工智能程度越来越高的今天，理性的文化引领和干预作用就显得尤为重要。中医之所以在人类健康和生态医学中有着重要的地位和影响，其根本就在于其中的文化理念和文化境界发挥着重要而深广的作用。

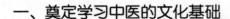
一、奠定学习中医的文化基础

中医与中国传统文化是血肉相连的有机整体，中医理论体系得以构建的基础是中国传统文化，中医理论体系的丰富和发展依然得益于中国传统文化。继承和发展中医，必须从中国传统文化中寻找源头活水。研究中医文化就是要为中医理论的研究提供认识论、方法论，为中医专业的学习寻求知识源泉和文化基础。任何理论学说和思想观念都有其产生的土壤、环境和基础，任何学科也必然有其理论基础，正像西医是建立在解剖学、生物学、化学、生理学、药理学、病理学基础之上的医学体系，而中医理论从形成到发展都有赖于中国传统文化的滋养。中医文化是中国传统文化的有机组成部分，二者相互辉映，相得益彰，中国传统文化为中医文化提供了丰厚的理论基础。研究中医文化就是要研究中医作为科学所特有的社会基础、思想基础、基本理念、核心价值和思维方法，研究中医发展的社会文化机制、内在规律，其主要的任务是为中医这一生命科学找寻其理论依据。比如用以构建中医理论成为中医认识论和方法论的阴阳学说和五行学说，本身就是中国传统文化的重要内容。阴阳学说始于《周易》，《庄子》说"易以道阴阳"；五行学说源于《尚书》，《尚书·洪范》对五行的内容及各自特征与功能做了详细的叙述。在整个中医理论体系中具有极其重要的地位，对于中医阐释生理病理和预防诊疗疾病提供理论基础的藏象学说，就是利用五行相生相克关系在时序上的表现，即"春胜长夏，长夏胜冬，冬胜夏，夏胜秋，秋胜春"来构建肝、心、脾、肺、肾之间相生相克的联系，从而构建了五脏的功能系统。

然而，长期以来，由于传统文化知识的缺乏，使得博大精深的中医理论的学习与继承成为无源之水。对东方文化颇有研究的德国慕尼黑大学东亚系波克特教授早在20世纪80年代就指出："中医药在中国至今没有受到文化上的虔诚对待，没有确定其科学传统地位而进行认识论的研究和合理的科学探讨，没有从对人类的福利出发给予人道主义的关注，所受到的是教条式的轻视和文化摧残。这样做的不是外人，而是中国的医务人员。他们不承认在中国本土上的宝藏，为了追求时髦，用西方的术语胡乱消灭和模糊中医的信息。"实际上还有一个原因，就是这些"中国的医务人员"由于传统文化的断层而缺乏研究和诠释中医的文化基础。

诚然，发展是最好的继承，然而，只有继承才能发展。中医的科学研究必须在传统中医理论指导下进行，必须彻底改变长期以来遵循西医思路和方法进行中医研究的做法。中医研究的方向不能遵循西医科研的路线，而是要在继承传统中医基本理论、方法和经验的基础上，充分吸收现代科学成果，并加以完善和发展，建立真正独立的中医辨证论治体系和科研体系。传统文化的母体孕育了中医的诞生，中医在发展过程中也受到了传统文化的滋养和哺育。研究中医文化的根本任务之一，就是传授中国传统文化，探求和发掘中医理论的文化基础，教给人们理解中医乃至整个中国传统文化的思维方法，保证使其学到的是原汁原味的纯正的中医。只有明白中医的根本问题，才能继承真正的中医。继承也好，发展也罢，关键的问题在于把握中医的精神，用中医的思维，用中医的理论，用中医的方法，用中医的诊断，用中医的手段，用中医的方药，恪守中医的正道。

二、探寻医学未来的发展方向

中国传统文化与中医文化的关系是双向互动的关系，一方面，中国传统文化对中医文化具有基础支撑的作用，另一方面，中医文化对中国传统文化具有反哺作用，使传统文化得到进一步的丰富和发展。此外，中医文化对中医乃至整个人类医学的发展方向具有重要的引领作用。

纵观中医发展历史，在任何阶段，都渗透着浓郁的文化精神。《左传·召公元年》记载了医和为晋平公诊病论及社稷君臣，《国语·晋语》也记载了这一历史事件。其中，文子曰："医及国家乎？"对曰："上医医国，其次疾人，固医官也。"提出了医生的境界和追求。唐代孙思邈《备急千金要方·诊候》说，医有三品，"上医医国，中医医人，下医医病"。这可以说是古代医生的三种境界。再联系到此后的一些说法和中医确有的高妙，我认为中医有四种境界：下医医病，中医医人，上医医国，至医赞天。深入分析，中医的四种境界也是医学发展进步的内在逻辑和必然规律："医病"是以疾病为中心，相当于生物医学模式；"医人"是以健康为中心，相当于心身医学模式；"医国"是以社会为中心，属于社会医学；"赞天"是以生态为中心，属于生态医学。而"赞天化育"是古老的中医所具有的最高境界，也是中医的核心价值。人类医学正是从生物医学发展到心身医学，再到社会医学和生态医学，这是医学发展演进的过程，这个过程既是医学进步的必要付出和必然代价，也是医学发展的必由之路和向善之路。时至今日，在医学已经被金钱、机械和人工智能严重异化的情况下，我们必须激活这一属于中医学的人文精神及其核心的价值取向，以引领本来就属于医学的人文精神的回归。

中医文化从对生命根源于"阴阳和"的认识开始，不断深入地探求着"生生之道"，逐渐形成了中医药文化的基本理念，即构建中和的生命环境。这个中和的生命环境包括了人体自身的内部环境（包括生理和心理）和人体所处的外部环境（包括社会环境和自然生态），而两者之间又是相互联系的。"上医医国"涉及的是治国理政的理念，"至医赞天"关乎生态文明意识和生态文明建设。大健康观念所追求的不仅是个人的身体健康，还包括精神、心理、生理、社会、环境、道德等方面的全面健康。国家卫生健康工作也从"以治病为中心"转向"以健康为中心"。中医文化把治病思路与治国理念、预防疾病与政府决策、医学宗旨与卫生管理、医赞化育与生态保护等联系起来，具有超越生命科学之上的更为广泛、更为深远的可以推而行之的文化理念和人文精神，这种文化理念和人文精神将引领人类医学的发展方向。

三、弘扬中华民族的优秀文化

研究中医与传统文化的联系可以发现，中医蕴含着丰富的文化内涵和深广的文化意义，体现了中华民族的认知方式和价值取向，潜藏着丰富的中华民族的文化精神。追溯其文化渊源，探求中医与传统文化的相互融通，两者相得益彰，充分显现了中医和以儒家仁学为代表的中华文化的核心价值与终极目标都是"生生之道"。其中所蕴含的浓郁的生态文明意识，引领着现代社会建设和整个人类文明发展的方向。把握中医文化的核心价值，可以认识到中医文化的先进性和普适性，从而树立中医文化的自信，并以此为引领，牢固树立以健康为中心的医学思想，推动人类医学事业的健康发展，进而以中医开启中华民族文化的宝藏，为中华民族文化的弘扬与传播开辟先行之路。

众所周知，仁是儒家思想的核心内容，仁是一切美德的总和，仁学思想是孔子构建的道德体系。这一道德体系之所以称之为"仁学"，古老的中医之所以称之为"仁术"，究其深层的根源，我们发现"仁"原本是生命的种子，如杏仁、桃仁、核桃仁等。果实的核心和生命的种子称为"仁"，孔子以"仁"作为儒家的最高道德，其间的关联以及含义之深刻非常耐人寻味。清·李彣在《金匮要略广注》指出："盖仁者，天地生物之心，即万物所以生生之理，譬桃、梅诸果，含于核中者，皆谓之仁。将此仁种于土中，复生千万亿桃梅诸树，且结为千万亿桃梅诸果之仁，皆此生机流衍于无穷也。"所以梁漱溟先生说："在我的心目中，代表儒家道理的是生。"《周易·系辞下》说："天地之大德曰生。"程颢在《河南程氏遗书》卷二中说："生生之谓易，是天之所以为道也。天只是以生为道，继此生理者只是善也。"他把自然的生生之道进一步引申到人类的生生之德。由此可见，儒家仁学的终极目标和崇高境界是生生不息。正因为儒家仁学思想的境界如此崇高，所以1988年1月，在巴黎召开的以"面向21世纪"为主题的第一届诺贝尔奖获得者国际大会上便提出了著名的《巴黎宣言》，指出："人类要在21世纪生存下去，必须回首2500年前，从孔子那里汲取智慧。"这里所谓的孔子智慧应该就是这种"生生"的核心价值，世人坚信其能够引领人们在21世纪的继续生存。这足以说明，以儒家为代表的中华文化是没有成为过去而且属于未来的先进文化。

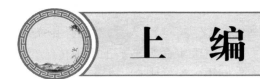

上 编

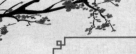

第一章　中医文化的生命观

生命从何处来，生命到何处去，生命的意义何在，生命的本质究竟是什么，对此，科学、哲学、宗教神学等都做过形形色色的回答，但至今也没有形成一个统一的认识。中医是生命科学，其治病救人的方法和理论必然是建立在认知生命的基础之上的，也就是中医的生命观。

第一节　生命的本质

中医对生命的认知是基于中华民族传统文化而产生的。中医是当今世界对生命认识最系统、最完整、最深刻的医学，钱学森称之为巨系统的复杂科学，预言它将引领医学和未来科技的方向。

《灵枢·决气》记载：黄帝曰："余闻人有精、气、津、液、血、脉，余意以为一气耳，今乃辨为六名，余不知其所以然。"明确地把人之肉身的本体界定为气，而且强调说是"一气耳"，除此之外，别无他物。《素问·宝命全形论》还指出："人以天地之气生，四时之法成。"人凭天地阴阳之气而生，赖四时阴阳之气而成。又说："人生于地，悬命于天，天地合气，命之曰人。人能应四时者，天地为之父母；知万物者，谓之天子。"在中国古代哲学看来，不仅人体如此，万物皆然。《素问·至真要大论》云："本乎天者，天之气也，本乎地者，地之气也，天地合气，六节分而万物化生矣。"《难经·八难》说："气者，人之根本也，根绝则茎叶枯矣。"后代中医名家也纷纷论述："气聚则形成，气散则形亡。"（《医律法门》）"气者，万物之所资始也，天非此气不足以养，人非此气不足以生。"（《医方考》）"生化之道，以气为本，天地万物，莫不由之……人之有生，全赖此气。"（《类经》）"人者，物也"，人为万物之一，万物既如此，人固不例外。

中医生命观是基于中国传统哲学思想而形成的。《管子·枢言》说："有气则生，无气则死，生者以其气。"《文子·九守》说："夫形者生之舍也，气者生之元也，神者生之制也。"《庄子·知北游》说："生也死之徒，死也生之始，孰知其纪！人之生，气之聚也。聚则为生，散则为死……故曰'通天下一气耳。'""散则为气，聚则成形。"天地万物赖以存在和共享互通的就是"气"，古代有一个说法叫"六合之内"。"六合"就是天地四方，如我们所处的房间和公交汽车的车厢。人们的气是共享互通的，你中有我，我中有你。王充《论衡·自然》云："天者，普施气万物之中。""天地合气，万物自生，犹夫妇合气，子自生矣……儒家说夫妇之道，取法于天地，知夫妇法天地，不知推夫妇之道，以论天地之性，可谓惑矣。夫天覆于上，地偃于下，下气烝上，上气降下，万物自生其中间矣。"《论衡·物势》云："儒者论曰：'天地故生人。'此言妄也。夫天地合气，人偶自生也；犹夫妇合气，子则自生也。夫妇合气，非当时欲得生子；情欲动而合，合而生子矣。且夫妇不故生子，以知天地不故生人也。然则人生于天地也，犹鱼之于渊，虮虱之于人也。因气而生，种类相产，万物生天地之间，皆一实也。传曰：天地不故生人，人偶自生。"这是中国古代对生命本源的认识。无论怎样，"因气而生"是确然无疑的。

通常说"人活一口气"，这句话包含着生理和心理两个层面的意思，而原本的意思应当是生理层面的，所以，人死了就叫断气了、气绝了。

在生命的本质问题上，除了认识生命的本质是气，还必须认识到"生气通天"，也就是天人合一的生命观。就是说人与自然是一个有机的整体，而能够把人与自然联系起来成为一个有机整体的基础也正是这个气，气是天人合一的理论基础。

气要正。气，多矣。而能够使生命存活而且健康长寿的气必须是常气、正气。张仲景《伤寒论·序》云："夫天布五行，以运万类；人禀五常，以有五脏。"人之所以是万物之灵，就是因为人钟聚了天地灵秀之气。文天祥的《正气歌》说："天地有正气，杂然赋流形。下则为河岳，上则为日星。于人曰浩然，沛乎塞苍冥。""天地有正气，杂然赋流形"的意思是说天地之间有一种正气，靠这种正气万物生生不息。《灵枢·刺节真邪》说："正气者，正风也。"通常所说的"风清气正"，其中正气是中医理论中最重要、最基本的概念之一，是指人体的功能活动和抗病、康复能力的总称。

正气是生命的基本物质，任何人不能离正气以生存，任何医学不能舍正气以救人。扶正祛邪是中医的重要思想。此外人体的气还有一个重要的功能，《灵枢·刺节真邪》说："虚邪之入于身也深，有所结，气归之；有所结，深中骨，气因于骨。"这里所说的"气归之""气因于骨"都是指正气聚积于邪气入侵之处,发挥其抵御和消除外邪之作用。临床常见的正气足邪气盛之实证,之所以病情表现比较剧烈和明显,正说明正气有抗御邪气侵犯的重要作用。即言邪有所结,气必归之,发挥着护场的功能。就像面临来犯之敌,人民军队吹响了集结号。现在人们把气的生理功能归纳为六个方面的作用,即动力作用、温煦作用、防御作用、固摄作用、气化作用、营养作用。生命需要正气,做人需要正气,修道需要正气,当官需要正气,治国需要正气。

气要充。正气充盛,生命力就旺盛,抗病能力就强,致病邪气难以侵袭,疾病也就无从发生。《素问·刺法论》说:"正气存内,邪不可干。"反之,当人体正气不足,或正气相对虚弱时,卫外功能低下,则邪气可乘虚而入,导致机体阴阳失调,脏腑经络功能紊乱,从而引发疾病。故《素问·评热病论》说:"邪之所凑,其气必虚。"《孟子》记载公孙丑问曰:"敢问夫子恶乎长?"曰:"我知言,我善养吾浩然之气。""敢问何谓浩然之气?"曰:"难言也。其为气也,至大至刚,以直养而无害,则塞于天地之间。"浩然之气是孟子的呼吸养生方法,可谓光明磊落、刚正不阿、堂堂正正、顶天立地的男子汉大丈夫之气,胆气和豪气。《素问·经脉别论》曰:"当是之时,勇者气行则已,怯者则着而为病也。"人的勇怯与疾病的发生有着十分密切的关系,从体质来分析,勇怯可以反映出人体正气的强弱虚实,从心理志意上来分析,心态、志意具有自我控制和调节作用。一般来说,勇者体质就强壮,心理承受能力就强;怯者,体质就柔弱,心理承受能力就弱。"正气存内,邪不可干",既是中医的术语,也可以作为治国的理念,还可以作为做人的原则。

气要和。《丹溪心法》说:"气血冲和,百病不生。一有怫郁,诸病生焉,故人身诸病多生于郁。"《圣济总录》卷五十六有一个方叫"和气丸",清代顾景星《李时珍传》记载:"富顺王嬖庶孽,欲废适子,会适子疾,时珍进药,曰附子和气汤。王感悟,立适。"以人为本,从心理入手治疗疾病,心平则气和。

气要安。老子《道德经》第16章:"致虚极,守静笃。"这句话成为后世内丹派尊奉的信条。《吕氏春秋·尽数》说:"精神安乎形,而年寿得长焉。"形神合一是健康的重要标志。无论是道士还是僧人,都讲究端坐、禅定,这是养气之法,也是养生之道。

第二节　生命的根源

生命的本质是气。气是如何形成生命的呢?中医古代哲学气一元论认为,气是世界的本原物质,气分阴阳。阴阳是气的固有属性。气的运动是阴阳的对立统一运动。《易传》提出"一阴一阳之谓道"的经典命题，又说"立天之道曰阴与阳"（《周易·系辞上》）。中医学认为，气是构成人体和维持人体生命活动的物质基础。人体之气根据阴阳特性可分为阴阳两类，对人体具有温煦推动作用的气称之为阳气，对人体具有营养滋润作用的气称为阴气。气的阴阳对立统一运动是生命运动的根本规律。

阴阳学说是中医理论的重要学说，中医理论认为，阴阳是生命和万物得以存在的物质要素，《素问·宝命全形论》曰："人生有形，不离阴阳，天地合气，别为九野，分为四时，月有小大，日有短长，万物并至，不可胜量。""九野""四时"及"月份"大小、"日夜"长短等自然现象的形成莫不皆然。而阴、阳能够成为生命物质要素最终使生命得以形成的根本在于"和"。一切生命的形成和起源都根源于"阴阳和"。人与万物一样，都是天地之间这一团气在阴阳的消长变化中进行着生长化收藏。关于这一问题，前人论述很多。《国语·郑语》记载，西周时期的史伯就提出了"和实生物，同则不继"的重要思想。《道德经》第42章说："道生一，一生二，二生三，三生万物。万物负阴而抱阳，冲气以为和。"《庄子·田子方》云："至阴肃肃，至阳赫赫。肃肃出乎天，赫赫发乎地。两者交通成和而物生焉。"《庄子·达生》曰："天地者，万物之父母也。"《荀子·天论》曰："万物各得其和以生，各得其养以成。"《素问·上古天真论》曰："丈夫八岁，肾气实，发长齿更；二八，肾气盛，天癸至，精气溢泻，阴阳和，故能有子。"《素问·阴阳应象大论》说："阴阳者，天地之道也，万物之纲纪，变化之父母，生杀之本始，神明之府也，治病必求于本。"《素问·生气通天论》说："生之本，本于阴阳。"《淮南子·泰族训》说："故阴阳四时，非生万物也；雨露时降，非养草木也。神明接，阴阳和，而万物生矣。"这里我们来分析一下《道德经》的内容，"道生一"就是无极生太极；"二"就是阴、阳两仪，"一生二"就是太极生两仪。两仪就是天地，就是阴阳，这是化生万物的物质基础。清代程允升《幼学琼林·夫妇》云："孤阴则不生，独阳则不长，故天地配以阴阳。"关键的问题是"三"，历来多注释"二生三"为"阴阳二气生天地人"；"三生万物"为"天地人创造世间万物"。这是值得商榷的。我们认为，"三"就是阴阳化合而成的"和气"，是在"二"（阴阳）的基础上生成的新的"一"，就是"阴阳和"，"二生三"就是阴阳两仪化生"和气"，更具体地说，就像今人所说的由精子和卵子结合而生成受精卵。"三生万物"就是从和气中繁衍出天下万物。《淮南子·天文训》解释说："道始于一，一而不生，故分而为阴阳，阴阳合和而万物生。故曰'一生二，二生三，三生万物。'"司马光《温国文正司马公文集》卷二十五说："阴阳必得中然后能和，然后能育万物。"万物的产生都根源于"阴阳

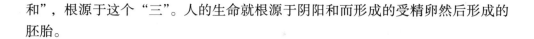

和"，根源于这个"三"。人的生命就根源于阴阳和而形成的受精卵然后形成的胚胎。

第三节 生命的节律

《管子·形势》说："天不变其常，地不易其则，春秋冬夏，不更其节，古今一也。"天地自然的不变之则就是阴阳有规律的消长变化，就一年而言表现为春夏秋冬；就一天而言，表现为朝昼夕夜。《管子·形势解》更具体地讲："天，覆万物，制寒暑，行日月，次星辰，天之常也。治之以理，终而复始。"天地万物与阴阳寒暑、日月星辰，都在进行着周而复始的运动变化，"春者，阳气始上，故万物生。夏者，阳气毕上，故万物长。秋者，阴气始下，故万物收。冬者，阴气毕下，故万物藏"。生命就是在阴阳消长中完成其生长收藏过程的。生命活动的动力和依据是天地阴阳之气，《素问·宝命全形论》说："人以天地之气生，四时之法成。""天地之气"就是阴阳之气，"四时之法"就是阴阳消长的规律。由此可见，天人同源（气）、天人同构（阴阳）、天人同律（阴阳消长）。

一、女七男八的生命节律

《黄帝内经》从生殖能力的变化过程阐述了"女七男八"的生命节律。女子以七年为一个阶段，男子以八岁为一个阶段，每一个阶段都有对应的生命特征。《素问·上古天真论》说："女子七岁，肾气盛，齿更发长；二七，而天癸至，任脉通，太冲脉盛，月事以时下，故有子；三七，肾气平均，故真牙生而长极；四七，筋骨坚，发长极，身体盛壮；五七，阳明脉衰，面始焦，发始堕；六七，三阳脉衰于上，面皆焦，发始白；七七，任脉虚，太冲脉衰少，天癸竭，地道不通，故形坏而无子也。丈夫八岁，肾气实，发长齿更；二八，肾气盛，天癸至，精气溢泻，阴阳和，故能有子；三八，肾气平均，筋骨劲强，故真牙生而长极；四八，筋骨隆盛，肌肉满壮；五八，肾气衰，发堕齿槁；六八，阳气衰竭于上，面焦，发鬓颁白；七八，肝气衰，筋不能动，天癸竭，精少，肾脏衰，形体皆极；八八，则齿发去。"从这个生命周期可以看出，女性和男性分别在"四七""四八"之时在生理上达到最佳状态，到"五七""五八"之时就开始逐渐走向衰退，表现出衰退的迹象，直至"七七""八八"丧"天真"而失去生育的能力。这一生命节律的发现，为人们的生活、养生奠定了知识基础，使人知晓在什么阶段应该做什么事。

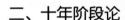

二、十年阶段论

《灵枢·天年》曰："人生十岁，五脏始定，血气已通，其气在下，故好走。二十岁，血气始盛，肌肉方长，故好趋。三十岁，五脏大定，肌肉坚固，血脉盛满，故好步。四十岁，五脏六腑十二经脉皆大盛以平定，腠理始疏，荣华颓落，发颇斑白，平盛不摇，故好坐。五十岁，肝气始衰，肝叶始薄，胆汁始灭，目始不明。六十岁，心气始衰，苦忧悲，血气懈惰，故好卧。七十岁，脾气虚，皮肤枯。八十岁，肺气衰，魄离，故言善惧。九十岁，肾气焦，四脏经脉空虚。百岁，五脏皆虚，神气皆去，形骸独居而终矣。"此描述了人生百岁的生长、发育、衰老直至死亡的过程。其中关于人体生命过程各阶段脏气盛衰及表现特征具体表现为人的生命过程以 10 岁为一个阶段，大致规律为 10 ~ 20 岁是生长发育期，30 ~ 40 岁是壮盛期，50 ~ 90 岁是衰老期，100 岁为生命衰老的尽期。生命过程以脏腑气血的盛衰为基础，脏腑气血的盛衰与形体、神志的表现呈正相关。即筋骨肌肉形体状态、感觉、运动以及性情、思维由幼稚到成熟，由盛壮到衰竭的过程，也是脏气逐渐充盛，然后由盛到衰的过程。肾脏在生命过程中起着主导作用，制约着脏腑经脉气血的盛衰变化。如 10 岁时"其气在下"，90 岁时"肾气焦，四脏经脉空虚"，揭示了肾气作用于人体由盛到衰的全过程，而且在衰老过程中，各脏器的功能以五行相生的次序衰退，肝、心、脾、肺、肾依次衰退，证明各脏器的功能有别，故衰退有早有晚。

现在讲养生很热，养生通常解释为"养护生命"，而我认为真正的养生是养成良好的生活方式。中医对生命本质、生命根源和生命节律的认知，不仅是中医养护生命、治疗疾病的基础，而且对人们的生活方式和人生态度都具有重要的启迪意义。例如认识了生命的本质是"通天下之一气"，就可以指导我们保护生态环境，保护和营造人类生存的自然环境；认识了生命活动与阴阳的关系，就可以指导我们的作息和生活（子时一阳生，午时一阴生；日出而作，日落而息，等等）；认识了生命的根源，就可以指导我们形成中和理念，执中致和；认识了生命的节律，就可以指导我们顺其自然，不逆天而行。

第四节　生气通天

从人与天地自然的关系和规律进行研究，古圣先贤发现了一个重要的规律，就是天人合一，天人相应，生气通天。《庄子·知北游》中这样说："生也死之徒，死也生之始，孰知其纪！人之生，气之聚也。聚则为生，散则为死。若死生为徒，吾又何患！故万物一也。是其所美者为神奇，其所恶者为臭腐。臭腐复化为神奇，神奇复化为臭腐。故曰：'通天下一气耳'。"所谓"通天下一气"，揭示了宇宙自然万物与人体生命的关系，就是说天地之间的一切事物都是一气所化，人与万物实质上就是一个生命共同体。庄子此说是一个史无前例的伟大发现。《素问》第三篇名曰《生气通天论》，开篇即说："夫自古通天者生之本，本于阴阳。天地之间，六合之内，其气九州、九窍、五脏、十二节，皆通乎天气。"《灵枢·通天》说："天地之间，六合之内，不离于五，人亦应之，非徒一阴一阳而已也。"生气通天是生命之本然，其根本在于天人之间有着共通的阴阳之气。气是天地万物的本原，也是人类生命的本原。也就是说，人的生命之气与天地自然之气息息相通，无论是地之九州，还是人之九窍、五脏、十二节，都是与自然之气相通相应的。中医学天人合一、天人相应理论的基石在于阴阳二气。"凡人有生，受气于天，故通乎天者，乃所生之本。天以阴阳五行化生万物，故生之本，本乎阴阳也。"明代张景岳在《类经附翼·医易义》中说："天地之道，以阴阳二气而造化万物；人生之理，以阴阳二气而长养百骸。""天人一理者，一此阴阳也；医易同源者，同此变化也。"人体不是孤立于天地万物之外的，也不是封闭在自身躯体之内的，而是与天地自然相互联系，进行能量交换的共同体，人之于天地之气，犹如鱼之于河海之水。鱼以水为媒介实现着与江河湖海的交换，人以气为媒介进行着与天地万物的交换。

第五节　重用轻体

《周易·系辞》说："形而上者谓之道，形而下者谓之器。"在"道"与"器"两者之间，中国传统文化是重道轻器的，而且一以贯之，形成了重道轻器、重道轻艺、重义轻利、重用轻体的文化传统。

《论语·里仁》说："富与贵，是人之所欲也；不以其道得之，不处也。贫与贱，是人之所恶也，不以其道得之，不去也。君子去仁，恶乎成名？"孔子主张以生命的精神价值为原则，提倡"见利思义"（《论语·宪问》）、"君子喻于义，小人喻于利"（《论语·里仁》）。孟子进一步发展了孔子的仁学思想，对生理因素和精神因素的相互关系进行了解释。他在《孟子·告子上》中说："体有贵贱，有大小。无以小害大，无以贱害贵。养其小者为小人，养其大者为大人。"朱熹注释说："贱而小者，口腹也；贵而大者，心志也。"孟子把"体"一分为二：一是生理欲望，二是精神价值。孟子认为，追求口腹之欲和感官满足的人是小人，注重精神修养的人才是君子。在他看来，小人"以小害大""以贱害贵"，进而他在《孟子·告子上》又说："鱼，我所欲也，熊掌，亦我所欲也，二者不可得兼，舍鱼而取熊掌者也。生，亦我所欲也，义，亦我所欲也，二者不可得兼，舍生而取义者也。"表现了他对精神价值的捍卫和追求，可以说是儒家文化价值取向的宣言书。

"体"与"用"、"器"与"道"的关系实际上就是"阴"与"阳"的关系，反映"用"和"道"的主要是"阳"，反映"体"和"器"的主要是"阴"。《易经》中乾、坤两个卦被称之为"阴阳之根本、万物之祖宗"。一个是纯阳之体、一个是纯阴之体，尽管它们"相与俱生"、互根互用、相互依存，但二者之间的主从地位还是非常明确的。《乾·象》中说"大哉乾元，万物资始"，《坤·象》中说"至哉坤元，万物资生"。一"始"一"生"，作用是不同的。《周易·系辞上》说："乾知大始，坤作成物。"正如《素问·阴阳应象大论》所说："积阳为天，积阴为地。阴静阳躁，阳生阴长，阳杀阴藏。阳化气，阴成形。"在生育万物的过程中，阳表现出更为重要的主动性、原发性和创造力，因此获得了更高的地位。《周易·系辞上》说："天尊地卑，乾坤定矣。卑高以陈，贵贱位矣。"在此基础上，董仲舒《春秋繁露》说："阳贵而阴贱，天之制也。"古人描述天地自然的秩序，并以此为封建社会的伦理等级寻求理论依据。董仲舒在他的代表作《春秋繁露》中还专门有一篇《阳尊阴卑》，集中强调了"阳主阴从"的思想。董仲舒学术思想的官方化和权威化，逐渐成为中国古代科学的方法论。

受其影响，有些医家特别重视阳气。如明代医家李中梓认为，"万物无不伏阴而生于阳，譬如春夏生而秋冬杀也，又如向日之草木易荣，潜阴之花卉善萎也"。以春夏阳气升发而万物繁茂和秋冬阴气隆盛而万物萧条为喻，说明阳气在生命中的重要地位，因此对疾病的治疗提出："气血俱要，而补气在补血之先；阴阳并需，而养阳在滋阴之上。"明代医家张景岳在《类经图翼·大宝论》中说："天之大宝只此一丸红日，人之大宝只此一息真阳。"强调了阳气在生命活动中的主导作用和温补阳气的重要意义。更有清末著名伤寒学家郑钦安，他认为，"万病皆损于阳气"，"有阳则生，无阳则死。夫人之所以奉生而不死者，唯赖此先天一点真气耳。真气在一日，人即活一日，真气立刻亡，人亦立刻亡，故曰人活一口气，气即阳也，火也，人非此火不生"。大家知道，从某种意义上说，阴、阳之间的关系是一种物质与功能的关系，是一种体用关系，阳主阴从、阳尊阴卑的观念是重用轻体的重要表现。

中医重用轻体的观念更突出地表现在藏象学说。中医藏象学说明显地表现出强调功能作用，淡化形态结构的特点。中医讲阴阳五行，即"功能"，是"象"不是"形"，是无形的，超形态的。用五行诠释的五脏虽然包含实体脏器，但并不是讲具体的脏器，而是五个功能系统。中医学中每一个脏腑的含义，不是单纯的解剖学意义上的概念，也不单纯指解剖学上的某一个具体脏器，而是一个动态的生理、病理的概念。因为藏象学说在形成初期，主要着眼于脏腑生理或病理表现于外的征象，而略于脏腑形态的观察。因此中医所说的肝、心、脾、肺、肾等，虽然与现代解剖学的脏器名称相同，但在生理活动、病理表现方面却有很大的差别。中医的藏象学说是通过功能观察和唯象模型方法推导而来的，不是通过实验分析和实体模型方法而得出的，它在本质上是一个"功能单位"或"功能的复合体"，而不全是解剖学意义上的脏器。对此清代医家张志聪说得更为明白："象者，像也。论脏腑之形象，以应天地之阴阳也。""五脏在内，而气象见于外，以五行之理，可类而推之。"因此，试图用西医脏器来证明或证伪中医藏象学说，是难以行得通的。李约瑟在《中国科学技术史》中已经用西方科学的观点对五行概念做过阐述。他说："五行的概念，倒不是一系列五种物质的概念，而是五种基本过程的概念。中国人的思想在这里独特地避开了本体面。"有人指出，"整个中医学是建立在没有形态的功能变化之上。这是中医发展缓慢的重要原因之一，也是中医没能建立在现代科学技术之上的根本原因。不解决中医缺乏形态学的问题，难以想象会有真正意义上的中医现代化或中西医结合医学"，主张建立中医形态学。《中医藏象学》也认为："由于历史的原因，中医藏象学逐步代之以功能研究为主导而对解剖形质的研究被逐步淡化，这不能不说是自身发展的一种退化。"对此，我认为有进一步商榷的必要。姑且不论重视形态和重视功能两者之间的优劣短长到底如何，但中医重功能而轻形态这种重用轻体的思想却是不争的事实。这是中国传统文化在儒家价值取向影响之下而形成的一以贯之的思维路径。

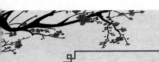

第二章　中医文化的疾病观

对于疾病，许慎《说文解字》云："疾，病也。"段注："析言之则病为疾加，浑言之则疾亦病也。"中医作为生命科学，必然对疾病及其成因有明确的认识，而对疾病及其成因的认识也就是中医的疾病观。疾病是与健康相对的概念，中医把正常的健康的人称为"平人"，《素问·平人气象论》云："平人者不病也。"即所谓"无病即健康"。一般而言，中医评价健康包括睡眠、饮食、大小便和四肢温度四大要素，正常的睡眠、饮食、大小便和四肢温度是中医评价健康的重要标准。否则，任何一方面出现不正常现象，都是不健康的表现。总之，人的健康与疾病，说到底是人的生命运动的正常与失常。

基于中医对生命本质及其根源的认识，中医理论认为，阴阳平衡、阴平阳秘，人体才不会生病。一旦身体出现阴阳失调的情况，就会出现各种各样的疾病。所以，中医把所有的不正常现象，把所有的疾病都归为阴阳失调、阴阳失和。阴阳失调又分为阴阳虚衰和阴阳亢盛。

第一节　百病皆生于气

中医最早的病因学说是在《左传·昭公元年》记载的由医和提出的"六气致病说"。医和为晋平公治病，针对晋平公荒淫无度的贪恋女色，指出其病根在于失和，并进一步论述说："天有六气，降生五味，发为五色，征为五声。淫生六疾。六气曰：阴、阳、风、雨、晦、明也。分为四时，序为五节。过则为灾，阴淫寒疾，阳淫热疾，风淫末疾，雨淫腹疾，晦淫惑疾，明淫心疾。女，阳物而晦时，淫则生内热惑蛊之疾。今君不节不时，能无及此乎？"这一最早的病因学说，后来演变为"风、寒、暑、湿、燥、火"六淫致病说。

《素问·举痛论》说："百病生于气也。怒则气上，喜则气缓，悲则气消，恐则气下，寒则气收，炅则气泄，惊则气乱，劳则气耗，思则气结。"

张景岳《类经》说："气之在人，和则为正气，不和则为邪气。凡表里虚实，逆顺缓急，无不因气而生，故百病皆生于气。"

在前人的论述中，这些致病之气既包括外在的自然之气，也包括内在的情绪之气。正如《素问·天元纪大论》所说："天有五行，御五位，以生寒暑燥湿风；人有五脏，化五气，以生喜怒思忧恐。"前者是外界自然之气，后者是内在五脏之气。

《素问·天元纪大论》还指出："五行之治，各有太过不及也。"《素问·六微旨大论》指出："其（气）有至而至，有至而不至，有至而太过。""至而不至，来气不及也；未至而至，来气有余也。""应则顺，否则逆，逆则变生，变则病。"又如《素问·气交变大论》指出："岁木太过，风气流行，脾土受邪。""岁火太过，炎暑流行，金肺受邪。""岁土太过，雨湿流行，肾水受邪。""岁金太过，燥气流行，肝木受邪。""岁水太过，寒气流行，邪害心火。"这都说明外界自然之气的不正常情况是导致疾病的因素。《素问·举痛论》曰："经脉流行不止、环周不休，寒气入经而稽迟，泣而不行，客于脉外则血少，客于脉中则气不通，故卒然而痛。"人身经脉中的气血，本来是周流全身，循环不息的，一旦寒气侵入经脉，经血就会凝滞不通。如果寒气侵入脉中，就会突然出现疼痛。

而内在的情绪同样也会伤害脏腑而导致疾病。中医学认为，怒伤肝，喜伤心，忧伤肺，思伤脾，恐伤肾。身体所发生的多种病证都与气机失调有关，很多疾病源于气滞，气滞会引起脏腑不安，血脉不通，各种疾病接踵而至。情绪之气，不仅仅是致病因素，甚至可直接葬送生命。现实生活中有的人不是老死的，也不是病死的，而是被气死的。仕途不顺，气死了；晋升无望，气死了；股市被套，气死了；家庭不和，气死了。凡此等等，不一而足。情志因素导致气机不畅是疾病产生的重要因素，元代医家朱丹溪在《丹溪心法》中说："气血冲和，百病不生。一有怫郁，百病生焉。"明代李中梓在《医宗必读·心腹诸痛》中说："近世治痛有以诸痛属实，痛无补法者；有以通则不痛，痛则不通者。"意思是治疗疼痛的方法是使气血通畅，因为疼痛是气血不通引起的。明代医家戴元礼的《证治要诀》提出，"痛则不通，通则不痛"，从正反两方面阐释了气血是否通畅与疾病的关系。

第二节　生病起于过用

"生病起于过用"是中医对疾病发生原因的一种认知。《素问·经脉别论》云："故春秋冬夏，四时阴阳，生病起于过用，此为常也。"人们日常生活中的一切活动，无论饮食、起居、劳动、锻炼，还是情绪表现，都应该遵循适度原

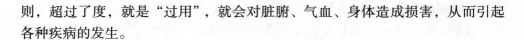

则，超过了度，就是"过用"，就会对脏腑、气血、身体造成损害，从而引起各种疾病的发生。

一、六气太过以致病

中医最早的病因学说就是"六淫致病"说，或者叫"六气致病"说。自然界的六气之所以能致病，根本原因在于"淫"。"淫者，过也，过其度量谓之为淫"。《左传·昭公元年》记载："天有六气，降生五味，发为五色，征为五声，淫生六疾。六气曰阴、阳、风、雨、晦、明也。分为四时，序为五节，过则为灾。阴淫寒疾，阳淫热疾，风淫末疾，雨淫腹疾，晦淫惑疾，明淫心疾。"人生活在大自然中，《素问·宝命全形论》指出："人以天地之气生，四时之法成。"自然界的气候变化直接影响人的身体。因此，养生必须顺应自然界的阴阳消长、四时的生长收藏变化规律。如正常的春温、夏热、秋凉、冬寒的四时气候变化，有利于自然界的生、长、收、藏，人应之，一般情况下就不会生病或很少生病。如果气候反常，诸如冬寒过甚、夏热过甚，或冬应寒反热、夏应热反寒，或者寒热太过，或者非其时而有其气，都会导致疾病的发生。《吕氏春秋·尽数》说："大寒、大热、大燥、大湿、大风、大霖、大雾，七者动精则生害矣。"

二、饮食太过以致病

饮食是维持人体生命不可缺少的物质基础，生命全赖饮食化生气血以滋养。《素问·六节藏象论》说："五味入口，藏于肠胃，味有所藏，以养五气，气和而生，津液相成，神乃自生。"合理的膳食，谷肉果菜搭配得当，营养丰富而全面，有助于健康，减少疾病的发生，延年益寿。反之，如果饮食失当，偏食过食五味，则易影响健康，损伤身体。《吕氏春秋·尽数》曰："大甘、大酸、大苦、大辛、大咸，五者充形则生害矣。"同时又指出："凡食无强厚味，无以烈味重酒，是以谓之疾首。食能以时，身必无灾。凡食之道，无饥无饱，是之谓五脏之葆。"除了不要偏食太过、不要饥饱无度以外，还要"饮必小咽，端直无戾"，即不要暴饮暴食。《素问·上古天真论》说"食饮有节"，所谓"节"，一方面是量的把握与节制，另一方面也指有规律的饮食，即饮食的节律，做到一日三餐，定时定量。

三、七情太过以致病

中医非常重视情志因素，正常情况下，人的喜、怒、忧、思、悲、恐、惊七情是正常的精神情志活动，并分属五脏所主。《素问·阴阳应象大论》说："人有五脏化五气，以生喜怒悲忧恐。"但是如果情志太过，超越了常度，就会导致人体气机紊乱、脏腑阴阳气血失调，从而引起许多疾患。《吕氏春秋·尽数》指出："大喜、大怒、大忧、大恐、大哀，五者接神，则生害矣。"《素问·五运行大论》说："怒伤肝，喜伤心，思伤脾，忧伤肺，恐伤肾。"《素问·举痛论》说："怒则气上，喜则气缓，悲则气消，恐则气下，寒则气收，炅则气泄，惊则气乱，劳则气耗，思则气结。"

四、劳逸过度以致病

适度而合理的运动锻炼可以使人气血通畅、筋骨强健。《后汉书·方术列传》记载，佗语普曰："人体欲得劳动，但不当使极耳。动摇则谷气得消，血脉流通，病不得生，譬犹户枢，终不朽也。是以古之仙者，为导引之事，熊经鸱顾，引挽腰体，动诸关节，以求难老。吾有一术，名五禽之戏：一曰虎，二曰鹿，三曰熊，四曰猿，五曰鸟。亦以除疾，兼利蹄足，以当导引。体有不快，起作一禽之戏，恰而汗出，因以著粉，身体轻便而欲食。"普施行之，年九十余，耳聪目明，齿完牙坚。适度而合理的运动锻炼，确实可以起到强身健体、预防疾病甚至延年益寿的功用，但是如果劳累过度也会积劳成疾。中医所谓的过劳，包括形劳、神劳和房劳。尤其是房劳过度，会直接损伤肾精，动摇生命之根本。《素问·宣明五气》指出："五劳所伤，久视伤血，久卧伤气，久坐伤肉，久立伤骨，久行伤筋，是谓五劳所伤。"反之，如果过度安逸而不运动，也会导致脏腑功能衰退、气血运行不畅、筋骨活动不利，进而免疫力减退，易于染病，加速衰老。

第三节　病生于阴阳

前文已经阐述了中医文化对生命的认识，生命的本质是气，气分阴阳，在阳变阴合的运动过程中孕育了生命。《素问·宝命全形论》说："人生有形，不离阴阳，天地合气，别为九野，分为四时，月有小大，日有短长，万物并至，不可胜量。"人这个生命体的生成与存在，离不开阴阳。不仅人身如此，包括九野的划分、四季的划分、月份的大小、日夜的长短，这些都是阴阳消长变化的体现。《素问·生气通天论》说："生之本，本于阴阳。"阴阳和是生命的源头，所以《素问·阴阳应象大论》说："阴阳者，天地之道也，万物之纲纪，变化之父母，生杀之本始，神明之府也。"阴阳和不仅是生命的源头，而且是整个生命过程健康的保障。《素问·调经论》说："阴阳匀平，以充其形，九候若一，命曰平人。"如果阴阳出现偏盛偏衰，阴阳和的状态被打破，阴阳失调，就会产生疾病，正如《素问·阴阳应象大论》所说："阴胜则阳病，阳胜则阴病。阳胜则热，阴胜则寒。重寒则热，重热则寒。"《素问·调经论》也说："血气不和，百病乃变化而生。"更有《素问·生气通天论》指出："阴平阳秘，精神乃治。阴阳离决，精气乃绝。"所以，中医把一切疾病都概括为阴阳失调、阴阳失和。

从疾病产生的原因来看，《素问·调经论》指出："夫邪之生也，或生于阴，或生于阳。其生于阳者，得之风雨寒暑；其生于阴者，得之饮食居处，阴阳喜怒。"在这里，阳指的是风雨寒暑这些外在的自然气候现象，阴指的是饮食居处和情志喜怒这些生活方式和心理因素。

第四节　千般疢难，不越三条

《金匮要略·脏腑经络先后病》指出："千般疢难，不越三条：一者，经络受邪入脏腑，为内所因也；二者，四肢九窍，血脉相传，壅塞不通，为外皮肤所中也；三者，房室、金刃、虫兽所伤。以此详之，病由都尽。"张仲景把所有的病因归纳为三个方面，而且说"病由都尽"，所有的病因都总括其中，概莫能外。

宋代医家陈无择非常重视病因，在其《三因极一病证方论》中说："凡治病，先须识因。不知其因，病源无目。"而且明确把病因归为内因、外因、不内外因："然六淫天之常气，冒之则先自经络流入，内合于脏腑，为外所因；七情人之常性，动之则先自脏腑郁发，外形于肢体，为内所因；其如饮食饥饱，叫呼伤气，尽神度量，疲极筋力，阴阳违逆，乃至虎狼毒虫，金疮踒折，疰忤附着，畏压溺等，有悖常理，为不内外因。"他将风、寒、暑、湿、燥、火六淫称为外因，将喜、怒、忧、思、悲、恐、惊七情称为内因，将饮食劳倦等内因、外因所不能涵盖的统称为不内外因。陈无择的这种病因学说将致病因素和传播途径紧密结合起来，对病因、发病特点及病机变化阐述得更为清晰，相比《黄帝内经》以阴阳内外论病因、《金匮要略》以疾病的传变逆推病因的方法是一种发展。

在病因的探索中，中医很早就认识到了精神情志因素，把身心作为一个整体，研究形神关系。中医有"七情""五志"之说，其中包含了所有的情感、情绪，这些情志因素也属于中医所谓的神的范畴。《素问·上古天真论》说："形与神俱，则尽终其天年，度百岁乃去。"《素问·阴阳应象大论》说肝"在志为怒"，心"在志为喜"，脾"在志为思"，肺"在志为忧"，肾"在志为恐"，指出"怒伤肝""喜伤心""思伤脾""悲伤肺""恐伤肾"。对心性和精神情志的关注是中国传统文化的重要特色，所以对身心关系的论述俯拾皆是。如《史记·太史公自序》曰："夫神者，生之本，形者，生之具也。神大用则竭，形大劳则毙。神形早衰，欲与天地长久，非所闻也。故人所以生者，神也。神之所托者，形也。神形离别则死，死者不可复生，离者不可复返，故乃圣人重之。"此外达摩《胎息经》说："心是气之主，气是形之根。形是气之宅，神是形之真。神用气养，气因神住。神行则气行，神住则气住。""神以形用，形以神生。神去则形毙。神可全，形可延。"明代徐春甫《古今医统大全》说："形者，生之器也；心者，形之主也；神者，心之宝也。故神静而心和，心和而形全；神躁而心荡，心荡而形伤。将全其形也，先在理神。"这些都非常清楚地论述了形神之间的关系，为养生提供了重要的知识基础，也为心身医学提供了重要的理论支持。

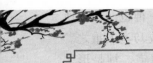

第三章　中医文化的诊疗观

在确定了疾病发生的机制以后，中医学在不断地探索诊治疾病的方法，形成了诊治疾病的思想理念和基本方法。中医诊治疾病的基本原理概括起来说，就是在整体观念指导下的辨证论治。

第一节　防治未病

中医是以健康为中心的医学，是以服务健康为核心，而不是以治疗疾病为目的。因此形成了预防为主、防治结合、整体调理的基本思路，以尽可能便捷的途径，以尽可能廉价的方法，以尽可能减少的伤害，达到维护人类生命健康的目的。早在《黄帝内经》时期就提出了"治未病"的思想，如《素问·刺热》说："病虽未发，见赤色者刺之，名曰治未病。"《灵枢·逆顺》说："上工刺其未生者也；其次，刺其未盛者也……上工治未病，不治已病，此之谓也。"《素问·八正神明论》指出，"上工救其萌芽""下工救其已成，救其已败"。张景岳《类经》说："上工救其萌芽，下工救其已成，救已成者，用力多而成功少。"这个基本的思路就是未病先防、既病防变、愈后防复。这是《周易》"君子思患而豫防之"的智慧在中医学的应用。

所谓"治未病"，实际上就是预防未来可能发生的疾病，采取预防或治疗手段，防止疾病发生、发展的一种防病养生的智慧和谋略。《素问·四气调神大论》曰："是故圣人不治已病治未病，不治已乱治未乱，此之谓也。夫病已成而后药之，乱已成而后治之，譬犹渴而穿井，斗而铸锥，不亦晚乎。"其将治病与治国联系起来，事异而理同，都是防患于未然。就防治疾病而言，不但要治病，而且要防病；不但要防病，而且要阻断病变发生的途径。朱丹溪在《格致余论》中说："与其救疗于有病之后，不若摄养于无疾之先。盖疾成而后药者，徒劳而已。是故已病而后治，所以为医家之法；未病而先治，所以明摄生之理。如是则思患而预防之者，何患之有哉？此圣人不治已病治未病之意也。"《素问·阴阳应象大论》说："故邪风之至，疾如风雨，故善治者治皮毛，其次治肌肤，其次治筋脉，其次治六腑，其次治五脏。治五脏者，半死半生也。"病邪入侵人体遵循由表及里的发展过程，如果不能早发现早治疗，疾病就会变得愈发复杂难治。此外，中医还在医疗实践中发现了疾病的传变规律，所以能够提前采取措施防止疾病的传变。《难经·七十七难》曰："经言上工治未病，中工治已病者，见肝之病，不晓相传，但一心治肝，故曰治已病也。"后来东汉张仲景《金匮要略·脏腑经络先后病脉证》解释"上工治未病"说："夫治未病者，见肝之病，知肝传脾，当先实脾。四季脾王不受邪，即勿补之。中工不晓相传，见肝之病，不解实脾，惟治肝也。"在整体观念指导下，中医根据五行生克的理论与五脏之间生理病理的相关原理，对疾病传变发展规律和趋势做出预测推断，从而阻断疾病传变的路径。《淮南子·说山训》说："良医者，常治无病之病，故无病；圣人者，常治无患之患，故无患也。"

"治未病"的观念在古代典籍里有着广泛的阐释。《鹖冠子·世贤第十六》记载，魏文王问扁鹊曰："子昆弟三人其孰最善为医？"扁鹊曰："长兄最善，中兄次之，扁鹊最为下。"魏文侯曰："可得闻邪？"扁鹊曰："长兄于病视神，未有形而除之，故名不出于家。中兄治病，其在毫毛，故名不出于闾。若扁鹊者，镵血脉，投毒药，副肌肤，闲而名出闻于诸侯。"魏文侯曰："善！使管子行医术以扁鹊之道，桓公几成其霸乎？"由此可见其对"未有形而除之"的"治未病"观念的肯定和推崇。

《韩非子·喻老》解释《道德经》"天下之难事必作于易，天下之大事必作于细"，然后讲述了扁鹊见蔡桓侯的故事。扁鹊见蔡桓公，立有间。扁鹊曰："君有疾在腠理，不治将恐深。"桓侯曰："寡人无疾。"扁鹊出。桓侯曰："医之好治不病以为功。"居十日，扁鹊复见曰："君之病在肌肤，不治将益深。"桓侯不应。扁鹊出。桓侯又不悦。居十日，扁鹊复见曰："君之病在肠胃，不治将益深。"桓侯又不应。扁鹊出。桓侯又不悦。居十日，扁鹊望桓侯而还走，桓侯故使人问之。扁鹊曰："病在腠理，汤熨之所及也；在肌肤，针石之所及也；在肠胃，火齐之所及也；在骨髓，司命之所属，无奈何也。今在骨髓，臣是以无请也。"居五日，桓侯体痛，使人索扁鹊，已逃秦矣。桓侯遂死。故良医之治病也，攻之于腠理。此皆争之于小者也。夫事之祸福亦有腠理之地，故圣人蚤从事焉。

《严复示甥女书》指出："惟是体气（体质）之事，不宜仅恃医药。惟此后谨于起居饮食之间，期之以渐，勿谓害小而为之，害不积不足以伤生；勿谓益小而不为，益不集无由以致健。勿食爽口之食，必节必精；勿以目前之欲，而贻来日之病。"防治未病必须着眼于日常的饮食起居等生活方式，务谨其细，所谓"思患而豫防之"。

第二节　调和阴阳

中医学认为，生命形成于阴阳合和，而且阴阳的平衡与和谐是整个生命过程健康的重要保障，因此也把一切疾病产生的内在根源概括地归于阴阳失调，正所谓"一阴一阳之谓道，偏阴偏阳之谓疾"；"两者不和，若春无秋，若冬无夏"。大凡一切违背正常生理的饮食起居、劳作情志等身心活动，都可使阴阳失调而致病。所以，中医辨证就是要辨明阴阳关系，中医治病就是调摄机体阴阳，调其不调，和其不和，使其恢复原本的平衡与和谐。《景岳全书·阴阳》说："凡诊病施治，必须先审阴阳，乃为医道之纲领。阴阳无谬，治焉有差？医道虽繁，而可以一言蔽之者，曰阴阳而已。"阴阳乃辨证之总纲，大凡表里出入、上下升降、寒热进退、邪正虚实、气血营卫等病理变化，皆可以阴阳失调来概括。所以，治疗方法上的解表攻里、越上引下、升清降浊、清热温寒、补虚泻实、调和营卫、调理气血等，皆属于调和阴阳之法。

《素问·至真要大论》说："治诸胜复，寒者热之，热者寒之，温者清之，清者温之，散者收之，抑者散之，燥者润之，急者缓之，坚者软之，脆者坚之，衰者补之，强者泻之，各安其气，必清必静，则病气衰去，归其所宗，此治之大体也。"治病的"大体"就是根据阴阳关系而采取相应的调整措施，当正邪、脏腑、营卫、气血等阴阳关系能够"各安其气"，那么人体便会复归于中正平和、阴平阳秘的健康状态。

基于阴阳的相互依存和互根互用，中医在遣方用药之时非常注重阴阳的调和，如《金匮要略·血痹虚劳病脉证并治》篇中的小建中汤，本方立法之旨在治"虚劳"，重在补阳，却体现了阴中求阳、阳中求阴的调和阴阳的理念。桂枝、白芍一阴一阳，调和营卫；甘草、饴糖一阴一阳，补和营卫；生姜、大枣一阴一阳，宣和营卫。之所以如此，其依据源于《黄帝内经》"阴阳俱不足，补阳则阴竭，泻阴则阳脱，如是者，可将以甘药，不可饮以至剂"之思想，建中汤立法之根本在于"保胃气，存津液"，这就是"建中"的基本思想。《景岳全书》则更加明确地指出："善补阳者，必于阴中求阳，则阳得阴助而生化无穷；善补阴者，必于阳中求阴，则阴得阳升而泉源不竭。"

第三节　治病求本

治病求本是中医治病的重要理念。《素问·阴阳应象大论》曰："阴阳者，天地之道也，万物之纲纪，变化之父母，生杀之本始，神明之府也。治病必求于本。"从其语言逻辑不难看出，"凡天地万物变化生杀神明之道，总不外乎阴阳之理，故阴阳为万事之本"。阴阳既为万事之本，当然也是疾病之本，所以"治病必求于本"中所谓的"本"就是指阴阳。《素问·调经论》也说："夫邪之生也，或生于阴，或生于阳。其生于阳者，得之风雨寒暑；其生于阴者，得之于饮食居处，阴阳喜怒。"后来金元时期朱丹溪的《丹溪心法》也以阴阳之邪立论。其云："将以施其疗疾之法，当以穷其受病之源。盖疾病之原，不离于阴阳之二邪也，穷此而疗之，厥疾弗瘳者鲜矣。"对此张景岳详细地解释说："万物万变既皆本于阴阳，而病机、药性、脉息、论治则最切于此，故凡治病者在必求于本，或本于阴，或本于阳，求得其本，然后可以施治。""阴阳为自然万物之本，疾病亦本于阴阳，故当求阴阳之本而治。本者，原也，始也，万事万物之所以然也。世未有无源之流、无根之木，澄其源而流自清，灌其根而枝乃茂，无非求本之道。故黄帝曰：治病必求于本。""未有不明阴阳而能知事理者，亦未有不明阴阳而能知疾病者，此天地万物之大本，必不可不知也。""求本之道无他也，求勿伤其生而已。《列子》曰：圣人不察存亡，而察其所以然。《淮南子》曰：所以贵扁鹊者，知病之所从生也。所以贵圣人者，知乱之所由起也。"(《类经·论治类》)

治病求本的思想又延伸出对疾病标本关系的讨论，治标与治本的相互关系也是中医诊疗观念的重要内容。《素问·标本病传论》云："知标本者，万举万当；不知标本，是谓妄行。""标"原指草木的末梢，"本"原指草木的根茎，"标本"逐渐成为中医用以分析事物主次、先后、现象与本质等相互关系的重要范畴。分而言之，内藏为本，外象为标；脏为本，腑为标；脏腑为本，经络为标；元气为本，形体为标；先病为本，后病为标；本症为本，兼症为标，等等。总之，治病求本是中医诊疗过程中的重要理念，贯穿于防病、诊病、祛病、愈病的全过程，可以概括为防病养本，诊病求本，祛病治本，愈病固本。

第四节　扶正祛邪

中医把一切对人体有害的致病因素统称为邪。邪可分为外邪和内邪，自外而入的为外邪，如风邪、寒邪、湿邪、热邪；由内而生的为内邪，如痰邪以及不良的情绪、不当的饮食习惯、过度的劳累或安逸等。处理正气与邪气的关系是中医诊治疾病过程中的非常重要的议题。《素问遗篇·刺法论》云："正气存内，邪不可干。"《素问·评热病论》云："邪之所凑，其气必虚。"总的说来，正气具有抵御邪气和预防疾病的重要作用，也就是现代所谓的免疫力。疾病的发生，取决于邪气与正气两个方面。当身体虚弱、正气不足之时，一旦感受邪气，就会导致疾病的发生。如果正气充盈，精力旺盛，身体健壮，即使四时气候不正常，也会因为足够强大的抵抗力和免疫力而不易发生疾病。所以《灵枢·百病始生》说："风雨寒热，不得虚，邪不能独伤人。"这与唯物辩证法"外因是变化的条件，内因是变化的根据，外因通过内因而起作用"的理念是一致的。而且《灵枢·刺节真邪》还指出："有所结，气归之。"就是说，"邪有所结，正气归之"，如果邪气侵入并聚结于人体的某一部位，正气就会归聚于这一部位，以驱邪外出，就如同集结兵力以抵御和驱逐来犯之敌。

邪正的盛衰变化，对疾病的发生、发展及其转归都有重要的影响。疾病的发生与发展是正气与邪气斗争的过程。正气充沛，则人体有抗病能力，疾病就会减少或不发生；若正气不足，疾病就会发生和发展。扶正和祛邪是相互联系的两个方面，扶正是为了祛邪，通过增强正气，驱邪外出，从而恢复健康，即所谓"正盛邪自去"。祛邪是为了扶正，消除致病因素的损害而达到保护正气、恢复健康的目的，即所谓"邪去正自安"。扶正与祛邪是相辅相成的两个方面。

就辨证而言，《素问·通评虚实论》云："邪气盛则实，精气夺则虚。"邪气盛实则为实证，正气脱失则为虚证。至于具体的治疗方法，则要遵循补虚泻实的一般原则，实则泻之，虚则补之。在"正盛邪自去"与"邪去正自安"两种观点和方法当中，正邪双方力量的对比，是确立扶正与祛邪的用药力度的前提。清代医家徐灵胎的《用药如用兵论》提出了明确的攻补原则："若夫虚邪之体，攻不可过，本和平之药，而以峻药补之；衰敝之日，不可穷民力也。实邪之伤，攻不可缓，用峻厉之药，而以常药和之；富强之国，可以振威武也。"在临床上可以根据具体病情，扶正祛邪，攻补兼施，或扶正，或祛邪，或先祛邪后扶正，或先扶正后祛邪。总之要以正邪变化的相对关系为准绳，采取适合的治疗方法与治疗次第，以达到治愈疾病、恢复健康的目的。

第五节　三因制宜

三因制宜即因时、因地、因人制宜，主要见于《素问·四气调神大论》《素问·五常政大论》《素问·六元正纪大论》《素问·异法方宜论》《灵枢·五变》等篇。中医学认为，人的生命不是孤立的存在，而是生成和存在于一定的时空，人与自然是统一的整体。《素问·宝命全形论》说："人以天地之气生，四时之法成。"疾病的形成除了人的个体因素之外，也必然与其生存的时空环境密切相关。因此在治疗疾病时，必须综合考虑时空环境和个体因素，从而制定适宜的治疗方案和措施。三因制宜的根本宗旨在于说明在疾病治疗中不能孤立地看待

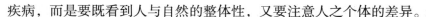

疾病，而是要既看到人与自然的整体性，又要注意人之个体的差异。

如果高度概括起来，仍然不出构建中医理论的重要基础即阴阳五行学说。中国哲学里有两套表示时空的概念，一个是阴阳，一个是五行。用阴阳、五行，既可以解释时间的问题，也可以解释空间的问题。既然从根本上解释了时空问题，也就可以解释生存在一定时空之中的个体生命问题。所以《素问·阴阳应象大论》说："阴阳者，天地之道也，万物之纲纪，变化之父母，生杀之本始，神明之府也，治病必求于本。"《素问·五常政大论》指出："故治病者，必明天道地理，阴阳更胜，气之先后。"

一、因时制宜

因时制宜是针对时令气候变化制定适宜方案的治疗原则。时令乃至时辰的变化对人体的生理功能和病理变化都会产生一定的影响。一般而言，春夏之季，阳气升发，人体气血趋向体表，病邪伤人多在体表；秋冬之季，阴气渐盛，人体气血潜藏于内，病邪伤人多在深部。就针刺而言，春夏宜浅刺，秋冬宜深刺。历代医家还根据人体气血流注的盛衰情况及一日之内不同时辰的变化，提出了子午流注、灵龟八法、飞腾八法等按时取穴的治疗方法。就用药治疗来说，春夏时节，人体阳气升发，腠理疏松开泄，故不宜过用辛温发散药物，以免开泄太过，耗伤气阴；而秋冬时节，人体阳气敛藏，腠理致密，故应慎用寒凉药物，以防伤阳。《黄帝内经·素问》有《四气调神大论》，高士宗《黄帝素问直解》解释说："四气调神者，随春夏秋冬四时之气，调肝、心、脾、肺、肾五脏之神志也。"吴崑《素问吴注》说："顺于四时之气，调摄精神，亦上医治未病也。"《四气调神大论》分别论述了春夏秋冬四时调养精神的具体方法，然后明确指出："夫四时阴阳者，万物之根本也。所以圣人春夏养阳，秋冬养阴，以从其根。"

二、因地制宜

因地制宜是根据地域环境的不同制定适宜方案的治疗原则。不同的地域环境，如水土、气候以及在此基础上形成的生活习惯，对人体的生理活动和病理变化有着不同的影响，治疗用药也应有所差异。《素问·五常政大论》说："是以地有高下，气有温凉。高者气寒，下者气热。"并提出治疗的基本原则："西北之气，散而寒之，东南之气，收而温之，所谓同病异治也。"《素问·异法方宜论》中，黄帝问岐伯"医之治病也，一病而治各不同，皆愈，何也？"岐伯回答说："地势使然也。"《异法方宜论》的主旨在于说明：东、西、南、北、中各个地域，由于自然环境的差异和生活条件的不同，或者说由于自然环境的差异导致了生活条件的不同，使得各地居民的体质不同，病证和病因也因之而不同，因而治疗方法也应因地制宜。此揭示了自然环境与生活习俗、病因病机、治疗方法之间存在的内在的逻辑上的因果关系，与中医整体观念和辨证施治的基本思想是相吻合的。在临床实践中，如气候寒冷、干燥少雨的高原地区，外邪致病多为寒邪、燥邪，故治疗宜用辛散滋润的药物；炎热多雨、地势低洼、气候潮湿的地区，外邪致病多为湿邪、热邪，治疗宜用清热化湿的药物。如同属外感风寒，发于严寒地区，则使用辛温解表药的剂量较大，常用麻黄、桂枝等药；发于东南温热地区，则辛温解表药的剂量较轻，或选荆芥、防风、生姜、葱白等药，而使用麻黄、桂枝等药则较少。这就是因地制宜的具体应用。《丹溪翁传》记载，朱丹溪"谓李之论饮食劳倦，内伤脾胃，则胃脘之阳不能以升举，并及心肺之气，陷入中焦，而用补中益气之剂治之，此亦前人之所无也。然天不足于西北，地不满于东南。天，阳也；地，阴也。西北之人，阳气易于降；东南之人，阴火易于升。苟不知此，而徒守其法，则气之降者固可愈，而于其升者亦从而用之，吾恐反增其病矣。"朱丹溪对李东垣补中益气之剂的评价，一方面充分肯定了它的独到创新价值，另一方面也指出了它的局限。其重要的依据就在于对地域因素的考量。

三、因人制宜

因人制宜是根据患者的年龄、性别、体质、社会地位、生活状态乃至性格特点等个体差异而制定适宜方案的治疗原则。如不同年龄有着不同的生理和病理特点。小儿生机旺盛，但气血未充，脏腑娇嫩，患病易寒易热，易虚易实，病情变化较快，但接受治疗的药效反应也较快，故小儿用药剂量宜小，一般不宜用峻泻、涌吐及大温大补的药物。老人生机减退，气血亏虚，患病多虚证，或虚实夹杂，用药剂量也要小，补益药多用，祛邪峻猛之药须慎用。又如男女性别不同，各有其生理和病理特点。妇女有经、带、胎、产等情况，治疗时必须加以考虑。如月经期和妊娠期，对峻下逐水、祛瘀破血、滑利走窜和有毒性的药物，当慎用或禁用。此外还有体质的差异，偏于阳盛或阴虚体质要慎用辛温燥热之剂；偏于阳虚或阴盛体质，要慎用寒凉伤阳之药。此外，不同的社会劳动也会对身体产生影响，如宋慈《洗冤录》记载："负米者死，肩骨后朽；舆夫死，腿骨后朽，以其生前用力，为精气所聚，故入土不易朽。"意思是说，扛米包的人长期肩部用力，肩部的骨骼特别坚硬；车夫长期腿部用力，所以腿骨特别坚硬。入土埋葬之后，其他部位的骨骼腐朽了，可这些部位的骨骼却还没腐朽。对此古人解释说是"精气所聚"的缘故，也有人以此来说明"用进废退"的道理，虽然说法各异，但都说明了社会劳动不同对人体产生的影响。李中梓有感于《素问·方盛衰论》"不失人情"四字而写下了著名的《不失人情论》，其中论及了患者的个体差异："所谓病人之情者，五脏各有所偏，七情各有所胜。阳脏者宜凉，阴脏者宜热；耐毒者缓剂无功，不耐毒者峻剂有害。此脏气之不同也。动静各有欣厌，饮食各有爱憎；性好吉者危言见非，意多忧者慰安云伪；未信者忠告难行，善疑者深言则忌。此好恶之不同也。富者多任性而禁戒勿遵，贵者多自尊而骄恣悖理。此交际之不同也。贫者衣食不周，况乎药饵？贱者焦劳不适，怀抱可知。此调治之不同也。有良言甫信，谬说更新，多歧亡羊，终成画饼。此无主之为害也。有最畏出奇，惟求稳当，车薪杯水，难免败亡。此过慎之为害也。有境遇不偶，营求未遂，深情牵挂，良药难医。此得失之为害也。有性急者遭迟病，更医而致杂投；有性缓者遭急病，濡滞而成难挽。此缓急之为害也。有参术沾唇惧补，心先痞塞；硝黄入口畏攻，神即飘扬。此成心之为害也。有讳疾不言，有隐情难告，甚而故隐病状，试医以脉。不知自古神圣，未有舍望、闻、问而独凭一脉者。且如气口脉盛，则知伤食，至于何日受伤，所伤何物，岂能以脉知哉？此皆病人之情，不可不察者也。"其中的四个"不同"和五个"为害"，发人深省。

总之，"三因制宜"的治疗思想是在长期的医疗实践中形成的，是中医辨证施治的重要原则和重要特色，也是中医学整体观念的重要体现。沈括《良方·自序》说："古之治疾者，先知阴阳运历之变故，山林川泽之窍发。而又视其人老少、肥瘠、贵贱、居养、性术、好恶、忧喜、劳逸，顺其所宜，违其所不宜。"并且指出："五运六气，冬寒夏暑，旸雨电雹，鬼灵厌蛊，甘苦寒温之节，后先胜复之用，此天理也。""盛衰强弱，五脏异禀，循其所同，察其所偏，不以此形彼，亦不以一人例众人，此人事也。"从时空的相互关联和生命的个体差异来考虑疾病的治疗，这是中医的精华所在，也是中医的正道所在。

第六节　诊 病 之 法

望、闻、问、切是中医诊断疾病的四种手段和方法，传说是由扁鹊发明的。《古今医统》云："望闻问切四字，诚为医之纲领。"这种方法是建立在人体内外相互联系的生命整体观的基础之上的。正是因为"有诸内者，必形诸外"，所以才能"司外揣内，司内揣外"。比如面部的"五官"表现与人体内部的"五脏"之间存在着密切的联系。

望、闻、问、切四诊最早见于《难经》。云："六十一难曰：经言，望而知之谓之神，闻而知之谓之圣，问而知之谓之工，切脉而知之谓之巧。何谓也？然：望而知之者，望见其五色，以知其病。闻而知之者，闻其五音，以别其病。

问而知之者，问其所欲五味，以知其病所起所在也。切脉而知之者，诊其寸口，视其虚实，以知其病，病在何脏腑也。经言，以外知之曰圣，以内知之曰神，此之谓也。"

望诊是对患者的神、色、形、态、舌象等进行有目的的观察，以测知内脏病变。中医通过大量的医疗实践，逐渐认识到机体外部，特别是面部、舌质、舌苔与脏腑的关系非常密切。如果脏腑阴阳气血有了变化，就必然反映到体表。正如《灵枢·本脏》所说："视其外应，以知其内脏，则知所病矣。"

闻诊最早是耳闻其声，后来把听声音和嗅气味的诊断疾病的方法都归于闻诊。听声音包括听患者的语言、呼吸、咳嗽、嗳气、太息、喷嚏、呵欠、肠鸣等各种声响。嗅气味包括嗅患者身体发出的各种异常气味、排出物的气味乃至患者居住房室的气味。

问诊是通过询问了解患者病痛所在，疾病发生的时间、原因、过程以及饮食、二便、睡眠等生活习惯、性格情绪、既往病史等情况，以帮助判断病情的方法。《素问·三部九候论》云："必审问其所始病，与今之所方病，而后各切循其脉。"《素问·疏五过论》云："凡欲诊病者，必问饮食居处。"《儒门事亲》还指出："凡有病妇，当先问娠，不可仓卒矣。"后世医家将问诊主要内容归纳为"十问"，还编有十问歌，简便易记。

脉诊是通过按触人体不同部位的脉搏，以体察脉象变化的诊病方法，又称切脉、诊脉、持脉、把脉。脉诊是我国人民在长期与疾病斗争过程中逐步形成的一种独特的诊断方法，虽居四诊之末，但它最具中医特色，是中医的标志性诊病方法。脉象的形成与脏腑气血密切相关，若脏腑气血发生病变，血脉运行就会受到影响，脉象就有相应的变化。

脉诊的方法有三部诊脉法和独取寸口诊脉法，而三部诊脉法又有各不相同的阐释。如源于《素问·三部九候论》所说的"天地之至数，始于一，终于九焉。一者天，二者地，三者人，因而三之，三三者九，以应九野。故人有三部，部有三候，以决死生，以处百病，以调虚实，而除邪疾"；"有下部，有中部，有上部，部各有三候，三候者，有天有地有人也，必指而导之，乃以为真"。就是说，上、中、下三部各有与天、地、人相对应的候脉对象，即所谓"三部九候"。又如张仲景在《伤寒论》原序中指出："按寸不及尺，握手不及足，人迎跌阳，三部不参，动数发息，不满五十，短期未知决诊，九候曾无仿佛，明堂阙庭，尽不见察，所谓窥管而已。"把人迎、寸口、跌阳称为三部。而独取寸口诊脉法，从《黄帝内经》到《难经》都有记载。《素问·五脏别论》云："五脏六腑之气，皆入于胃，变见于气口。"《难经·一难》明确提出，"十二经皆有动脉，独取寸口，以决五脏六腑死生吉凶之法"。后来把寸口脉分为寸、关、尺三

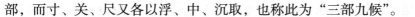

部，而寸、关、尺又各以浮、中、沉取，也称此为"三部九候"。

在中医四诊当中，最神奇的是切脉的方法，这是一种玄而又玄、最难把握的一种诊断方法。首先，正像王叔和的《脉经序》所说："脉理精微，其体难辨。""在心易了，指下难明。"其次，是谁发明了诊脉？又是如何发明的？前者不是难题，无论民间传说也好，还是正史《史记》所谓"至今天下言脉者由扁鹊也"也好，都认为是扁鹊发明了诊脉。但后者却没有人回答。本人曾经发表《管窥扁鹊诊脉之动机》，阐述了扁鹊发明诊脉的假说。文章通过对《史记·扁鹊仓公列传》中"特以诊脉为名耳"的语义分析，认为"特以诊脉为名耳"一句的意思是"只是用诊脉（为脉象与脏腑之间的联系）确立命题而已"。这就是说，扁鹊诊病并不需要诊脉，因为他凭借自己因为吃了长桑先生的药而成的神奇的"X光眼"就可以直接透视人体，"尽见五脏癥结"，更何况他还能在没有见到患者的情况下，"不待切脉、望色、听声、写形，言病之所在。闻病之阳，论得其阴；闻病之阴，论得其阳"。那么，扁鹊为什么还要诊脉呢？由此可见，扁鹊诊脉的动机和目的非同一般，他要利用自己的"X光眼"能够"尽见五脏癥结"这一得天独厚的条件，察脏腑而摸脉搏，观察各个脏腑在生理、病理条件下所出现的各种不同的脉象，以诊脉作为中间媒介，来发现与脏腑生理、病理相对应的各种脉象，或者说来确定脏腑生理、病理与脉象之间存在的联系，从而确立概念、命题，如什么病变表现出什么脉象、什么脉象说明什么病变，等等。有了这样的概念和命题，就使得没有"X光眼"无以"见五脏癥结"的后人能够通过切脉这种手段和方法辨察脉象而了解病情。这正是扁鹊诊脉的动机、目的和意义所在，也正是扁鹊发明诊脉这一最精微绝妙的诊断方法的真实过程。有了这一诊断方法，医生们就可以与望诊、闻诊、问诊相结合来诊断疾病。由此可见，扁鹊诊脉之功，衣披医家，非一代也，正所谓"至今天下言脉者，由扁鹊也"。

脉诊的方法到底如何发明，脏腑的生理、病理机制与脉象之间的关系到底是如何确定和建立的，这足以称得上世界文化之谜，我们也很难确切地说诊脉的方法真的就是由扁鹊发明的。但司马迁在《史记·扁鹊仓公列传》中给我们提供了这样的神话阐释，为我们了解这一问题指出了向天一路。至少说，这样的解释对于《史记·扁鹊仓公列传》文章本意的理解是正确的。如果就此入门，能够研制出长桑先生的神药，或者能够研究出人的眼睛直接透视人体的生理机制，其对祖国乃至整个人类医学的贡献又当在扁鹊之上。用眼睛直接透视人体的效果恐怕也应当更优越于现代仪器的影像诊断。到那时，人类医学必将进入一个崭新的时代。

望、闻、问、切四诊，无论是望色泽、听声音、嗅味道、问病情、切脉象，所获得的都是象，是诉诸医生感官的象，而不是细胞、血象、病毒、细菌等。尽管中医不排斥也不应该排斥现代的检查手段，但这是中医认识疾病、确诊病情的基本手段和基本方法。唯此才是中医的诊病方法，才是真正的中医。

第七节　辨　证　之　法

　　辨证，顾名思义，就是辨别病证，是凭借望、闻、问、切四诊所获得的一系列资料，通过分析其相互联系，辨明对疾病本质的认识，以确诊疾病的过程。辨证是中医确诊疾病的方法，是中医治疗疾病的基础，正如《素问·宝命全形论》所说："凡刺之真，必先治神，五脏已定，九候已备，后乃存针。""外内相得，无以形先，可玩往来，乃施于人。"即言大凡针刺治疗的真谛要道是务必做到全神贯注地辨别病证诊断疾病，等到病位和病性都完全确定以后，才能考虑下针治疗。一定要使外在的症状与内在的病证相吻合，千万不要把外在的表现作为判断疾病的先决条件，务必要做到由表及里，再由里及表，由内到外，再由外到内，反复地研究琢磨，使内外表里以及四诊之间相互印证，完全吻合一致，才能对病人实施治疗。可见辨证是一个非常慎重细心的过程。

　　学习中医辨证，首先要搞清楚"症"与"证"的关系。症，是症状，是因患病而表现出来的异常状况，如发热、恶寒、头疼、头晕、咳嗽、流鼻涕等；证，是病证，是对疾病诊断的结论，是对疾病所处一定阶段，或一定阶段的某种类型的病因、病性、病位等疾病本质所作的概括，如风寒证、风热证等。汪昂《医方集解·序》说："凡病必有症，症者，证也，有斯病必形斯候者也。证必有脉，脉者，脏腑经络、寒热虚实所由分也。有与证相符者，有与证不相符者，必参验之。"辨证是一个很复杂的过程，尤其是当脉象与症状不相一致的情况下，需要抽丝剥茧，去伪存真，以求其实质。如《丹溪翁传》记载的许多医案，都体现了朱丹溪精于辨证的高超医术。如"一男子病小便不通，医治以利药，益甚。翁诊之，右寸颇弦滑，曰：'此积痰病也，积痰在肺。肺为上焦，而膀胱为下焦，上焦闭则下焦塞，譬如滴水之器，必上窍通而后下窍之水出焉。'乃以法大吐之，吐已，病如失"。小便不通是症状，积痰才是病的实质。

　　在长期临床实践中形成了多种辨证的方法，主要包括有八纲辨证、病因辨证、气血津液辨证、脏腑辨证、卫气营血辨证、三焦辨证、六经辨证，等等。其中八纲辨证在各种辨证方法中居于头等重要的地位。所谓八纲，就是阴阳、表里、虚实、寒热。《景岳全书·明理》又说："阴阳既明，则表与里对，虚与实对，寒与热对，明此六变，明此阴阳，则天下之病，固不能出此八者。"而在阴阳、表里、虚实、寒热八纲之中，阴阳又是总纲中之总纲。《素问·阴阳应象大论》说："善诊者，察色按脉，先别阴阳。"姚止庵解释说："天地之道，阴阳而已。人之病也，或偏于阴，或偏于阳。或阳实，或阴实；或阳虚，或阴虚；或阴盛而阳虚，或阳盛而阴虚。病之变化不可胜数，故其大要在先别阴阳。"正如《周易》所说"一阴一阳之谓道"，既然天地之间的一切事物都不外乎阴阳，那么疾病当然地也不外乎阴阳。抓住了阴阳，就执简驭繁，抓住了本质。《类经·阴阳类》解释"治病必求于本"说："本，致病之原也。人之疾病，或在表，或在里，或为寒，或为热，或感于五运六气，或伤于脏腑经络，皆不外阴阳二气，必有所本。故或本于阴，或本于阳，病变虽多，其本则一。知病所从生，知乱所由起，而直取之，是为得一之道。"按照阴阳属性来看，在表里、虚实、寒热三对关系中，也不外乎阴阳，表、实、热为阳，里、虚、寒为阴。《景岳全书·阴阳》说："凡诊病施治，必须先审阴阳，乃为医道之纲领，阴阳无谬，治焉有差。医道虽繁，而可以一言蔽之者，曰阴阳而已。故证有阴阳，脉有阴阳，药有阴阳。以证而言，则表为阳，里为阴；热为阳，寒为阴；上为阳，下为阴；气为阳，血为阴；动为阳，静为阴；多言者为阳，无声者为阴；喜明者为阳，欲暗者为阴；阳微者不能呼，阴微者不能吸；阳病者不能俯，阴病者不能仰。以脉而言，则浮大滑数之类皆阳也，沉微细涩之类皆阴也。"

第八节　理　法　方　药

理法方药是中医诊治疾病的思维过程和思维路径，即在中医基本原理指导下，确定治疗的方法；在确定治疗方法的前提下，然后确定选用处方；在确定处方的基础上，然后选用具体的药物。换言之，用药的基础是处方，处方的前提是治法，治法的指导是原理。这就是说，没有中医理论指导的用药，就不是中药，只能叫植物药；凡是背离了中医基本原理的用药，都不是中医的治疗，都不能称之为中医。因此，所谓"中医可废，而药不可尽废"的"废医存药"的观点是不能成立的。中医的理法方药是一套缜密而完整的思维体系，环环相扣，密切联系，理、法是方、药的依据，方、药是理、法的工具。

所谓理，即中医的基本原理，包括整体观念、藏象学说、经络学说、气候环境的变化、内外表里的联系、疾病传变的规律、个性体质的差异等，也包括扶正祛邪、祛除病因、调理阴阳、通经行气和调整脏腑功能等中医治病的基本原则。

所谓法，就是具体的治疗方法。古书里所记载的传统中医的治疗手段主要包括砭、针、灸、药、导引等，尽管手段不同，但其原理是相通的。张从正《儒门事亲》说："或言《内经》多论针而少论药者，盖圣人欲明经络。岂知针之理，即所谓药之理。"而就治疗所产生效果的机制而言，中医治病的方法包括汗、吐、下、和、温、清、消、补等，这就是通常所谓的"治病八法"。

所谓方，即医者治疗疾病所开具的方剂，也称药方或处方，是根据疾病治疗原则，用不同中药组合而成的方剂。汪昂《医方集解·自序》说："察脉辨证，而方立焉。"剂，《说文解字》说："剂者，齐也。"按适当的比例配合而成的药，就是所谓的药剂。"剂"也有"调和"之义，一方之中各味药品之间存在着相互制约和相互协调的作用，中医把开具处方的过程称为"开方"而不叫作"开药"。在古代，药和方分属于不同的主管机构，《后汉书·百官志三》说："药丞主药，方丞主药方。"徐大椿在《医学源流论·方药离合论》中说："药有个性之专长，方有合群之妙用。""方之与药，似合而实离也，得天地之气，成一物之性，各有功能，可以变易气血，以除疾病，此药之力也。然草木之性与人殊体，入人肠胃，何以能如人所欲，以致其效？圣人为之制方，以调剂之，或用以专攻，或用以兼治，或以相辅者，或以相反者，或以相用者，或以相制者。故方之既成，能使药各全其性，亦能使药各失其性。操纵之法，有大权焉，以方之妙也。"长沙马王堆出土的《五十二病方》是现存最古老的方书。《素问·至真要大论》按药物在方剂中所起的作用提出了君、臣、佐、使的组方原则，说："主病之谓君，佐君之谓臣，应臣之谓使。""君一臣二，制之小也。君二臣三佐五，制之中也。君一臣三佐九，制之大也。"后经历代补充和拓展，已被约定为方剂配伍必须遵循的基本原则。明代何伯斋说："大抵药之治病，各有所主。主治者，君也；辅治者，臣也；与君药相反而相助者，佐也；引经及治病之药至病所者，使也。"进一步阐释了君、臣、佐、使的内涵。张仲景的《伤寒杂病论》是确立辨证论治法则和理法方药的第一部医学专著，所论之医术空前绝后，备受世人推崇，如《本草经集注·序例》说："仲景一部，最为众方之祖。"《局方发挥》说："仲景诸方，万世医门之规矩准绳也，后之欲为方圆平直者，必于是而取则焉。"方之祖始于仲景，而仲景之学也有所因。魏晋时期著名的文史学家和医学家皇甫谧在他所撰写的《针灸甲乙经·序》中说："伊尹以亚圣之才，撰用《神农本草》以为《汤液》。"又说："仲景论广伊尹《汤液》，为数十卷，用之多验。近代太医令王叔和撰次仲景遗论甚精，指事施用。"明代李濂《医史·张机传》亦本此说。这就非常清晰地梳理了张仲景《伤寒杂病论》的文献由来：仲景《伤寒杂病论》源于伊尹的《汤液经法》，伊尹的《汤液经法》源于《神农本草经》。此后，魏晋南北朝时期葛洪的《肘后备急方》、隋唐时期孙思邈的《备急千金要方》和《千金翼方》以及王焘的《外台秘要》、北宋时期的《太平惠民和剂局方》等相继问世，方剂学取得了令人瞩目的成就。

所谓药，是组成方剂的具体药物，是治疗疾病落实到最后的关键。中药原来称为本草，始于秦汉时期的《神农本草经》（又称《本草经》或《本经》），全面总结古代医家的用药经验，进行系统的整理，奠定了中药学的基础。又有《名医别录》（或称《别录》），汇集《神农本草经》以后的诸家本草著述编录而成。此后又有齐梁年间陶弘景的《本草经集注》，又有唐代的《新修本草》（也称《唐本草》），这是我国历史上第一部由国家颁行的药典，也是世界上最早的药典。到北宋年间由唐慎微编撰《经史证类备急本草》，简称《证类本草》，直至明代李时珍殚心竭力，博采广收，对本草学进行全面的整理总结，著成本草学巨著《本草纲目》。这是一部影响全世界的博物学著作，被国外学者誉为"东方药学巨典"。本草学最讲四气五味、性味归经、升降浮沉，这是中医用药的基础和依据，对于中药的运用，务必要深究药性，利用药物之间相互制约与相互协调的关系。《汉书·艺文志·方技略》指出："经方者，本草石之寒温，量疾病之浅深，假药味之滋，因气感之宜，辨五苦六辛，致水火之齐，以通闭解结，反之于平。"用药的基础和根本在药性，而不是药物的功效，更不是所谓的有效成分。清代医家张志聪的《本草崇原》是历史上第一部注释《神农本草经》的药学专著，"崇原"之意，在于重视初心与本原的回归。其序云："天地万物，不外五行。其初产也，有东南西北中之五方。其生育也，有春夏秋冬长夏之五时。其形有青黄赤白黑之五色，其气有臊焦香腥腐之五臭，其质有酸苦甘辛咸之五味……后人纂集药性，不明《本经》，但言某药治某病，某病须某药，不探其原，只言其治，是药用也，非药性也。知其性而用之，则用之有本，神变无方。袭其用而用之，则用之无本，窒碍难通。余故诠释《本经》，阐明药性，端本五运六气之理，解释详备。""探明药性五运六气之原，阴阳消长之理。"如其中论山药说："山药气味甘，平，如出中岳，得中土之专精，乃补太阴脾土之药。故主治之功，皆在中土。"其中论大枣说："大枣气味甘平，脾之果也，开小白花，生青、熟黄，熟极则赤，烘曝则黑。禀土气之专精，具五行之色性。"认为大枣气味甘平，归属脾经，然其五色并具，亦兼备五行之性，故能兼治五脏，正如《黄帝内经》所云："脾为孤脏，中央土，以灌四旁。"故《本经》云："大枣主心腹邪气，安中，养脾气，平胃气，通九窍，助十二经。"徐灵胎《神农本草经百种录》说："凡药之用，或取其气，或取其味，或取其色，或取其形，或取其质，或取其性情，或取其所成之时，或取其所生之地，各取其所偏胜而即资之疗疾，故能补偏救弊，调和脏腑。深求其理，可自得之。"

第九节　以　平　为　期

基于对生命本质与生命根源的认知，中医学认为疾病的发生根源在于阴阳、表里、虚实、寒热以及五脏六腑之间原有动态平衡的被打破，一言以蔽之，即

"阴阳失调"，所以中医治病就是要调其不调，和其不和，使患者失和了的阴阳回归到阴阳和的状态，因此在治疗疾病的临床实践中，力求"以平为期"。阴阳平衡是人体健康的基本标志，阴阳失调是人体疾病产生的根源，所以"以平为期"就成为中医治疗疾病非常重要的理念。《素问·至真要大论》说："谨察阴阳所在而调之，以平为期。"《素问·三部九候论》说："必先度其形之肥瘦，以调其气之虚实，实则泻之，虚则补之。必先去其血脉而后调之，无问其病，以平为期。"《素问·六元正纪大论》说："以平为期，而不可过。"俗话所谓"三分治七分养"也正是这样的道理。中医用药治病讲究"中病即止，勿伤正气"，对于攻下峻猛的有毒之品，更应该恪守这一原则，一旦达到治疗目的，就要立即停药，切不可长期、过量服用，否则，过度用药就会损伤人体正气。《素问·五常政大论》记载："大毒治病，十去其六；常毒治病，十去其七；小毒治病，十去其八；无毒治病，十去其九；无使过之，伤其正也。"后世医家对此大都非常重视，如《伤寒杂病论》记载："若一服汗出病瘥，停后服，不必尽剂。"还屡屡指出"中勿更服""瘥即止"等。意思是说，服用发汗药物时，如果只服了1剂药就汗出而病愈，那么剩下的药就不必全部服用了。

唐代著名文学家、思想家刘禹锡在其《鉴药》中记述了自己从服药治病的过程中得到的借鉴。他第一次接受医生的治疗，服用药物以后，立竿见影，收到了很好的疗效。"过信而腿能轻，痹能和；涉旬而苛痒绝焉，抑搔罢焉；逾月而视分纤，听察微，蹈危如平，嗜粝如精"。然后又听信"顾医之态，多啬术以自贵，遗患以要财，盍重求之，所至益深矣"的唆使，第二次拜访医生讨要药物服用以后出现因过用而中毒，"逮再饵半旬，厥毒果肆，岑岑周体，如痁作焉"，说明了"过当则伤和"的道理。

第十节　取象比类

取象比类是通过意象研究事物联系以构建其系统的方法。"象"是用以发现天下奥秘的条件和依据，《周易·系辞上》说："圣人有以见天下之赜，而拟诸其形容，象其物宜，是故谓之象。"《周易·系辞下》说："是故易者，象也，象也者，像也。"唐孔颖达注疏说："谓卦为万物象者，法象万物，犹若乾卦之象法像于天也。"古人已经习惯于用"象"来认识和表现天地万物的属性特点，甚至在后来王夫之《周易外传》提出了"天下无象外之道"。《系辞下》说："古者包牺氏之王天下也，仰则观象于天，俯则观法于地，观鸟兽之文与地之宜，近取诸身，远取诸物，于是始作八卦，以通神明之德，以类万物之情。"伏羲氏就是这样观取天地万物之象，进行归纳，创立八卦，建立系统。早在远古时期，人们已经发现并开始研究事物之间的联系性和规律性，《周易·咸卦》象曰："观其所感，而天地万物之情可见矣！"《萃卦》象曰："观其所聚，而天地万物之情可见矣！"《恒卦》象辞说："观其所恒，而天地万物之情可见矣！"通过对"所感""所聚""所恒"的观察，而发现"天地万物之情"，然后"因而伸之，触类而长之"，构建其系统。这种从取象开始，观察天地万物，发现其中联系，进行系统归类，然后触类引申，加以推广的方法就是取象比类。取象比类是在整体观念和天人合一基础上形成的意象思维的具体应用。关于意象思维，在后面有专门论述。

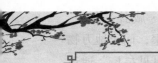

第四章　中医文化的养生观

　　养生堪称学问之大者，中国传统文化中的儒、道、佛无不注重养生，以儒、道、佛为主干的中国传统文化，以不同的路径对生命智慧进行阐发，从而探讨了生命的意义，构筑了中国生命哲学的基本精神，或尊道以养生，或贵德以养生，或修心以养生。中医养生可谓集儒、道、佛养生思想之大成，主张道德兼修、形神兼养。

　　《道德经》第13章曰："吾所以有大患者，为吾有身，及吾无身，吾有何患？故贵以身为天下者，若可寄天下；爱以身为天下者，若可托天下。"《老子河上公章句》曰："因道治国则国富民昌，治身则寿命延长。""圣人治国与治身同也。"《吕氏春秋·执一》曰："为国之本，在于为身，身为而家为，家为而国为，国为而天下为。故曰以身为家，以家为国，以国为天下。此四者异位同本。故圣人之事，广之则极宇宙、穷日月，约之则无出乎身者也。"所以，古人讲养生，其意义不仅在于养生，对于完善国家治理体系和提高国家治理能力同样具有重要意义。境界之高，实非今人所能知。

　　"是故圣人不治已病治未病，不治已乱治未乱，此之谓也。夫病已成而后药之，乱已成而后治之，譬犹渴而穿井，斗而铸锥，不亦晚乎。"（《素问·四气调神大论》）中医最大的特点是特别讲究"治未病"。有句古话叫"但愿世间人无病，何惜架上药生尘"。"治未病"现在人们讲得很精细，包括"未病先防""既病防变""愈后防复"。实际上"治未病"就是养生。

　　"养生"一词出自《庄子》，对"养生"这个词怎么理解？现在一般人把它解释为养护生命，我们把它理解为养成良好的生活方式以保持健康的生命状态。清康熙年间官至大学士兼礼部尚书的张英在其《聪训斋语》中说："父母之爱子，第一望其康宁，第二冀其成名，第三愿其保家。"并提出"养生六慎"："养身之道，一在谨嗜欲，一在慎饮食，一在慎忿怒，一在慎寒暑，一在慎思索，一在慎烦劳。有一如此，足以致病，以贻父母之忧，安得不时时谨凛也。"所谓"谨嗜欲""慎饮食""慎忿怒""慎寒暑""慎思索""慎烦劳"，实际上都无外乎生活方式所涵盖的内容。

　　首先要明白，养生不同于养病，养生不等于长寿。《吕氏春秋》说："审知生，圣人之要也；审知死，圣人之极也。知生也者，不以害生，养生之谓也；知死也者，不以害死，安死之谓也。"需要注意的是，不能因为错误和过度的养生而伤害生命。"养生以不伤为本，此要言也。且才所不逮而困思之，伤也；力所不胜而强举之，伤也；悲哀憔悴，伤也；喜乐过差，伤也；汲汲所欲，伤也；戚戚所患，伤也；久谈言笑，伤也；寝息失时，伤也；挽弓引弩，伤也；沉醉呕吐，伤也；跳走喘乏，伤也；欢呼笑泣，伤也；阴阳不交，伤也。"清人郭庆藩《庄子集解·卷二·养生主》注："夫生以养存，则养生者理之极也。若乃养过其极，以养伤生，非养生之主也。""养生主"的意思是"养生以此为主也"。《庄子·让王》说："能尊生者，虽贵富不以养伤身，虽贫贱不以利累形。"李鸿章在一封家书中说："人虽有文章、名誉、金钱，而无强健之身体，亦何所用之？故养生之术，不可不注意也。养生非求不死，求暂时之康健而处安乐之境耳。"

第一节　养生之根在养气

　　中医学认为，气是形成生命的基本物质，是生命的本质。古代经典论述气之重要性的甚多，《灵枢·决气》记载，黄帝曰："余闻人有精、气、津、液、血、脉，余意以为一气耳，今乃辨为六名，余不知其所以然。"《素问·宝命全形论》指出："人以天地之气生，四时之法成。"又说："人生于地，悬命于天，天地合气，命之曰人。人能应四时者，天地为之父母；知万物者，谓之天子。"《素问·至真要大论》云："本乎天者，天之气也，本乎地者，地之气也，天地合气，六节分而万物化生矣。"《难经·八难》说："气者，人之根本也，根绝则茎叶枯矣。"清代徐灵胎《元气存亡论》说："养生者之言曰：天下之人，皆可以无死。斯言妄也，何则……当其受生之时，已有定分焉。所谓定分者，元气也……故终无病者，待元气之自尽而死，此所谓终其天年者也。至于疾病之人，若元气不伤，虽病甚不死；元气或伤，虽病轻亦死……故诊病决死生者，不视病之轻重，而视元气之存亡，则百不失一矣。"

　　既然生命的本质是气，那么生命的健康与否也都自然地归之于气。基于这样的理论，中医提出了"百病生于气"的说法。《素问·举痛论》说："余知百病生于气也。怒则气上，喜则气缓，悲则气消，恐则气下，寒则气收，炅则气泄，惊则气乱，劳则气耗，思则气结。"此从正反两个方面说明了气对于生命的重要意义。因此，所有的养生活动都必须以养气为宗。于此古人论述甚多，如

"形者，气之涵也，气虚则形羸"。"修身之法，保身之道，因气养精，因精养神，神不离身乃常健"。"精者神之本，气者形之主，形者气之宅。故神大用则竭，气大劳则绝。是以人之生者神也，形之托者气也。若气衰则神耗，而欲长生者未之闻也"。"气清则神爽，气浊则神昏，气乱则神劳，气衰则神去，是以至人惟在养气"。

这里所说的气，既包含外界的自然之气，又包含体内的生命之气（肺气、肝气、肾气、脾胃之气等）。而两者之间又是相互联系的，所以古人认为"天有春夏秋冬，人有喜怒哀乐"。董仲舒《春秋繁露》说："然而主之好恶喜怒，乃天之春、夏、秋、冬也，其俱暖清寒暑而以变化成功也。天出此物者，时则岁美，不时则岁恶。人主出此四者，义则世治，不义则世乱。是故治世与美岁同数，乱世与恶岁同数，以此见人理之副天道也。天有寒有暑，夫喜怒哀乐之发，与清暖寒暑其实一贯也。喜气为暖而当春，怒气为清而当秋，乐气为太阳而当夏，哀气为太阴而当冬。四气者，天与人所同有也，非人所能蓄也，故可节而不可止也。节之而顺，止之而乱。"

《素问·四气调神大论》首先论述春夏秋冬四季养生。说："春三月，此谓发陈。天地俱生，万物以荣，夜卧早起，广步于庭，被发缓形，以使志生；生而勿杀，予而勿夺，赏而勿罚，此春气之应，养生之道也。逆之则伤肝，夏为寒变，奉长者少。夏三月，此为蕃秀。天地气交，万物华实，夜卧早起，无厌于日，使志无怒，使华英成秀，使气得泄，若所爱在外，此夏气之应，养长之道也。逆之则伤心，秋为痎疟，奉收者少，冬至重病。秋三月，此谓容平。天气以急，地气以明，早卧早起，与鸡俱兴，使志安宁，以缓秋刑，收敛神气，使秋气平，无外其志，使肺气清，此秋气之应，养收之道也。逆之则伤肺，冬为飧泄，奉藏者少。冬三月，此谓闭藏。水冰地坼，无扰乎阳，早卧晚起，必待日光，使志若伏若匿，若有私意，若已有得，去寒就温，无泄皮肤，使气亟夺，此冬气之应，养藏之道也。逆之则伤肾，春为痿厥，奉生者少。"并在最后总结说："夫四时阴阳者，万物之根本也，所以圣人春夏养阳，秋冬养阴，以从其根，故与万物沉浮于生长之门。逆其根，则伐其本，坏其真矣。故阴阳四时者，万物之终始也，死生之本也，逆之则灾害生，从之则苛疾不起，是谓得道。道者，圣人行之，愚者佩之。从阴阳则生，逆之则死；从之则治，逆之则乱。反顺为逆，是谓内格。是故圣人不治已病治未病，不治已乱治未乱，此之谓也。夫病已成而后药之，乱已成而后治之，譬犹渴而穿井，斗而铸锥，不亦晚乎！"

养气要顺应四时阴阳，与时消息，春生夏长秋收冬藏，日出而作日落而息。所谓"善摄生者，卧起有四时之早晚，兴居有至和之常制"。除此之外，还要修

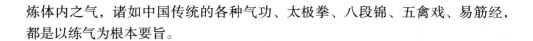

炼体内之气，诸如中国传统的各种气功、太极拳、八段锦、五禽戏、易筋经，都是以练气为根本要旨。

第二节 养气之本在养心

养生之根在养气，那么到底如何养气？《素问·四气调神大论》主要从天人相应、天人合一的思想出发，论述了顺应四时的养生理念，生则生之，长则长之，收则收之，藏则藏之。这是顺应四时阴阳以调气养生的方法。吴崑解释说："言顺于四时之气，调摄精神，亦上医治未病也。"其理论基础在于天人之间的相互通应。《吕氏春秋·有始》说："天地万物，人之一身也，此之谓大同。"《吕氏春秋·情欲》说："人与天地也同……故人治身与天下者，必法天地也。"《吕氏春秋·本生》还要求"养天之所生而勿撄之"；"春夏养阳，秋冬养阴"，实际上就是"法天地"以"养天之所生而勿撄之"。《素问·上古天真论》举四种长寿之人："真人者，提挈天地，把握阴阳"；"至人者，淳德全道，和于阴阳，调于四时"；"圣人者，处天地之和，从八风之理"；"贤人者，法则天地，象似日月，辨列星辰，逆从阴阳，分别四时，将从上古，合同于道"。不论是"真人""至人"，还是"圣人""贤人"，都不失四时阴阳的变化规律。即使是补益之药的使用也离不开阴阳变化的规律，如李中梓《本草通玄》指出："夫气药甘温，法天地春生之令。""血药凉润，法天地秋肃之令。"

影响生命之气的因素很多，而心理因素尤为重要，所以历来医家和养生家无不重视情志的因素、心理的因素，强调心性的修养与调摄。"形者，生之气也；心者，形之主也；神者，心之宝也。故神静而心和，心和而形全；神躁则心荡，心荡则形伤。将全其形也，先在理神。"

《素问·上古天真论》记载：黄帝"乃问于天师曰：余闻上古之人，春秋皆度百岁，而动作不衰；今时之人，年半百而动作皆衰者，时世异耶？人将失之耶？岐伯对曰：上古之人，其知道者，法于阴阳，和于术数，食饮有节，起居有常，不妄作劳，故能形与神俱，而尽终其天年，度百岁乃去。今时之人不然也，以酒为浆，以妄为常，醉以入房，以欲竭其精，以耗散其真，不知持满，不时御神，务快其心，逆于生乐，起居无节，故半百而衰也。"

"夫上古圣人之教下也，皆谓之虚邪贼风，避之有时，恬淡虚无，真气从之，精神内守，病安从来。是以志闲而少欲，心安而不惧，形劳而不倦，气从以顺，各从其欲，皆得所愿。故美其食，任其服，乐其俗，高下不相慕，其民故曰朴。是以嗜欲不能劳其目，淫邪不能惑其心，愚智贤不肖不惧于物，故合于道。所以能年皆度百岁而动作不衰者，以其德全不危也。"

由此可见，饮食劳倦、虚邪贼风都可以影响气，耗损气，伤害气。但影响最大、最重要和最根本的是心，是心理、心态、心志、心智。通常人们说"平心静气""心平气和"，平心才能静气，心平才能气和。中医学认为，"心为君主之官""心藏神""心主神志""心主神明"。"心"与"神"常常连用，形成一个词"心神"，如"心神不宁"。《素问·灵兰秘典论》说："心者，君主之官也，神明出焉。""故主明则下安，以此养生则寿，殁世不殆，以为天下则大昌。主不明则十二官危，使道闭塞而不通，形乃大伤，以此养生则殃，以为天下者，其宗大危，戒之戒之！"

虽然说"形恃神以立，神须形以存"（嵇康《养生论》），"精神安乎形而年寿得长焉"（《吕氏春秋·尽数》），形神合一即所谓"形与神俱"，是健康的重要指标，是长寿的重要根基，但"神者生之本，形者生之末"（《文子·下德》）。"心是气之主，气是形之根；形是气之宅，神是气之真。神用气养，气因神住。神行则气行，神住则气住。""神以形用，形以神生"（徐春甫《古今医统大全》）。精神心理因素对身体和生命状态的影响是难以想象的，嵇康《养生论》说："夫服药求汗，或有弗获；而愧情一集，涣然流离。终朝未餐，则嚣然思食；而曾子衔哀，七日不饥。夜分而坐，则低迷思寝；内怀殷忧，则达旦不瞑。劲刷理鬓，醇醴发颜，仅乃得之；壮士之怒，赫然殊观，植发冲冠。由此言之，精神之于形骸，犹国之有君也。神躁于中，而形丧于外，犹君昏于上，国乱于下也。"所以《文子·下德》指出："治身，太上养神，其次养形，神清意平，百节皆宁，养生之本也。肥肌肤，充腹肠，供嗜欲，养生之末也。"此所谓的神就是心神，就是心理状态和精神状态。良好的心态、良好的心境情绪是健康身体的重要基础。所以说，养形不如养神，调身不如调心。嵇康《养生论》指出："修性以保神，安心以全身，爱憎不栖于情，忧喜不留于意，泊然无感，而体气和平。"只有恬惔虚无，致虚守静，精神内守，心平气和，平心静气，才是养气之根本。否则，如果神不守舍，心神不宁，心猿意马，甚至精神恍惚，惊魂未定，魂飞魄散，必然殃及身体和生命。

基于中医"心主神志"的思想认识，所以凡是表现和表示心理活动的汉字多从"心、忄、⺗"，换句话说，凡是以"心、忄、⺗"为部首的汉字其意义大都与心理情志相关联。如：思、想、念、情、怀、恬、恭、慕、忝。通常所谓的心态，就是心理状态，实际上就是想法和看法。对待一些事情，如何想、如何看，确实影响着心境情绪。中医注重情志因素，情志因素应该包括心志和心智。心志，是心理承受能力，是意志和毅力；心智是心理调节能力，是智慧和情商。排解不良情绪和缓解精神压力，不外乎两种途径，要么具有强大的心理承受能力，要么具有强大的心理调节能力。唐·施肩吾《西山群仙会真记》说：

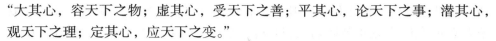

"大其心，容天下之物；虚其心，受天下之善；平其心，论天下之事；潜其心，观天下之理；定其心，应天下之变。"

养心主要在于超越，包括外超越和内超越。所谓外超越就是指超越一切身外之物，所谓内超越就是指超越自我生命。《列子·杨朱》记载：（杨朱曰）"生民之不得休息，为四事故：一为寿，二为名，三为位，四为货。"就是说，困扰人们，使人们不得逍遥自在的根源在于对寿、名、位、货的牵念，这四个方面无非是两个超越的内容。《庄子·至乐》说："夫天下之所尊者，富贵寿善也；所乐者，身安厚味美服好色音声也；所下者，贫贱夭恶也；所苦者，身不得安逸，口不得厚味，形不得美服，目不得好色，耳不得音声。若不得者，则大忧以惧，其为形也，亦愚哉！"无非也是对身外之物与自我生命的牵念。徐春甫《古今医统大全》指出："养生有五难：名利不灭，此一难也；喜怒不除，此二难也；声色不去，此三难也；滋味不绝，此四难也；神虑精散，此五难也。"如果能够真正实现了两个超越，"五难"也就不难了。所以儒家强调德行，佛学注重修行，都不只是为了道德境界的提升，而且也包含着修心养生的奥妙。如孔子说："知者乐水，仁者乐山。知者动，仁者静。知者乐，仁者寿。"（《论语·雍也》）又说："故大德，必得其位，必得其禄，必得其名，必得其寿。"（《中庸》）

第三节　养心之要在明理

人是感情的动物，有喜怒哀乐，有爱恨情仇，有七情六欲，这是人之常情，是自然的本能。而正是因为有感情，所以才使得人心不得安静，不得安宁，给人带来许多的烦恼和痛苦。所以，要想养心，要想使心灵平静下来，就必须化解情欲。《道德经》说："不欲以静，天下将自正。"如果根绝了情欲，心灵就自然会宁静，天下也就自然会安定。而化解情欲的有效途径在于明理，超脱世俗的情感世界而进入理性的自由王国，即所谓以理化情。冯友兰在《中国哲学简史》中说："感情造成的精神痛苦，有时候正与肉刑一样的剧烈。但是，人利用理解的作用，可以削弱感情。"正如斯宾诺莎所说："心灵理解到万物的必然性，理解的范围有多大，它就在多大的范围内有更大的力量控制后果，而不为它们受苦。"对物理、事理和道理的理解程度决定着心态、心境和心绪。

《吕氏春秋·重己》曰："有慎之而反害之者，不达乎性命之情也。不达乎性命之情，慎之何益？"尽管很重视养生，努力养生，但不仅于生无益，甚至反而伤害了生命，其根源在于"不达乎性命之情"。所谓"不达乎性命之情"就是不明白生命之理。《重己》又说："世之人主贵人，无贤不肖，莫不欲长生久视，而日逆其生，欲之何益？凡生之长也，顺之也；使生不顺者，欲也。故圣人必先适欲。"这里就影响人们心境情绪最为严重的生死问题，阐述其中的道理。

理解了对待生与死的关系，就可以化解对死亡的消极情绪。张景岳《类经》序说："夫人之大事，莫若死生，能葆其真，合乎天矣，故首曰摄生类。"人生在世，生死是最大的事，彻悟生死，乃是人生要义所在。所以张景岳把"摄生"放在《类经》之首。人从哪里来？死后到哪里去？在来去之间的这段时间，人又该如何活着？这是必须面对的问题。苏格拉底说："真正追求哲学，无非是学习死、练习死，一个真正的哲学家到了该死的时候，反而感到忧伤，那不是天大的笑话吗？"中国哲学是以生命为研究对象的。如何对待生死，如何"了生死"，这是人生的一大难题。死亡是人类悲剧的根本原因，对死亡的恐惧无疑是最普遍、最原始、最根深蒂固的人类本能之一。如果人们能够对生命的本质和规律有真正的理性的认识，那么，这种因为对死亡的忧虑和恐惧就会减轻很多，而变得轻松一些，也就能够坦然面对。而庄子恰恰为人类超越死亡恐惧以及影响生命的诸多问题提供了独特的思维路径，为人类安顿心灵提供了妙方和要道。

道家与生命科学有缘，老子提出"长生"，庄子提出"养生"。老子《道德经》第 50 章提出了一个重要的哲学命题，所谓"出生入死"。这就非常深刻地揭示了生与死的本质问题，人从出生的那一刻起，就开始一步步走向死亡，这是规律，这是不可避免的必然。尤其是庄子更加注重作为人的个体的生存问题。《庄子·天下》说："愿天下之安宁以活民命。"庄子的思想就是生命的哲学，庄子是看破生命的第一人，也是了悟生死的第一人。

一、对他人之生死，安时处顺，哀乐不入于心

《庄子·养生主》记载，老聃死，秦失吊之，三号而出。弟子曰："非夫子之友邪？"曰："然。""然则吊焉若此可乎？"曰："然。始也吾以为其人也，而今非也。向吾入而吊焉，有老者哭之，如哭其子；少者哭之，如哭其母。彼其所以会之，必有不蕲言而言，不蕲哭而哭者。是遁天倍情，忘其所受，古者谓之遁天之刑。适来，夫子时也；适去，夫子顺也。安时而处顺，哀乐不能入也，古者谓是帝之县解。"

在秦失看来，老聃来到人世间是在该来的时候自然而然地到来，老聃离开人世间也是在该去的时候自然而然地离去。老聃的生与死，都是自然而然的，自然而然地生，自然而然地死。来于该来，去于该去；来也自然，去也自然。既然都是自然而然的，不可改变的，无可奈何的，所以对老聃的生与死，就自

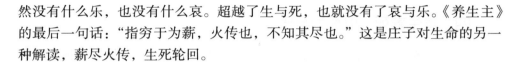

然没有什么乐，也没有什么哀。超越了生与死，也就没有了哀与乐。《养生主》的最后一句话："指穷于为薪，火传也，不知其尽也。"这是庄子对生命的另一种解读，薪尽火传，生死轮回。

二、对妻子之死，通乎其命，鼓盆而歌

《庄子·至乐》记载：庄子妻死，惠子吊之，庄子则方箕踞鼓盆而歌。惠子曰："与人居，长子、老、身死，不哭亦足矣，又鼓盆而歌，不亦甚乎！"庄子曰："不然。是其始死也，我独何能无概！然察其始而本无生；非徒无生也，而本无形；非徒无形也，而本无气。杂乎芒芴之间，变而有气，气变而有形，形变而有生。今又变而之死。是相与为春秋冬夏四时行也。人且偃然寝于巨室，而我嗷嗷然随而哭之，自以为不通乎命，故止也。"《庄子·大宗师》还说："死生，命也；其有夜旦之常，天也。人之有所不得与，皆物之情也。"

庄子在"通天下一气"思想的基础上，认为"人之生，气之聚也。聚则为生，散则为死"。中国古代哲学和中医学认为，人体同宇宙间万事万物都是由一元之气所化生。气为天地万物化生之本源，如《管子·枢言》说："有气则生，无气则死，生者以其气。"《素问·天元纪大论》说："故在天为气，在地成形，形气相感而化生万物矣。"《论衡·论死》说："人未生，在元气之中；既死，复归元气。元气荒忽，人气在其中。"《素问·宝命全形论》说："夫人生于地，悬命于天；天地合气，命之曰人。""天覆地载，万物悉备，莫贵于人。人以天地之气生，四时之法成。"这些论述都阐述了"天人一气"的理论，即气是构成万事万物的本源，人生于天地之间，因天地交感而化生，人与万物同气所化。把生老病死的过程与春夏秋冬的更替相比附，把生死的转化与旦暮的更替相比附，意在说明这一切都是自然而然的。这是中国古代哲学和中医学对生命的重要认知。

三、对自己之死，坦然面对，以天地为棺椁

《庄子·列御寇》记载，庄子将死，弟子欲厚葬之。庄子曰："吾以天地为棺椁，以日月为连璧，星辰为珠玑，万物为赍送。吾葬具岂不备邪？何以如此！"弟子曰："吾恐乌鸢之食夫子也。"庄子曰："在上为乌鸢食，在下为蝼蚁食，夺彼与此，何其偏也。"希望任其自然，而不必夺"乌鸢食"而为"蝼蚁食"。

《庄子·齐物论》说："天地与我并生，万物与我为一。"庄子认为人与自然本来就是一体的，而且希望死后融入天地自然，对生命看的通透，活的达观。

四、善生善死，以死为至乐

《庄子·至乐》记载：庄子之楚，见空髑髅，髐然有形。撽以马捶，因而问之，曰："夫子贪生失理而为此乎？将子有亡国之事、斧钺之诛而为此乎？将子有不善之行，愧遗父母妻子之丑而为此乎？将子有冻馁之患而为此乎？将子之春秋故及此乎？"于是语卒，援髑髅，枕而卧。夜半，髑髅见梦曰："子之谈者似辩士，视子所言，皆生人之累也，死则无此矣。子欲闻死之说乎？"庄子曰："然。"髑髅曰："死，无君于上，无臣于下，亦无四时之事，从然以天地为春秋，虽南面王乐，不能过也。"庄子不信，曰："吾使司命复生子形，为子骨肉肌肤，反子父母妻子闾里知识，子欲之乎？"髑髅深矉蹙頞曰："吾安能弃南面王乐而复为人间之劳乎！"《至乐》还说："人之生也，与忧俱生。寿者惛惛，久忧不死，何之苦也！"

庄子在《至乐》篇里极力宣扬"人之生也，与忧俱生"这种活着痛苦、死后能够获得最大的快乐的思想，虽然说他犯了自己所谓"以不徵徵，其徵也不徵"（以不可验证的说法来验证，这样验证的结果也是不能验证的）的错误，但其目的是为了淡化人们对死亡的恐惧、忧虑和不安。

《庄子·达生》说："生之来不能却，其去不能止。悲夫！世之人以为养形足以存生，而养形果不足以存生。"生与死都是不可避免的。可悲的是，世人认为"养形"足以长寿，而"养形"真的不足以使人长寿。而且他讲述了一段发人深省的故事，可以概括为"醉乘不死"。其中说道："夫醉者之坠车，虽疾不死。骨节与人同，而犯害与人异。其神全也，乘亦不知也，坠亦不知也，死生惊惧不入乎其胸中，是故遻物而不慴。彼得全于酒而犹若是，而况得全于天乎！圣人藏于天，故莫之能伤也。"同样的血肉之躯，遭遇同样的车祸，唯有醉者不死，是因为醉者"乘亦不知也，坠亦不知也，死生惊惧不入乎其胸中"，是因为车祸没有惊扰其心神，"其神全也"。

究竟如何养神，如何调心？《庄子·列御寇》说："圣人安其所安，不安其所不安；众人安其所不安，不安其所安。"如何使"众人"成为"圣人"以"安其所安，不安其所不安"，这的确是值得深思的大问题。《吕氏春秋·孟冬纪》说："审知生，圣人之要也；审知死，圣人之极也。知生也者，不以害生，养生之谓也；知死也者，不以害死，安死之谓也。"这里不仅讲"养生"，而且讲"安死"，明白了轻重利害的关系和道理，两利相权取其重，两害相权取其轻。清醒地知道自己所追求的目标，就会有定力，就会有平静的心，就可以达到养心的目的。理性处事，安其所安，以理化情，勿为情累，以安顿自己的心灵，获得人生的幸福，这是庄子的人生智慧。《庄子·大宗师》记载："泉涸，鱼相与处于陆，相呴以湿，相濡以沫，不如相忘于江湖。与其誉尧而非桀也，不如两忘而化其道。""相濡以沫"，看似情真意切，实际上其中有无奈的煎熬；"相忘于江湖"看似薄情寡义，实际上其中有自由的快乐。超越感性，理性地认识精神的自由和生命的质量，庄子得出了"相濡以沫，不如相忘于江湖"的结论。《庄子·德充符》记载，惠子谓庄子曰："人故无情乎？"庄子曰："然。"惠子曰："人而无情，何以谓之人？"庄子曰："道与之貌，天与之形，恶得不谓之人？"惠子曰："既谓之人，恶得无情？"庄子曰："是非吾所谓情也。吾所谓无情者，言人之不以好恶内伤其身，常因自然而不益生也。"惠子曰："不益生，何以有其身？"庄子曰："道与之貌，天与之形，无以好恶内伤其身。"在这里，庄子非常清楚地告诉人们，他所说的在世俗之人看来是无情的行为，实际上只是为了"言人之不以好恶内伤其身"，不为情所困，不为情所累。

第四节 明理之旨在致和

所谓"致和"，就是"致中和"。《中庸》说："中也者，天下之大本也；和也者，天下之达道也。致中和，天地位焉，万物育焉。""致中和"是天地得以存在、万物得以化生的基础和根本。"中和"是中医文化关于生命起源的生理基础，也是养生必须遵循的法则。汉代大儒董仲舒《春秋繁露·循天之道》说："循天之道以养其身，谓之道也。""起之，不至于和之所不能生；养长之，不至于和之所不能成；成于和，生必和也；始于中，止必中也；中者，天地之所终始也，而和者，天地之所生成也。夫德莫大于和，而道莫正于中。"就是说，遵循天道以养生，才是正道与大道。而天道生万物、养长万物都必须"至于和"，所以，"致中和"对于养生至关重要。"是故能以中和理天下者，其德大盛；能以中和养其身者，其寿极命。"把"理天下"与"养其身"结合起来，说明治身与治国的道理是相通的，都必须遵循中和的原则。而且他进一步把天道之阴阳与人道之男女相联系，"男女之法，法阴与阳"。"天地之阴阳当男女，人之男女当阴阳，阴阳亦可以谓男女，男女亦可以谓阴阳"。他把天之阴阳合和化生万物与人之男女繁衍子嗣相联系，意在说明阴阳合和、和实生物的生命之理。然后他指出，"中之所为，而必就于和，故曰和其要也。和者，天之正也，阴阳之平也，其气最良，物之所生也，诚择其和者，以为大得天地之奉也"，阐释了"中""和""生"三者之间的逻辑关系。"致中和"是摄生之要，要求衣食起居、立身行事、精神情志都要无过不及、合乎中道。《养生类纂》说："摄养之道，莫若守中，守中则无过与不及之害。经曰：春秋冬夏四时阴阳，生病起于过用。"

和与生的关系是至关重要的，生命根源于阴阳和，生于和，长于和。《文子·上仁》云："天地之气，莫大于和，和者，阴阳调，日夜分，故万物春分而生，秋分而成，生与成，必得和之精。故积阴不生，积阳不化，阴阳交接，乃能成和。"因此，养生、养气、养心都必须落实到养之以和。《素问·五运行大论》说："气相得则和，不相得则病。"《素问·调经论》说："血气不和，百病乃变化而生。"《丹溪心法》说："气血冲和，百病不生。"陶弘景《养性延命录》说："能中和者，必久寿也。"《类经》说："全失中和而无胃气，故死不治。""和"包括天和（人与自然的和谐）、人和（人与人的和谐）、心和（身心相和）。

天和包括时空两个方面。就时间而言，《黄帝内经》有《四气调神大论》，论述了顺四时以调神养生，所谓春生、夏长、秋收、冬藏，所谓日出而作日入而息；就空间而言，《黄帝内经》有《异法方宜论》，论述了东、西、南、北、中不同地域的生活方式，所谓一方水土养一方人。

人和主要是人与社会的关系，包括和谐的人际关系，社会的公平与正义、福利与保障、安全与稳定，等等。这些都直接影响到人们的思想心理、精神情志，从而对健康产生影响。

心和则包括生理与心理的和谐。尤其是指基于个人修养而获得的心理承受能力（心志）和心理调节能力（心智即情商）。《文子·符言》云："人有顺逆之气生于心，心治则气顺，心乱则气逆，心之治乱在于道德，得道则心治，失道则心乱。"

与此同时还必须注意健康与规律的关系。生活的规律与节律就像春夏秋冬，就像日月运行，有序而和顺；就像机械的平顺、匀速运转，不能失序，不能失和，不能突然改变。

明白事理、物理、道理的根本旨意在于以理化情，使人们"恬淡虚无""精神内守""志闲而少欲，心安而不惧，形劳而不倦""美其食，任其服，乐其俗，高下不相慕"，获得心理的平衡以养护平和的正气。为了实现"形与神俱，而尽终其天年"的养生目标，《素问·上古天真论》还概括地指出："法于阴阳、和于术数、食饮有节、起居有常、不妄作劳。"其中无不蕴含着中和的思想：法于阴阳，和于时序；动静有度，和于术数；饮食有节，谨和五味；起居有常，和于昼夜；不妄作劳，劳逸适度，乐而不淫，和而有节，或可称为天人和、动静和、饮食和、形神和、情欲和，而所有的和都是为了气和。

第五节　致和之宗在自然

上文阐述了明理之旨在致和，而致和的根本在于尊重自然和顺应自然。这里所说的"自然"并非今人所说的自然界的"自然"，今人所谓的"自然"，古人称之为"天"或"天地"；古人所说的"自然"，是"自身的样子"，是指天地万物各自本来的样子。《道德经》第 25 章云："人法地，地法天，天法道，道法自然。"王弼说："法自然者，在方而法方，在圆而法圆，于自然无所违也。""自然"就是自身的规律和自身的特点，"道法自然"就是要效法和遵循自身的规律和特点。《庄子·至乐》记载："昔者，海鸟至于鲁郊，鲁侯御而觞之于庙，奏九韶以为乐，具太牢以为膳。鸟乃眩视忧悲，不敢食一脔，不敢饮一杯，三日而死。此以己养养鸟也，非以鸟养养鸟也。"就是说，鲁侯养海鸟并没有尊重和顺应海鸟的"自然"。《庄子·田子方》记载：温伯雪子适齐，舍于鲁。鲁人有请见之者，温伯雪子曰："不可。吾闻中国之君子，明乎礼义而陋于知人心，吾不欲见也。"所谓"陋于知人心"，就是说没有能够做到了解他人的思想和想法，没有尊重他人的"自然"。

天有天的自然，地有地的自然，国有国的自然，家有家的自然，人有人的自然，万物有万物的自然。实际上，天地万物本身就存在着一个自我调节的自平衡系统，亦可称为自和系统。在人类社会和自然界，自平衡对称性是普遍存在的，几乎每一个社会系统和每一个自然系统以及它们的每一个要素无不具有自平衡对称性。人各有其长，亦各有其短，因而几乎每个人在世界上各有其用，各有其存在的价值，其他生物也是一样。就人与其他生物之间来看，也是一个生物之间的自平衡系统，是生物链的存在，是生态平衡与和谐生态的必然。生物的自平衡对称性是物竞天择的结果，是其为适应变化多端的自然环境在长期演化过程中逐渐形成的。正是由于它们具有这种特性，因而得以延续；而不具有此等特性、不能适应环境变化者则逐渐被淘汰和灭绝。

中华文化无论是易经，还是儒学，皆以中为尊，以和为贵，总是强调中和与平衡的价值取向，《素问·生气通天论》强调"阴平阳秘"，体现了注重生命平衡的价值观。调和阴阳，就是顺应阴阳的自平衡法则。天人合一，强调人与大自然和谐相处，是中医在正确世界观指导下创建的医学特色。人与自然的和谐是最大的和谐。通达养生之道者，追求顺应自然，乐处恬静知足的精神境界，使自己的志向和理想处在虚静无欲之中。这样才能健康长寿，与天地自然和谐统一。

致和之宗在自然，要求养生者要做到顺应天地之自然，尊重万物之自然，适应具体的国情，适应现实的人情，用《道德经》的话说，就是"和其光，同其尘"。就天地之自然而言，就是要学习《素问·四气调神大论》所说的"圣人春夏养阳，秋冬养阴，以从其根，故与万物沉浮于生长之门"，学习《灵枢·本神》所说的："故智者之养生也，必顺四时而适寒暑，和喜怒而安居处，节阴阳而调刚柔。如是则僻邪不至，长生久视。"尤其是要注重和尊重个人之自然，注意个人之所能，尊重个人之所好。像《素问·上古天真论》所说的"恬惔虚无，真气从之，精神内守"；"志闲而少欲，心安而不惧，形劳而不倦，气从以顺，各从其欲，皆得所愿。故美其食，任其服，乐其俗，高下不相慕，其民故曰朴。是以嗜欲不能劳其目，淫邪不能惑其心，愚智贤不肖不惧于物，故合于道"。正如陶弘景《养性延命录》所说："天道自然，人道自己。"做到《庄子·列御寇》所说的"圣人安其所安，不安其所不安"，一切都顺乎自然，而不刻意人为，尤其不能违背自然，逆天而行。

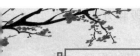

第五章　中医文化的基本理念

中医文化的基本理念是指中医认知生命、认识疾病、诊治疾病以及养生防病的思想观念及其一般的原则和方法。

第一节　执 中 致 和

什么是中医？有人说中医是中国的医学，有人说中医是以中和为理念的医学。其实这两种说法并不矛盾。因为中和本来就是中国传统文化的核心理念。基于对生命本质和生命起源的认知，中医形成的基本理念是中和，注重构建中和的生命环境。这个生命环境包括了人体自身的内环境（包括生理和心理）和人体所处的外环境（包括自然生态和社会环境），而两者之间又是相互联系的。

中和是中国传统文化的核心理念，就"中"与"和"两者之间的关系而言，"中"是实现"和"的手段和方法，"和"是"中"最终要实现的理想和目标。董仲舒《春秋繁露·循天之道》说："中者，天下之所终始也；而和者，天地之所生成也。夫德莫大于和，而道莫正于中。"在这里，董仲舒论述了"中"与"和"的关系，只有自始至终都能一以贯之地守"中"，才能有"天地之所生成"的"和"；"中"是通向"和"的道路，"和"是"中"所具有的功德。并且说："中之所为，而必就于和，故曰和其要也。""中者，天之用也；和者，天之功也。举天地之道，而美于和。""是故能以中和理天下者，其德大盛；能以中和养其身者，其寿极命。"司马光也说："阴阳不中，则物不生；血气不中，则体不平；刚柔不中，则德不成；宽猛不中，则政不行。中之用，则至矣乎！"（《潜虚》）"光闻一阴一阳之为道，然变而通之，未始不由乎中和也。"（《答李太师孝基书》）所谓"执中致和"，就是运用恰当的方法以实现理想的目标。究其根源，始于由孔子的"允执其中"（《论语·尧曰》）和"执其两端，而用其中于民"（《中庸》）而形成的"执两用中"和"执中"。"中"实际上就是摆平两者之间的关系使之保持平衡与和谐，所以叫"执中致和"。这种方法论用于中医，就形成了中医文化的基本理念。"执中"就是医治疾病过程的基本手段和方法，"致和"就是医治疾病最终实现的目标和愿望。

中医学认为，阴阳和是生命产生的根源，阴阳和是生命健康的保障，阴阳失和是疾病产生的根源，和其不和是治疗疾病的基本原则。中医从对生命发端到对生命过程的认识，从对疾病的发生和对疾病防治的认识，自始至终都贯彻着中和的理念。而作为传统生命哲学的这一基本理念却是源于在中原大地上形成的中和理念。古老的中原文明是传统生命哲学的基本理念得以形成的文化基础和文化渊源。中和思想作为方法论，影响到中医，形成了中医文化的基本理念和思维路径。中医理论认为，"和谐""平衡"是生命存在和身体健康的前提和基础，这一点在中医药理论形成时期就已经得到确认，如《黄帝内经·素问·调经论》说："阴阳均平，以充其形，九候若一，命曰平人。"所谓"平人"就是身体的脏腑气血各部分处在平衡和谐状态的健康人，其特点就是阴阳平和。而这种平衡和谐一旦被破坏，人就要生病。《素问·调经论》指出："夫邪之生也，或生于阴，或生于阳。其生于阳者，得之风雨寒暑；生之阴者，得之饮食居处、阴阳喜怒。"疾病的产生就是因为阴阳失调，阴阳失和，故而治疗疾病和养生防病就需要有针对性的调节，使人体之阴阳恢复到平衡和谐的状态。

第二节 和实生物

中医文化和中国传统文化之所以非常重视中和思想，强调执中致和，是因为"和实生物"。"和实生物"是由西周时期的史伯（又称伯阳父）提出来的。史伯是当时杰出的思想家，他对中国传统文化中非常重要的哲学思想阴阳五行学说的形成作出了重大贡献。《国语·周语上》记载，他是第一个运用阴阳理论来解释地震的，可以说是最早提出的独特的地震学说。"幽王二年，西周三川皆震。伯阳父曰：'周将亡矣！夫天地之气，不失其序，若过其序，民乱之也，阳伏而不能出，阴迫而不能烝，于是有地震。'"他认为，周幽王二年发生的地震是因为天地之气的失序，阴阳之气的失和，而他的"和实生物"的思想则是万物生成的最早的理论学说。

"和实生物"出自《国语·郑语》。（郑桓）公曰："周其弊乎？"（史伯）对曰："殆于必弊者也。《泰誓》曰：'民之所欲，天必从之。'今王弃高明昭显，而好谗慝暗昧；恶角犀丰盈，而近顽童穷固。去和而取同。夫和实生物，同则不继。以他平他谓之和，故能丰长而物归之；若以同裨同，尽乃弃矣。故先王以土与金、木、水、火杂以成百物。是以和五味以调口，刚四支以卫体，和六律以聪耳，正七体以役心，平八索以成人，建九纪以立纯德，合十数以训百体。

出千品，具万方，计亿事，材兆物，收经入，行姟极。故王者居九陔之田，收经入以食兆民，周训而能用之，和乐如一。夫如是，和之至也。于是乎先王聘后于异姓，求财于有方，择臣取谏工而讲以多物，务和同也。声一无听，物一无文，味一无果，物一不讲。王将弃是类也而与剸同。天夺之明，欲无弊，得乎？"

"和实生物"是源于史伯对周王朝必然走向衰败的原因的探索。史伯认为，周王朝之所以必然衰败，是因为"去和而取同"，即所谓党同伐异，结党营私。然而由"去和而取同"引发的"和实生物"却成为一种深刻的哲学思想，关系到宇宙万物的起源、形成、生存、发展的重大问题，成为万物生成理论的最早阐释。自然界的本原到底是什么？天地万物到底如何生成？是上帝神灵创造了万物，还是天地这个造物主创造了万物？对于这个哲学的基本问题，史伯做了"和实生物"这一精妙绝伦的发人深省的回答。从现代哲学的角度来说，"和"首先是多种事物或者因素的共时存在，然后有赖于多种事物之间在"无失其理"这一"中"的条件制约下而能够和谐相处以保持各自的存在。所以，"和"指的是矛盾的平衡性，或者说各方面矛盾共同作用之下的平衡，所以"和实生物"其实是指矛盾双方在达到平衡之后的一种理想的状态。从生物学的角度来说，"和"就是雄与雌的对立统一，有了雄雌的对立统一，才会有新生命的产生。如果是相同的单一的雄或者雌，是无法传宗接代的，不能传宗接代就是"不继"，所以说"同则不继"。所以说，"和"又是推动事物运动发展的不竭动力，没有"和"，就不可能有事物的生成和发展，一切事物也就不会存在。所以《中庸》说："致中和，天地位焉，万物育焉。"史伯又进一步说："先王以土与金、木、水、火杂以成百物。"所谓"杂"，就是合。韦昭注："杂，合也。"杂就是把不同性质的物质元素结合在一起。所谓金、木、水、火、土，就是殷周以来所谓的五行。史伯把金、木、水、火、土五种具体的物质作为人类社会发展到后来的物质世界的本原，是其他一切事物产生的基础。《左传·襄公二十七年》记载子罕曾说过："天生五材，民并用之，废一不可。"人们就是利用"五材"创造了丰富的物质文明。"和实生物"作为西周末年由史伯提出的这种关于世界起源的朴素辩证法观点具有普遍的哲学意义，可以推广应用到方方面面，如《孙子兵法·兵势篇》说："声不过五，五声之变，不可胜听也；色不过五，五色之变，不可胜观也；味不过五，五味之变，不可胜尝也。"五音的合和、五色的合和、五味的合和分别生成动听的音乐、绚丽的图画、鲜美的佳肴。这就是"和"的无穷创造力。

中医作为生命的哲学，尤其重视"和实生物"的哲学思想。众所周知，阴阳学说是中医理论的重要学说，中医理论认为，阴阳是生命和万物得以存在的物质要素，《素问·宝命全形论》曰："人生有形，不离阴阳，天地合气，别为九野，分为四时，月有小大，日有短长，万物并至，不可胜量。""九野"、"四时"、"月份"大小、"日夜"长短等自然现象的形成莫不皆然。《素问·阴阳应象大论》中说："阴阳者，天地之道也，万物之纲纪，变化之父母，生杀之本始，神明之府也，治病必求于本。"《素问·生气通天论》说："夫自古通天者生之本，本于阴阳。"而阴、阳这一生命的物质要素，最终使生命得以形成的根本在于"和"。一切生命的形成和起源都根源于"阴阳和"。《素问·上古天真论》曰："丈夫八岁，肾气实，发长齿更；二八，肾气盛，天癸至，精气溢泻，阴阳和，故能有子。"《素问·阴阳应象大论》说："清阳为天，浊阴为地。地气上为云，天气下为雨；雨出地气，云出天气。"这段经文是说地上的水汽蒸发上升则形成云，天上的云下降就成了雨。由于云属阳，雨属阴，因而这段经文既说明了"阴阳应象"之理，又反映出自然界与人体有共同的运动规律，即正是因为阴阳的对立、互根、消长、转化、升降，才能交合而化生出万物。

《易经》第十一卦泰卦䷊，坤上乾下，由此而形成"地天泰"。坤为地，属阴；乾为天，属阳。阴气凝重而下沉，阳气清扬而上升，阴阳交感，万物纷纭，所以卦名曰泰。泰，通泰。象辞说："则是天地交而万物通也，上下交而其志同也，内阳而外阴，内健而外顺，内君子而外小人。君子道长，小人道消也。"唐人李鼎祚《周易集解》引蜀才曰："此本坤卦。小，谓阴也。大，谓阳也。天气下，地气上，阴阳交，万物通，故'吉、亨'"，"天地交，泰。"春天来了，春意荡漾，万物复苏，充满生机，也正所谓"三阳开泰"。与《素问·阴阳应象大论》所说的"地气上为云，天气下为雨"的云雨交感的过程是同样的道理，都是《道德经》"冲气以为和"的意蕴。就像出自战国楚·宋玉《高唐赋序》的"巫山云雨"："妾在巫山之阳，高丘之阴。旦为朝云，暮为行雨，朝朝暮暮，阳台之下"。"巫山云雨"原本是古代神话传说巫山神女兴云降雨的事，后称男女欢合，所谓男女云雨之情、男女云雨之事，作为生命化育生成的道理都是相通的。

第三节　和　谐　共　生

和谐共生的思想是中华传统生态智慧的重要内容，是以解决生存问题为中心的哲学思想，注重事物相互依存、相辅相成、共同发展的关系，尤其重视人与自然的相互关系。和谐共生的思想就是构建生命共同体，使各个生命体之间保持可持续发展的良好状态。关于"和"与"同"，史伯认为"和"是"生物"的基础和前提，并解释"和"是"以他平他谓之和"，与《吕氏春秋·本味篇》

提出的"灭腥去臊除膻，必以其胜，无失其理"异曲同工。"以他平他"与"必以其胜"就是一种相制之关系，这种相制关系所要实现的目的就是"和"。用现代话语来说，"和实生物"中的"和"是对立统一和多元统一，是异质事物之间的相互协调、相互补充、相互依存的和谐统一。而"同"则是简单的同一性。只有不同因素的结合，才能丰长生物，而相同因素的相加，则不会有新事物产生，所以说："声一无听，物一无文，味一无果，物一不讲。"

儒家孜孜以求的是对秩序的维护，而中和思想正是维护秩序的有效途径和方法。这种思想包括对立双方关系的处理、多元因素的协调。

一、中和是对立面的统一

对立统一是唯物辩证法的根本规律，是自然界、人类社会的普遍存在。这种普遍存在的对立统一规律，用中国古代的一句话概括起来就是"一阴一阳之谓道"。阴阳的普遍性存在表现为两个方面：一是阴阳存在于一切事物的发展过程中，二是每一事物的发展过程中都存在着自始至终的阴阳运动。在《周易》《道德经》这些中国哲学经典看来，没有什么事物不包含阴阳，没有阴阳就没有世界。阴阳之间既互相对立、互相排斥，又相互依赖、相互统一，互根互用。阴阳普遍存在于自然世界、人类社会和一切事物当中，"所指无定在"，"所指无不在"。如在自然界，太阳为阳，月亮为阴；天为阳，地为阴；山为阳，水为阴；昼为阳，夜为阴；风为阳，雨为阴。在人类社会，男为阳，女为阴；君为阳，臣为阴；父为阳，子为阴；夫为阳，妻为阴。在一切事物之间，上为阳，下为阴；前为阳，后为阴；动为阳，静为阴；外为阳，内为阴；热为阳，冷为阴；生为阳，死为阴；奇数为阳，偶数为阴；气为阳，血为阴。凡此等等，足以说明对立统一存在的普遍性，即《道德经》所谓："有无相生，难易相成，长短相形，高下相倾，音声相和，前后相随，恒也。"对立统一是"恒"，"恒"就是"常"，就是永远不变的规律。董仲舒《春秋繁露》说："凡物必有合……有美必有恶，有顺必有逆，有喜必有怒，有寒必有暑，有昼必有夜，此皆其合也。阴者，阳之合。妻者，夫之合。子者，父之合。臣者，君之合。物莫无合，而合各有阴阳……阴阳无所独行。"这里把对立统一称作"合"，指出"物必有合""物莫无合"，而且把所有的对立双方概括为一对哲学范畴"阴阳"，然后说"阴阳无所独行"，阐明了对立面的统一性。程颢说："天地万物之理，无独必有对，皆自然而然，非有安排也。"（《二程遗书》）指出任何事物都不是孤立存在的，而是对立的存在，并且说这并非人为的安排，而是自然而然的本来如此。南宋思想家叶适说："道原于一而成于两，古之言道者必以两。凡物之形，阴阳、刚柔、逆顺、向背、奇偶、离合、经纬、纪纲，皆两也。夫岂惟此，凡天下之可言者皆两也，非一也。"(《叶适集·中庸》)他通过对"一"与"两"的关系阐述，揭示了对立的统一。

中国传统的辩证法思想承认对立，并认为天地之间处处都有对立，有阴必有阳，有刚必有柔，有清必有浊，有幽必有明，有喜必有怒。但在中国传统辩证法思想当中，认知的重点不在于矛盾双方的对立和斗争，更看重矛盾双方的互补和统一，更强调和谐，是对冲突的缓和，是冲突双方的共生。斗争并不是绝对的，对立双方最终要走向统一，这种对立双方的统一就是"中和"。宋明理学家张载《正蒙·太和》说："有象斯有对，对必反其为；有反斯有仇，仇必和而解。""对"指矛盾的对立面，"仇"指对立双方的斗争。而对立双方斗争的最终化解是以"和"为条件的。这里的"和"正是太极图所表达的精神，正是中国哲学的核心，是中国传统哲学的思维方式。就像阴阳鱼的形态，在共同生存的世界里，互相排斥又互相依存。在太极哲学里有阴盛阳衰、阴消阳长，两者总是不断地调节平衡，创造着和谐世界，古人称之为"阴阳自和"。

春秋时期，政治上的武力之争，血肉横飞、血流成河的惨烈，使得志士仁人不得不思考和探索着"不战而屈人之兵"的"化干戈为玉帛"；学术上的百家争鸣，最终无不以"中""和"为旨归，走向文化的融合，并在有关宇宙、社会、人生价值的反复论辩中，交融会通而最终锻造出"中""和"这一中国传统文化的核心理念。

二、中和是多样性的统一

中国传统文化认为，天地万物之间存在着整体性、统一性、系统性。中和思想首先是建立在整体性基础之上的，而整体性就是多样性的统一。对于天地万物而言，"和"是多样性的统一；对于人之思想而言，"和"就是观点与意见的多样性统一；对于动物世界，"和"是生命多样性的统一。《周易·系辞上》说："《易》与天地准，故能弥纶天地之道。"所谓"弥纶"，就是统摄、涵盖、综括、贯通之义。《易》不仅统摄、涵盖了天地之间的万事万物，而且演绎和模拟着天地之间全部的存在形式。《周易·系辞下》说："古者包牺氏之王天下也，仰则观象于天，俯则观法于地，观鸟兽之文与地之宜，近取诸身，远取诸物，于是始作八卦，以通神明之德，以类万物之情。"就是说，伏羲八卦就是建立在对天地万物进行观察的基础之上的，画出来的八卦也是"类万物之情"的，并且说："《易》之为书也，广大悉备。有天道焉，有人道焉，有地道焉。兼三才而两之，故六。六者非它也，三材之道也。"其中，天道、地道、人道无所不包，存在于一个有序的系统之中，而其论述事理的基本思路又是建立在天人合一思想基础之上的"推天道以明人事"。

　　《国语·郑语》记载，史伯针对周幽王排斥异己、党同伐异、"去和而取同"，提出："夫和实生物，同则不继。以他平他谓之和，故能丰长而物归之；若以同裨同，尽乃弃矣。故先王以土与金、木、水、火杂以成百物。"这一段话可以分为三层意思：一是指出万物皆生于和而不生于同；二是提出"以他平他谓之和"，这是实现"和"的途径和方法（正像太咸则平之以酸，太酸则平之以甘或者以碱和之）；三是用"土与金、木、水、火杂，以成百物"为事实例证说明"和实生物"。接着又说："故王者居九陔之田，收经入以食兆民，周训而能用之，和乐如一。夫如是，和之至也。于是乎先王聘后于异姓，求财于有方，择臣取谏工而讲以多物，务和同也。声一无听，物一无文，味一无果，物一不讲。王将弃是类也而与剖同。天夺之明，欲无弊，得乎？""聘后于异姓"以谋求"和"，为的是优生优育。并指出，单一的声音不是什么美妙的音乐，单一的颜色不是什么绚丽的图画，单一的味道不是什么美味的佳肴，单一的事物就没什么优劣好坏的衡量和比较。周幽王的错误和罪孽就在于抛弃异质的"和"而专求单一的"同"。《吕氏春秋·本味篇》记载伊尹"说汤以至味"，尽管说"精妙微纤，口弗能言，志不能喻"，但是"灭腥去臊除膻，必以其胜，无失其理。调和之事，必以甘、酸、苦、辛、咸"，说到底就是"以他平他"的"和"。"土与金、木、水、火杂以成百物"犹言生物学意义上的杂交，利用杂交的方法育种可以研究物种演化，可以创造新物种、改良旧物种，促进新生的能力。犹言在不同学科领域的跨界研究中实现理论的创新。这正是"和"的意义所在。

　　基于对天地万物整体性、统一性、系统性的认识，孔子在《论语·子路》篇提出："君子和而不同，小人同而不和。"这是孔子对天地万物整体性、统一性、系统性存在的积极回应，"和而不同"既是中和思想的重要内涵，又是处理天地万物复杂关系的方法论。《中庸》第30章论之曰："万物并育而不相害，道并行而不相悖。"

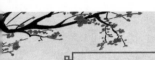

第六章　中医文化的核心价值

　　"执两用中"与"执中致和"之中包含着一个重要的因果逻辑关系，即由"中"而"和"。从"执两用中"到"执中致和"，然后再"由和而生"，"中""和""生"三者之间，构成了两重条件与结果的关系："中"是"和"的条件，"和"是"中"的结果；"和"是"生"的条件，"生"是"和"的结果。这是生生之道的根本要义。在"中""和""生"三者之间，"中"与"和"都是方法和途径，而"生"才是最理想的终极目标，"生生"才是最核心的价值取向。所以说，中华文化和中医文化的核心价值是"生生之道"。所谓"生生"，包括三重意义：一是使生命生成。生命是由"阴阳和"而生成的，《管子》说："凡人之生也，天出其精，地出其形，合此以为人，和乃生，不和不生。"《黄帝内经》说："阴阳和故能有子。"二是使生命生存。有"阴阳合和"而生成的生命要想很好地生存，必须保持"阴阳和"，这是生命健康的保障。三是使生命滋生、繁衍，这才是生生不息的根本价值取向。世人也许都认为佛学讲三世轮回论证了人从何处来、人归何处去的问题，实际上中医对儒家中和思想的深刻诠释，同样解答了生命从何处来、生命归何处去以及来去之间的存在问题，揭示了生命的整个轮回过程的所以然。"生生不息"是生命发展的无限与永恒。

第一节　生生之具

　　《汉书·艺文志》是现存最早的目录学文献，其中的《方技略》收录了医药相关著作，包括医经类著作七部、经方类著作十一部、房中类著作八部、神仙类著作十部，共计"凡方技三十六家，八百六十八卷"，然后总结说："方技者，皆生生之具，王官之一守也。"

　　中医有"术"的属性，即科技层面的属性，中医具有自然科学中的应用学科的属性，有着救治疾病、保护生命的具体手段、方法和技术，而且确确实实对于人类防治疾病和保护生命健康具有很好的甚至是神奇的效果，为人类医学事业作出了重大贡献，这是中医能够立足于世并且传承不断、绵延不绝的根本所在。疗效是根本，是硬道理，是决定中医生死存亡的至关重要的基石。不论是医经、经方，还是房中、神仙，凡是能够维护生命健康，使生命生存的包括方药、针灸、砭石、导引、饮食、情志、气功等都是工具，都是中医的"术"，都属于医疗实践。

《周礼》记载，周王朝已经有了完备的医事管理制度，医师掌管医药政令，下设食医、疾医、疡医、兽医四大门类，食医相当于营养医生，疾医相当于内科医生，疡医相当于外科医生，兽医主管治疗动物、家畜疾病。其中说道："疾医掌养万民之疾病。四时皆有疠疾：春时有痟首疾，夏时有痒疥疾，秋时有疟寒疾，冬时有嗽上气疾。以五味、五谷、五药，养其病。""疡医掌肿疡、溃疡、金疡、折疡之祝，药、劀、杀之齐。凡疗疡，以五毒攻之，以五气养之，以五药疗之，以五味节之。"针对不同的疾病而采用不同的治疗方法。后来有了更细化的科别门类，如《明史·职官志》记载，明代医术分为大方脉科（相当于内科）、小方脉科（相当于儿科）、妇人科、疮疡科、针灸科、眼科、口齿科、接骨科、伤寒科、咽喉科、金镞科、按摩科、祝由科等十三科。不同的科别都有具体的治疗技术、手段和方法，丰富多彩，灵活运用。清代程国彭的《医学心悟》总结中医辨证施治的方法说："论病之情，则以寒、热、虚、实、表、里、阴、阳八字统之，而论病之方，则又以汗、吐、下、和、温、清、消、补八法尽之。盖一法之中，八法备焉。八法之中，百法备焉。病变虽多，而法归于一。"八法概括了中医治病的基本方法，亦即中医临证之治疗原则，是中医治病之大法。八法并不仅仅是用药的方法，在八法思想的指导下，可以用药，也可以用针灸、导引、刮痧、拔罐、按摩、推拿、祝由、符禁、饮食调节等，这些都是治病的手段。此外还有民间医术所谓"顶、串、禁、截"，然都不出八法之范围。正是因为中医的"术"的属性，所以在"重道轻艺""艺成而下"的传统社会，医生被称之为"治病之工"，而且"巫医乐师百工之人，君子不齿"，所以，薛寿鱼在为其祖父著名医家薛一瓢先生树碑立传时，对一瓢先生名副其实的医学成就只字不提，而硬生生把一瓢先生吹捧为并无建树的理学家。

第二节 生 生 之 道

生生之道是中华文化的精神和灵魂，早在《周易》就通过"仰则观象于天，俯则观法于地"而形成了"生生"的观念。《系辞》说"日新之谓盛德，生生之谓易"，《尚书大传》说"日月光华，旦复旦兮"，都用太阳永不停息的东升西落的运行来表现从天地自然到人类社会持续不断永恒发展的思想。日复一日，年复一年，春夏秋冬的循环往复也都是生生之道的具体表现。后来的思想家更是把宇宙无穷的生生之道作为人伦之至德的哲学基础，提出人事应当效法天道，既然"天地之大德曰生""天地以生物为心"，那么作为人就应当效法和秉承这种"生生"和"生物"的精神。宋明理学家程颐指出："仁者，天地生物之心，而人之所得以为心。""天地以生物为心，此生物之心为仁，人得天地之心以为心，故人心必仁。"他把"天地生物之心"作为儒家道德的最高境界"仁"。"生生之道"作为哲学思想适用于自然、社会，适用于政治、经济、人口、生命以及人们所从事的各种事业，大凡所有过了今天还希望有明天，希望永不停息的持续发展的一切，都可以用生生之道作为思想的指导。如果没有"生生"，就不会有发展，一切曾经的辉煌都会化为乌有。

生生之道作为中华文化的精神和灵魂，包括历时的线性的滋生繁衍和共时的网状的和谐共生。从《尚书》的"协和万邦"，《周易》的"万国咸宁"，《礼记·礼运》的"以天下为一家，以中国为一人""大道之行也，天下为公"，《礼记·中庸》的"万物并育而不相害，道并行而不相悖"，到宋明理学家张载提出的"万物一体""天人合一"，"二程"提出的"仁者浑然与天地万物同体"，王阳明提出的"仁者以天地万物为一体"，再到当今生态文明语境之下的"生物多样性"和"生命共同体"，都是和谐共生思想的体现。面对纷繁复杂的矛盾，化解矛盾、求同存异才是最好的出路。物质世界既是多样的，又是统一的。没有多样性，就没有统一性，统一性以多样性为基础，统一性存在于多样性之中。人类学家在《生态宣言》中指出，生态危机导因于人与自然的关系失衡，其直接原因出自以征服自然为目标的文化理念。"我们认为自己跟宇宙是一体的，是连续的，与整个宇宙在一起，不管是天、地、虫、草都跟我们是一体的，牵一发而动全身；我们的立场是要与自然保持和谐、互相尊重"。如今的世界，科技革命迅猛发展，人们的经济、生活也日益全球化。由于现代交通和通信技术的发展，世界经济联系日趋紧密，促进了各国人民之间的文化交流，加强了各种文化之间的相互作用、相互渗透。在经济全球化过程中，物质文明将会逐步走向同质化，但在制度和精神这些文化的深层结构上依然是多样性的，这是因为，每个民族和国家都有源于各种因素的积淀而形成的生活方式、道德伦理、价值取向。世界各民族的文化，都是人类的宝贵财富。而且别林斯基指出："愈是民族的，就愈是世界的。"马克思也曾经指出："古往今来每个民族都在某些方面优越于其他民族。"文化的多样性将不断地为世界文明的发展注入新的内涵和活力。在文化多样性的世界里，既要认同本民族文化，又要尊重其他民族文化，相互借鉴，求同存异，尊重世界文化的多样性，共同促进人类文明的繁荣和进步。承认世界文化的多样性，尊重不同民族的文化，必须遵循各民族文化一律平等的原则。一言以蔽之，就是孔子在《论语·子路》中所说的"和而不同"。

中医是生生之具，又是生生之道，是道与术的统一。而且作为中医之道，生生之道是中医的精神，是引领中医之术发展方向的。

首先是顺应天地自然的生生之理，以天地自然的生生之理为自我生命的生生之理，利用生生之道以养其生。钱学森先生说："人体科学的方向是中医，不是西医，西医要走到中医的道路上来。"邓铁涛先生说："中医是后现代的医学，中医不是落后，而是跑得太超前了。"钱学森和邓铁涛二先生所以这样说，是因为中医是天人合一指导下的以整体观念为特征的生态医学模式。《管子·枢言》说："有气则生，无气则死，生者以其气。"《素问·宝命全形论》指出："人以天地之气生，四时之法成。"《素问·四气调神大论》说："夫四时阴阳者，万物之根本也。所以圣人春夏养阳，秋冬养阴，以从其根，故与万物沉浮于生长之门。逆其根，则伐其本，坏其真矣。故阴阳四时者，万物之终始也，死生之本也，逆之则灾害生，从之则苛疾不起，是谓得道。道者，圣人行之，愚者佩之。从阴阳则生，逆之则死；从之则治，逆之则乱。反顺为逆，是谓内格。"既然"人以天地之气生"，既然"四时阴阳者，万物之根本也"，那么人类就要顺应天地之气，就要顺应四时阴阳。也就是《黄帝内经》提出的"治未病"思想。"是故圣人不治已病治未病，不治已乱治未乱，此之谓也"。

其次是燮理阴阳助其生机而不得遏其生生之气，以患者安全为根本，不得因为治病用药而使患者耗气伤阴，出现医源性疾病或药源性疾病。中医学认为气是生命的本质，《难经·八难》曰："气者，人之根本也。"清代徐灵胎《元气存亡论》说："故诊病决死生者，不视病之轻重，而视元气之存亡，则百不失一矣。"既然如此，治疗疾病必须以保护生命之气为要义。清代李冠仙《知医必辨》说："凡用药调理病人，如浇灌花木然，有宜清水者，有宜肥壮者。既得其宜，而又浇灌适中，无太过、不及之弊，自然发旺异常。调理病人亦然，有宜清养者，有宜峻补者，有宜补气者，有宜补阴者，必求其当而后有效，不可蒙混施治也。即如有求速效者，以为人参补气，既服人参，何气尚不足？熟地补阴，既服熟地，何阴尚不足？不知用药培养，亦如浇灌花木之道，浇灌得宜，则花木借以易长，非所浇灌者，即是花木也。即如芍药最宜稠粪，多以稠粪加之，岂即变为芍药乎？是故气虚者宜参，则人之气易生，而人参非即气也；阴虚者宜地，服地则人之阴易生，而熟地非即阴也。善调理者，不过用药得宜，能助人生生之气。若以草根树皮，竟作血气用，极力填补，如花木之浇肥太过，反遏其生机矣。"清·魏之琇《续名医类案》卷十一记载："裴兆期曰：补虚之最切要者，在扶胃气。胃气强则饮食进。饮食进则气血生，补何如之！今之不善补者，概用归地参术甘草黄芪等类，以为补虚之法莫比若矣，不知此等品类，皆甜腻壅膈之物，胃强者尚可，胃弱者服之，不胀则泻，不则呕吐而不能食矣，病不转加者，未之有也。"世人皆知泻药不可过用，实际上，补药同样不得滥用。

第三节　四种境界

《左传·召公元年》记载医和为晋平公诊病论及社稷君臣，《国语·晋语八》同样记载了这一历史事件，其中文子曰："医及国家乎？"对曰："上医医国，其次疾人，固医官也。"此后，逐渐演绎出了许多说法，唐代药王孙思邈《备急千金要方·诊候》说，医有三品，"上医医国，中医医人，下医医病"。这可以说是古代医生的三种境界。再联系到此后的一些说法和中医确有的高妙，我们认为中医有四种境界：下医医病，中医医人，上医医国，至医赞天。医病相当于以疾病为中心，医人相当于以健康为中心，医国相当于以社会为中心，赞天相当于以生态为中心。从以疾病为中心的"医病"，到以健康为中心的"医人"，到以社会为中心的"医国"，再到以生态为中心的"赞天"化育，这是医学的发展历程和发展方向，也是中医药文化理念的回归，正因为如此，所以我们认为中医药文化是没有成为过去而且属于未来的瑰宝。从此可见儒医的价值追求和志士情怀，再进一步概括出中医文化的核心价值，这就是"生生之道"。其终极目标是使生命繁衍不息，孳育不绝，代代相传，永无止期，以至无穷。

一、下医医病

所谓"下医医病"，是说医学作为生命科学最基本的责任是医治疾病，救死扶伤，保护生命，使生命得以存活，而且活得健康，活得幸福，活出生命的质量。古代的文献典籍里保存了许许多多医德高尚、医术高明的医家故事，像《后汉书》记载的韩康遗风、《列仙传》记载的橘井泉香、《太平广记》转引的杏林春暖、《后汉书》记载的悬壶济世。像扁鹊隔垣见人，起死回生，医术高超，随俗为变；像华佗精通针药，施用精当，期决死生，刮骨疗毒，同病异治；像朱丹溪辨证精准，治病求本，曲径通幽；像徐灵胎"每视人疾，穿穴膏肓，能呼肺腑与之作语。其用药也，神施鬼设，斩关夺隘，如周亚夫之军从天而下。诸岐黄家目瞪心骇，帖帖折服，而卒莫测其所以然"，奇方异术，神出鬼没。像刘禹锡《鉴药》中所说："有方士，沦迹于医，厉者造焉而美肥，辄者造焉而善驰。"还有医学史上流传下来的奇方妙术，如王清任的补阳还五汤、张仲景的黄土汤、徐灵胎的白虎汤和霹雳散，等等。正是因为其以治病救人为最基本的

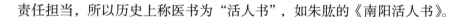

责任担当，所以历史上称医书为"活人书"，如朱肱的《南阳活人书》。

二、中医医人

所谓"中医医人"，是说中等境界的医学和医生是以患者为中心，治疗的是生病的人，而不是人生的病。其内涵也并不只是像某些医疗机构所说的创建"文明行业"，开展"文明医疗"活动，树立"一切为了患者、为了一切患者，为了患者一切"的服务理念，"视患者为上帝""视患者为衣食父母"，以构建和谐的"医患关系"，而是要从根本上树立中医的生命观，把患者真正作为血肉之躯，作为鲜活生命的存在，而不只是肉体的存在。病人是身体与精神的统一，是身体与心理的统一，是身体与思想的统一。务必从中医的整体观念出发，充分认识到在患者身上体现了人体自身各器官组织的相互统一、患者自我身心的统一、人与社会的统一以及人与自然的统一。从某种意义上说，中医是以人为中心，研究人与自然、人与人、人自身各个器官之间相互作用、相互制约、和谐共存的学说。

说到"中医医人"，就得从人们对健康的理解说起。健康是指一个人在身体、精神和社会等方面都处于良好的状态。传统的健康观是"无病即健康"，《素问·平人气象论》云："平人者，不病也。"现代人的健康观是整体健康，世界卫生组织提出"健康不仅是躯体没有疾病，还要具备心理健康、社会适应良好和有道德"。这就是说，健康包括身体健康、心理健康。因此，"中医医人"和"以患者为中心"的根本和关键在于实现从生物医学模式向生物－社会－心理医学模式的转变，强调诊断与治疗应该了解患者的生活状态与社会环境以及疾病产生过程患者的心理状态，并形成"以患者为中心"的治疗思维模式。其主要内涵与特点在于强调医患之间的相互沟通。然而沟通和理解只是手段而不是主要目的，最终目的还在于提高人民健康水平，促进医学发展。

整体观念是中医的显著特点，将天、地、人视为一个统一的整体，认为自然环境、社会环境、生活方式等因素对于人的健康有重要影响，将七情、六淫、劳逸、饮食、起居等视为重要病因。

有些疾病的产生是心理因素所致的，如众所周知的杯弓蛇影的故事。东汉应劭《风俗通义·怪神·世间多有见怪惊怖以自伤者》记载：予之祖郴为汲令，以夏至日请主簿杜宣，赐酒。时北壁上有悬赤弩照于杯中，其形如蛇。宣畏恶之，然不敢不饮。其日便得胸腹痛切，妨损饮食，大用羸露，攻治万端不为愈。后郴因事之至宣家窥视，问其变故，云："畏此蛇，蛇入腹中。"郴还听事，思惟良久，顾见悬弩，必是也。则使门下史将铃下侍，徐扶辇载宣，于故处设酒，杯中故复有蛇，因谓宣："此壁上弩影耳，非有他怪。"宣遂解，甚夷怿，由是瘳平。唐代房玄龄等《晋书·乐广传》又演绎出乐广的故事。尝有亲客，久阔不复来，广问其故，答曰："前在坐，蒙赐酒，方欲饮，见杯中有蛇，意甚恶之，既饮而疾。"于时，河南听事壁上有角，漆画作蛇，广意杯中蛇即角影也。复置酒于前处，谓客曰："酒中复有所见不？"答曰："所见如初。"广乃告其所以，客豁然意解，沉疴顿愈。这样探求心理的病因病源，消除了心理的阴影，自然恢复健康的身体。

有些疾病的产生是家庭因素所致的，如顾景星《李时珍传》记载："富顺王嬖庶孽，欲废适子。会适子疾，时珍进药，曰附子和气汤。王感悟，立适子。"李时珍因为富顺王朱厚焜的废嫡立庶致使嫡子生病，于是施以"附子和气汤"（谐"父子和气"之音），目的是使富顺王朱厚焜从中感悟，纠正自己的错误行为，从而实现了"医人"的目的。

有些疾病的产生是社会环境和生活方式所致的，如在应试教育背景下紧张的学习生活以及读书写字的不正确姿势是视力下降的主要原因。《素问·宣明五气》指出久视伤血。隋巢元方之《诸病源候论》认为目不能远视是"劳伤"所致。唐孙思邈《备急千金要方·七窍病》将久处烟火、泣泪过多、夜读细书、抄写多年、博弈不休、饮酒不已等视为重要的眼病病因。明白了这些，就可以通过治理社会环境、改变生活方式、纠正不良行为习惯来实现"医人"，而不是直接上眼药。

三、上医医国

所谓"上医医国"，就是说医学的高级境界是把治病与治国相结合，要求一国之主在治理国家进行顶层设计的时候应该把世人的健康放在优先考虑的地位，应该把国家的发展与人民的健康、民族的繁荣联系起来，统筹兼顾，而不是顾此失彼，既要考虑经济的发展，又要考虑民众的心理、福利的保障、社会的和谐、环境的治理、生态的保护，从政府决策的顶层设计尽可能杜绝或减少致病源。"上医医国"针对的不是病证，而是病源。中医具有超越生命科学之上更为广泛、更为深远的可以推而行之的文化理念和人文精神，呈现出非同一般的当代价值。班固《汉书·艺文志》说，古代的名医像扁鹊、秦和都能"论病以及国，原诊以知政"，刘禹锡的《鉴药》由服药联系到国家政治，反对墨守成规、循往御变，主张审时度势、因时制宜，把从吃药当中得到的借鉴升华到国家的治理，使治病与治国的理念有机地融为一体。

《道德经》第13章曰："故贵以身为天下，若可寄天下；爱以身为天下，若可托天下。"意思是说，能够注重和喜欢用养护身体的理念来治理天下，才可以把天下托付给他。换句话说就是治理天下和养护身体的道理是一样的、相通的。

如果连自己的身体都不重视的人，是不可能担当起治理天下的责任的；如果连养护身体的道理都不懂的人，是不可能完成治理天下的使命的。《吕氏春秋·审分览》说："夫治身与治国，一理之术也。"清代医家徐大椿在《医学源流论》一书中，专门撰文"医道通治道论"，探讨了治病之法与治国之术的相通之处，提出："治身犹治天下也。"

国家和社会其实也像人一样，不通则痛。人的气血不通会产生疾病，国家治理讲究政通人和，如果国家政治运行不畅，社会就会出现混乱。古人认为治国与治身的道理是相通的。见病治病只是一种消极的应对措施。如果能见微知著，防患于未然，使人民臻于幸福、安康、长寿之境者方能成为良相和良医。《素问·四气调神大论》指出："是故圣人不治已病治未病，不治已乱治未乱，此之谓也。夫病已成而后药之，乱已成而后治之，譬犹渴而穿井，斗而铸锥，不亦晚乎。"这句话把"治未病"的医学思想和"治未乱"的治国理念结合起来，以高远的视野和境界，指出了治病和治国的根本在于思患而预防、防患于未然，这种忧患意识是一种高屋建瓴的智慧。由此可以看出，《黄帝内经》作为中医理论奠基之作，其价值不仅是医学科学的意义，而且具有深厚的文化意蕴和社会价值，正是因为这样，所以我们说中医既具有科学属性，又具有文化属性。

中医文化的价值体系在于构建中和的生命环境。这个生命环境包括了人体自身的内环境（包括生理和心理）和人体所处的外环境（包括社会生活环境和自然生态环境），而两者之间又是相互联系的。"治未病"的根本是未病先防，是构建健康的生命环境以"终其天年"。这是一个庞大的系统工程，既要注重个体的身心这个内环境，还要注重社会的生活环境和自然的生态环境。尤其是后者，需要我们不惜代价去营造和构建。就社会环境而言，社会的公平与公正、和谐与稳定、安全与保障、福利与待遇、工作与压力等，不仅影响着社会成员的价值判断、生活方式、生活信念，而且直接影响其心理，由心理进而影响到生理。实际上，生态环境、生活环境、心理状态说到底都根源于社会机制下的社会环境。心理因素是影响健康的重要因素，如果能够着眼于这些影响身心健康的根源性因素，消除社会环境对人类健康的负面影响，解除由此给社会成员带来的精神上的巨大压力和心理上的极度失衡（包括紧张和恐惧），心身疾病的发病率就可以大大降低。这抑或正是古人所谓"上医医国"的真正内涵。

"上医医国"还必须注意确定卫生事业管理的目标和方向，回归医学的根本宗旨。《鹖冠子·卷下·世贤第十六》记载，（魏文侯问扁鹊）曰："子昆弟三人其孰最善为医？"扁鹊曰："长兄最善，中兄次之，扁鹊最为下。"魏文侯曰："可得闻邪？"扁鹊曰："长兄于病视神，未有形而除之，故名不出于家。中兄治病，其在毫毛，故名不出于闾。若扁鹊者，镵血脉，投毒药，副肌肤，闲而名出闻于诸侯。"在扁鹊看来，长兄虽然"名不出于家"，然而却是"最善为医"的。"最善为医"的大哥为什么"名不出于家"？兄弟三个中水平最低劣的扁鹊却"出闻于诸侯"，这又是为什么呢？我们自然会联想到"曲突徙薪"的典故。《艺文类聚》卷八十引汉·桓谭《新论》："淳于髡至邻家，见其灶突之直而积薪在傍，谓曰：'此且有火'，使为曲突而徙薪。邻家不听，后果焚其屋，邻家救火，乃灭。烹羊具酒谢救火者，不肯呼髡。智士讥之曰：'曲突徙薪无恩泽，焦头烂额为上客。'盖伤其贱本而贵末也。"这都是因为不知道防患于未然的道理，即使是知道了这个道理，也都"莫不知，莫能行"。这都说明生命的阵地在一步步退缩，养生保命的方法日渐退化，越来越退而求其次，正一步步走向不得已而为之甚至无力回天的绝境。这既是医学理念的退化，也是人类的悲哀。

就公共卫生事业管理来说，在 20 世纪 50 年代，北京苏联红十字医院（后更名北京友谊医院）成立，当时毛泽东为之题词："减少人民的疾病，提高人民的健康水平。"题词的宗旨是"减少疾病"和"提高健康水平"。像扁鹊的长兄那样"未有形而除之"，这才真正是为医的最高境界。可是有的卫生事业管理不容乐观甚至匪夷所思，对医院绩效的评价标准和评价指标却是医院病房的床位数、门诊病人数、住院病人数、医院总收入等，说到底都是以经济效益作为评价的尺度和标准。这些评价标准和评价指标与"减少疾病"和"提高健康水平"的宗旨是背离的，至少是不相干的。如果以此作为卫生事业发展标志的话，那么等到每个国人都能在医院拥有一张病床之日才是卫生事业繁荣之时。这是极具讽刺意味和值得深思的问题。清代徐廷祚指出："欲救人而学医则可，欲谋利而学医则不可。"《东垣老人传》记载，李东垣在接纳弟子罗天益时，第一次见面问的第一句话是："汝来学觅钱医人乎？学传道医人乎？"古代医家所追求的境界由此可见一斑。

四、至医赞天

所谓"至医赞天"，意思是说，医学的最高境界是具有"赞天地之化育"的功德。"赞天地之化育"源于《中庸》"能尽人之性，则能尽物之性；能尽物之性，则可以赞天地之化育"。说到中医赞天化育的终极目标和至高境界，就不能不说天人关系。天人关系是中国传统文化的一个基本问题，也是古代仁人志士一直不懈探求的重要问题，从吕不韦的《吕氏春秋》，到淮南王刘安的《淮南子》，再到董仲舒的《春秋繁露》，从上古的卜筮文化到精微的象数义理，人们从未停止过对天人关系的思考与探索。司马迁将其《史记》定位在"究天人之际，通古今之变，成一家之言"，首要的是"究天人之际"。探求的结果得出两大命题：首先，天为人之本，人为天之至。《周易·系辞》云："有天地然后有万物，有万物然后有男女，有男女然后有夫妇，有夫妇然后有父子，有父子然后有君臣，有君臣然后有上下，有上下然后礼义有所措。"《周易》又说："大哉乾元！万物资始。""至哉坤元！万物资生。"这些都揭示了人与天地万物的密切关联。明代医家杨继洲《针灸大成》卷三《诸家得失策》指出："一元之气流行于天地之间，一阖一辟，往来不穷，行而为阴阳，布而为五行，流而为四时，而万物由之以化生。"天人关系正是这样，天为人之所本，人为天之所至。天地万物本为一体，相互联系，相互依存。其二，万物都是"通天下一气"。《庄子·知北游》指出："人之生，气之聚也；聚则为生，散则为死……故曰：通天下一气耳。"气是人和万物共享的赖以生成和存在的基础，也是人和万物互通的中介，人和万物共享和互通的就是这一团气。这一团气是一切生命之源，反过来又有赖于所有生命体的气的正常与和顺来维护。人和万物之中任何一个个体有病而出现戾气都会对宇宙的这一团气造成污染，带来危害。杨继洲《针灸大成》卷三："天地之道，阴阳而已矣；夫人之身，亦阴阳而已矣。阴阳者，造化之枢纽，人类之根柢也。惟阴阳得其理则气和，气和则形亦以之和矣。如其拂而戾焉，则赞助调摄之功自不容已矣。否则，在造化不能为天地立心，而化工以之而息；在夫人不能为生民立命，而何以臻寿考无疆之休哉？此固圣人赞化育之一端也，何可以医家者流而小之邪？"

　　《庄子·齐物论》提出了"六合之内"的概念。所谓"六合之内"是指由天地及东南西北四方构成的一个封闭空间，如果把这个"六合"浓缩，就像人们所处的房间等密闭空间。生活在天地之间的万物，就如同冬天公交车里拥挤的乘客，彼此可以感受到对方呼出的气息。所以，医家、医学为人治病的意义不仅仅是保护人体健康，而且是通过对人体之气的调理使之和顺，进而帮助天地造物主发挥其造化万物的功能，这就是所谓的"医赞化育"。这既是古代医家的志士情怀，也是中国医学的终极理想，所以在中国古代医术被称为"生生之具"，医道被称为"生生之道"。

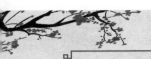

第七章　中医文化的思维方式

思维方式是思考问题的根本方法，是观察、分析、解决问题的模式和方法，对人们的言行起决定性作用。思维方式与文化密切相关，是文化心理的集中体现，是文化的核心和灵魂，决定着文化发展的方向。思维方式的差异，正是造成文化差异的一个重要原因。思维的过程总是从具体到抽象、从抽象到具体的过程。这个过程是通过分析、比较、综合、分类、抽象、概括、演绎、归纳、类比、具体化、系统化等思维操作方法，对事物和信息进行加工的过程。不同专业、不同学科思考对象和加工信息的不同，会形成不同的思维方式。基于中医的实践活动而形成了中医文化的思维方式。

第一节　意　象　思　维

意象思维，也叫象数思维或象思维，是中国传统文化最重要的一以贯之的思维方法，从汉字结构到绘画写意、从情感表现到哲理表达、从诗歌创作到书法艺术、从音乐创作到舞台表演，都是要把思想意蕴转换成诉诸人们视听感官的形象，概莫能外。这是建立在天人合一和天人相应的认识基础之上的一种思维方式。

简单地说，象数思维就是以象、数为工具的一种思维方式，就是用象、数对天地间的一切事物进行归类，然后取象比类，通过同类相应、同类相感、同类相从、同类相召、同类相动的方法建立事物之间的联系。正如《素问·五运行大论》所说："夫阴阳者，数之可十，推之可百，数之可千，推之可万。天地阴阳者，不以数推，以象之谓也。"据象、数类推，触类旁通，引而申之；举一反三，扩而充之。象数思维既是建立事物联系和整体系统的方法，也是以已知探求未知的方法。正如《淮南子·说山训》所说："尝一脔肉，知一镬之味；悬羽与炭，而知燥湿之气；以小明大。见一叶落，而知岁之将暮；睹瓶中之冰，而知天下之寒；以近论远。"

一、意象思维概述

意象思维方法的形成源于《周易》。《周易·系辞上》说："子曰：'书不尽言，言不尽意。'然则，圣人之意其不可见乎？子曰：'圣人立象以尽意。'"思想、语言和文字三者之间，文字本来是记录语言的，语言本来是表达思想的。唐代孔颖达在《尚书正义·尚书序》中对此做了精辟的阐释："言者意之声，书者言之记，是故存言以声意，立书以记言。"但是文字不能完全记录语言，语言不能完全表达思想。当看不见、摸不着的抽象的深奥的思想难以用语言表述的情况下，圣人发明了表述思想的办法，这就是"立象"。所立之"象"一定要"像"，即一定要与所表现的事物之间存在着高度的相似性，显现事物的属性特点。这样一来，看似不相关联的事物，通过其中的某种相似性建立了其中的联系，抽象难明的事物就可以变得显而易见。意象思维的特点就在于使无形变为有形，使无形之物呈现出形象性和易见性。

使抽象变为形象，使无形变为有形，这样的探索在中国古代诗歌创作中获得了长足的发展。诗是抒发人的思想感情的，是人的心灵世界的呈现。这是诗歌的本质，是诗歌的使命和灵魂。刘勰《文心雕龙》说诗是"为情而造文"。诗的使命和灵魂在于抒情。那么，"情为何物"？金代元好问《摸鱼儿·雁丘词》说："问世间情是何物，直教生死相许？"汤显祖说："情不知所起，一往而深，生者可以死，死可以生。生而不可与死，死而不可复生者，皆非情之至也。""白日消磨肠断句，世间只有情难诉"（《牡丹亭》）。情感本是无形可见的东西，要深刻、真切地表现这种神秘的东西，就必须把情感从无形变为有形，就是要找到表达"意"的"象"。明代胡应麟《诗薮》说："古诗之妙，专求意象。"意象是诗歌艺术的精灵。"意"与"象"是构成语言艺术性的不可分离的双重影像。"象"负载着"意"，"意"蕴含于"象"。诗歌创作所致力追求的就是意象合，意象合就是情与景的水乳交融，这种意象建构所达到的最高境界就是"一切景语皆情语"。如唐代边塞诗人岑参《白雪歌送武判官归京》，既是白雪的歌，又是送别的情。每一句都在写景，清代宋宗元《网师园唐诗笺》评价说："深情无限，到底不脱歌雪故也。"

《周易·系辞上》指出："君子居则观其象而玩其辞。"就是说，一边观察着卦象，一边捉摸着卦辞。有人提出整部《周易》"象外无辞"，都是"以象言事"，所以要"以道观象"。这都说明《易经》的意义是通过卦爻象符号系统和卦爻辞文字系统所构成的"象"来表达的。卦象是根据取象比类的原则来确定的。研究《周易》，必须充分认识其独特的思维方式，这是中国古代应用最为普遍的思维方式。《四库全书总目提要·易类》说："《易》之为书，推天道以明人事者也。""推天道"是方法,"明人事"是目的。用自然现象推导出人的智慧,再类推到人事的管理,以及个人、家庭、国家的经营管理。其中的天道,往往是自然的现象和规律。《周易》中的各卦都取象以论理,如《乾卦》取象于龙,龙能飞能潜,能屈能伸,其中还有"潜龙"之象、"见龙"之象、"惕龙"之象、"跃龙"之象、"飞龙"之象、"亢龙"之象;《坤卦》取象于马(牝马),牝马至顺至贞,其中有"履霜坚冰"之象、"含章可贞"之象、"括囊"木讷之象等。更值得注意的是,《周易》的每一卦中都有"象传",大象解卦,小象解爻。这里主要看"大象",如乾卦的大象传是"天行健,君子以自强不息",坤卦的大象传是"地势坤,君子以厚德载物",蛊卦的大象传是"山下有风,蛊,君子以振民育德"。前半句都是讲天道(自然现象和规律),后半句都是由天道启迪而形成的人事(人的行为准则)。这样的句式充分体现了天人合一的内涵。"大象"是对整个卦的意义的总结、主题的升华和思想的表现。

或有言象数思维者,实际上,数也是象,凡是能形成概念的都可谓之象。王夫之说:"物生而有象,象成而有数。"(《周易外传》)"天下无数外之象,无象外之数。""是故象数相倚,象生数,数亦生象。"(《尚书引义》)象数思维是以象、数为工具的一种思维方式。其目的和意义在于使抽象的事物具体化,使潜隐的事物表象化,使散乱的事物系统化。《荀子·非相》云:"故曰:以近知远,以一知万,以微知明,此之谓也。"如以"五"构建的系统,五行、五味、五色、五方、五时、五脏等;又《灵枢·五色》云:"以五色命脏,青为肝,赤为心,白为肺,黄为脾,黑为肾。"《释名·释彩帛》云:"青,生也。象物生时色也。"与春天相应,与肝、木相应。藏象学说所言五脏之色,并非仅指其解剖脏器的色泽,而是由五行、五色与五脏的关系推演出来的,以此启示和指导用药治病。藏象学说实际上就是以象论藏的学说,藏象学说是用阴阳五行之象对内在脏腑功能的形象化诠释,就是用外在的可见的五行之象来构建内在的潜隐的脏腑功能系统。所以王冰《黄帝内经素问注·序》评价《黄帝内经》在理论阐述上的特点是"不谋而遐迩自同,勿约而幽明斯契"。

但是意象思维存在着表意的模糊性和不确定性,或者一意多象,或者一象多意。

一意多象者。如岑参《白雪歌送武判官归京》中的"山回路转不见君,雪上空留马行处",与李白《黄鹤楼送孟浩然之广陵》中的"孤帆远影碧空尽,唯见长江天际流"颇有异曲同工之妙,都是写送别的情,然而景象不同,一个在山上,一个在江上;一个是骑马,一个是乘船。然而都淋漓尽致地表现了诗人心中的失落和空空荡荡。又如六十四卦也都往往取象,《说卦传》:"乾,健也;坤,顺也;震,动也;巽,入也;坎,陷也;离,丽也;艮,止也;兑,说也。""乾为马，坤为牛，震为龙，巽为鸡，坎为豕，离为雉，艮为狗，兑为羊。"而《乾卦》既取象于马，又取象于龙，对此，王弼说："义苟在健，何必马乎？"《坤卦》既取象于牛，又取象于马（牝马），故王弼说："义苟在顺，何必牛乎？"

一象多意者。如"水"，西方文化研究的是水的本质、水的分子结构 H_2O，是氢氧化合物；中国文化关注的是水的属性和征象，比如以水象征清纯（"女人是水做的"）、以水象征软弱（"女人不是水"）、以水象征志向（"发源必东"）、以水象征谦逊美德（"水往低处流"）、从水的蜿蜒流淌悟出了意志和毅力（"青山遮不住，毕竟东流去"）、以水象征力量（"水可载舟，亦可覆舟"），等等。于是有了"上善若水""兵形象水""心如止水""柔情似水""流年似水""月光如水""行云流水""如鱼得水""拖泥带水""落花流水""清汤寡水""源头活水""竹篮打水""乘高决水""水平""水准""天下莫柔弱于水"等，同样是"水"，但表达的意却明显不同。又如《红楼梦》中贾宝玉说："女人是水做的，男人是泥做的。"《篱笆女人和狗》说："女人不是水，男人不是缸。""女人不是泥，男人不是筐。"《趟过男人河的女人》说："男女都不是泥捏的人，感情不是顺水的波。"同样的"水"和"泥"，然而在不同的语义场中表现出来的意却大相径庭。正是因为这种意象在表意中的模糊性和不确定性，所以《周易·系辞上》说："仁者见之谓之仁，知者见之谓之知。"

意象思维的模糊性确实给人们理解的准确性带来了一定的障碍，为了突破模糊性的局限实现准确化的理解，在文史研究中提出了"知人论世"的鉴赏方法。《孟子·万章下》云："颂其诗，读其书，不知其人，可乎？是以论其世也。"清·章学诚《文史通义·文德》说："不知古人之世，不可妄论古人之辞也。知其世矣，不知古人之身处，亦不可遽论其文也。""知人论世"即"知其人""论其世"，就是要通过研究把握作者的生平、思想和写作的时代背景，从而客观地、正确地理解和把握文学作品的思想内容。

中医在辨证论治的过程中，为感官所能感知的都是象，有藏象、脉象、舌象、气象、血象、寒象、热象，等等。《灵枢·本脏》云："视其外应，以知其内藏，则知所病矣。"《丹溪心法》说："欲知其内者，当以观乎外，详于外者，斯以知其内，盖有诸内者，必形诸外。"关于人体表里内外之间的联系，《灵枢·外揣》说："日与月焉，水与镜焉，鼓与响焉。夫日月之明，不失其影；水镜之察，不失其形；鼓响之应，不后其声。动摇则应和，尽得其情。"其以日月光照下的物体与影子、水镜映照下的物体与影子、鼓槌敲击鼓面所产生的响应之声来比喻人体内外的密切联系，并最终提出了"司外揣内"和"司内揣外"。在实际应用中，表现在外表的象可能会出现假象，这就为确诊疾病带来了障碍，为了打破假象的干扰，去伪存真，确诊病情，《黄帝内经》提出了重要的方法："凡刺之真，必先治神，五脏已定，九候已备，后乃存针，众脉不见，众凶弗闻，外内相得，无以形先，可玩往来，乃施于人。"（《素问·宝命全形论》）这就是说，在辨识病证、认识本质的过程中，不能仅仅凭借"象"，"无以形先"。因为有时候会出现假象，如《丹溪翁传》中记载的"周进士病恶寒，虽暑必以绵蒙其首，服附子数日，增剧"，因为实际上不是寒，"此热甚而反寒也"。所谓"外内相得"，即外在的"症状"与内在的"病证"相一致、相符合，正所谓"相得益彰"。所谓"可玩往来"，就是能够由病证到症状，再由症状到病证，相互印证，才能确诊病情，才能施治。"外内相得，无以形先，可玩往来"是诊病过程中破除模糊性和获得确定性的重要方法。

二、意象思维在中医中的应用

意象思维在中医诊治疾病中的应用，概括地说，就是取象比类。早在《黄帝内经》取象比类已经得到了广泛的应用。《灵枢·岁露》指出："人与天地相参也，与日月相应也。故月满则海水西盛，人血气积，肌肉充，皮肤致，毛发坚。"《素问·阴阳应象大论》说："治不法天之纪，不用地之理，则灾害至矣。"治病用药要取法于天地自然规律。天人相应，脏腑气机升降取决于脏腑的阴阳消长，并与自然界的阴阳变化相应。如丹波元坚《药治通义·补气补血》说："夫气药甘温，法天地春生之令。"又说："血药冷润，法天地秋肃之令。"用药配伍则取法四时之中春、秋二季温升、凉肃的不同特点来阐述补益气血、升降浮沉的原理。

1. 取象比类在中医中的应用，首先表现在藏象学说的构建

《素问·五脏生成论》提出"五脏之象，可以类推"。王冰注释："象，谓气象也。言五脏虽隐而不见，然其气象性用，犹可以物类推之。"取象比类的意义就在于使无形变为有形，使无形之物呈现出形象性和易见性。基于天人合一、通天一气的共识，《素问·生气通天论》提出："夫自古通天者生之本，本于阴阳。天地之间，六合之内，其气九州九窍、五脏、十二节，皆通乎天气。"而且篇名命以"生气通天"，非常明显地概括了其主旨在于阐述人之生气与自然界的阴阳五行之气相互通应的理论。吴崑解释说："凡人有生，受气于天，一呼一吸，与阴阳运气相互流贯，故云'生气通天'也。"同样，马莳解释《素问·阴阳应象大论》篇名曰："此篇以天地之阴阳，万物之阴阳，合于人身之阴阳，其象相应，故名篇。"的确如此，《阴阳应象大论》除了阐明阴阳的基本概念，其主要内容在于把人体的五脏六腑、五体五官以及情志活动用五行归类的方法与自然界多种事物和现象建立了广泛的联系。"藏象"即内在之脏与外应之

象，五脏虽然隐而不见，但五行却是明白可见，藏象学说就是以可见的外应自然现象及其联系来构建内在脏腑功能系统的学说，具有形象性、功能性、系统性的特点。更有《素问·灵兰秘典论》说："心者，君主之官也……肺者，相傅之官……肝者，将军之官……胆者，中正之官……膻中者，臣使之官……脾胃者，仓廪之官……大肠者，传道之官……小肠者，受盛之官……肾者，作强之官……三焦者，决渎之官……膀胱者，州都之官。"以官僚之象来描述脏腑之功能特点，都非常生动形象。

2. 取象比类在中医中的应用表现在具体的治疗方法

古代医家用取象比类的方法描述了诸如提壶揭盖、釜底抽薪、逆流挽舟、增水行舟等多种治病方法。《丹溪翁传》中记载朱丹溪治疗小便不通，"一男子病小便不通，医治以利药，益甚。翁诊之，右寸颇弦滑，曰：此积痰病也，积痰在肺。肺为上焦，而膀胱为下焦，上焦闭则下焦塞，譬如滴水之器，必上窍通而后下窍之水出焉。乃以法大吐之，吐已，病如失。"这是典型的提壶揭盖法。"逆流挽舟"是喻嘉言在《医门法律》的"痢疾论"中治法上一个形象化的比喻，形象地诠释了使用人参败毒散治疗痢疾的原理。人参败毒散出自宋代朱肱《类证活人书》，钱乙《小儿药证直诀》亦载，均名为"败毒散"。其方原治夏秋疫疠，而喻嘉言以之治痢证，他在按语中云："《活人》此方，全不因病痢而出，但昌所为逆挽之法，推重此方。盖借人参之力，而后能逆挽之耳。"此说对后人颇有影响，如吴鞠通在《温病条辨·中焦》第八十八条按语中说："立方之法，以人参为君，坐镇中州，为督战之帅；以二活、二胡合芎劳，从半表半里之际，领邪外出。喻氏所谓逆流挽舟者此也。"又谓本方："乃陷者举之之法，不治痢而治致痢之源。痢之初起，憎寒壮热者，非此不可也。"《成方便读》说："方中必先以人参补正却邪……皆赖人参之大力，驾驭其间耳。至于治痢用此者，此喻氏逆流挽舟之法，以邪从表而陷里，仍使里而出表也。"本方治痢之理在于一反表则解之、里则清之（或泻之或温之）之常理，而是使从表陷里者仍由里而出表，如逆水中挽船上行之象，故称"逆流挽舟"。

3. 取象比类在中医中的应用表现在对药物功效的认识

通常人们说"吃什么补什么"，实际上就是取象比类的应用，除了以形补形，还涵盖了结构和特性。如诸藤皆缠绕蔓延，纵横交错，无所不至，以之比象人体的络脉，故有通络散结之效；牛膝其节如膝，故可治膝关节病；穿山甲最能穿土打洞，故有破癥瘕、通经络之功等。清代医家徐灵胎在《神农本草经百种录》中指出："凡药之用，或取其气，或取其味，或取其色，或取其形，或取其质，或取其性情，或取其所生之时，或取其所成之地，各以其所偏胜而即资之疗疾，故能补偏救弊，调和脏腑。深求其理，可自得之。"《神农本草经百种录》说丹砂："养精神：凡精气所结之物，皆足以养精神。人与天地同此精气，以类相益也……此因其色与质，以知其效者。丹砂正赤，为纯阳之色，心属火，色赤，故能入心而统治心经之证。其质重，故又有镇坠气血之能也。"说石钟乳："钟乳，即石汁如乳者所溜而成，与乳为类，故能下乳汁也。""此以形为治，石为土中之金，钟乳石液所凝，乃金之液也，故其功专于补肺，以其下垂，故能下气，以其中空，故能通窍，又肺朝百脉，肺气利，则无所不利矣。"徐灵胎先生反复强调："因形以求理，则其效可知矣。""形同而性亦近，物理盖可推矣。""知此理，则凡药皆可类推矣。"根据药物的气、味、色、形、质，即四气五味、升降浮沉、性味归经来遣方用药，这是中医用药治病的根本法要，其理论之源是基于意象思维模式下的取象比类。

第二节　直觉思维

直觉思维（或者说体验思维）是指思维主体通过对思维对象的整体的、表象的直观认识，以非逻辑、非理性的形式，通过所谓的顿悟，试图认识事物本质的一种思维形式。直觉思维与意象思维密切相关，象是存在的形式，是本质的表象，凡存在于象的层次都是属于感性的，只有感官才能捕捉到象。

一、直觉思维概述

直觉思维是通过对日常生活经验进行积累、比较、分类、概括而得出结论的思维方式。直觉思维是基于研究对象整体上的把握，并不专注于细节的推敲。由于直觉思维的无意识性，所以它的想象才是丰富的、发散的，所以才具有反常规律的独创性，许多重大的发现都是基于直觉。伊恩·斯图加特说："直觉是真正的数学家赖以生存的东西。""数学的全部力量就在于直觉与严格性巧妙地结合在一起，受控制的精神和富有灵感的逻辑。"直觉思维与逻辑思维是两大重要的思维方式，具有同等重要的地位，任何一方的缺失都会使思维能力的发展受到制约和限制。

直觉思维是中国传统文化的重要思维形式，儒家、道家和佛学都注重直觉体悟，这是中医直觉思维的文化基础和文化根源。《周易·系辞上》说："圣人设卦观象。""是故夫象，圣人有以见天下之赜，而拟诸其形容，象其物宜，是故谓之象。"之所以要"设卦立象"，是因为"象"可以用来洞见和把握天下奥秘。"易无思也，无为也，寂然不动，感而遂通天下之故。非天下之至神，其孰能与于此。夫《易》，圣人之所以极深而研几也。"《易》无思无为，寂然不动，只是在虚静的状态下，通过整体感悟而通晓天下变化之道。这是非常神妙的，圣人正是通过这种神妙的方法来把握事物的奥妙及其细微的迹象。《周易·萃卦》彖曰："观其所聚，而天地万物之情可见矣。"《周易·咸卦》彖曰："咸，感也。""观其所感，而天地万物之情可见也。"同样说明对天地万物之情的洞见是凭借感知和感悟的。《论语·为政》记载，子曰："视其所以，观其所由，察其所安，人焉廋哉？"对一个人本质的把握，也是通过直观体悟。道家更加注重直觉思维。《道德经》提出"为学日益，为道日损"。这就是说，研究学问需要天天积累知识，越积累，知识越丰富。至于要认识宇宙变化的总规律或是认识宇宙最后的总根源，就不能靠积累知识，而要靠"玄览"和"静观"。也就是说，对"道"的把握和认知需要的是心理直觉和直观体悟。所以，道家提出了"致虚极，守静笃"（《道德经》第 16 章）、"涤除玄览"（《道德经》第 10 章）、"堕肢体，黜聪明"（《庄子·大宗师》）等一系列融通主客、离言绝象、直观静悟的方法。尤其是《庄子·秋水》记载：庄子与惠子游于濠梁之上，庄子曰："鲦鱼出游从容，是鱼之乐也。"惠子曰："子非鱼，安知鱼之乐？"庄子曰："子非我，安知我不知鱼之乐？"惠子曰："我非子，固不知子矣；子固非鱼也，子之不知鱼之乐，全矣！"庄子曰："请循其本。子曰'汝安知鱼乐'云者，既已知吾知之而问我。我知之濠上也。"庄子对"鱼之乐"的理解就是典型的直觉思维，体现了庄子与鱼之间在情感上的互通，我心悠然则见鱼之"出游从容"之乐。濠梁之辩中，惠子之妙在逻辑的思辨，庄子之妙在直觉的感悟。淮南王刘安自称其书《淮南子》是"观天地之象，通古今之事"。这也可以看作是通过对"天地之象"的直观，进而形成了对人类社会和人生经验的体悟。佛学在认识论上有"渐修"和"顿悟"之论，"顿悟"是六祖慧能南禅理论的核心，被称为"教外别传"的禅宗把"以心传心，不立文字，直指人心，见性成佛"作为宗旨。"顿悟"与"直觉"相融相通，所谓顿悟，就是瞬间领悟的意思，是指无须经过繁琐仪式和长期修习即可豁然觉悟，把握佛教"真理"，也就是所谓"转念成佛"，它是一种不可言传的最神秘的直觉。

　　直觉思维是直观与体悟的统一，是瞬间的思维火花，是长期积累基础之上的一种升华，是思维主体的灵感和顿悟，是思维过程的高度简化，它能够清晰地反映事物的整体和本质，实际上是一种"积思顿释"的过程。刘大钧在《周易概论》说："所谓《周易》者，即日月之道普照周天。"这正说明《周易》的作者是以直觉的方式，通过对"日月之道普照周天"这一自然现象的直观感觉，进而猜测、演绎出"一阴一阳之谓道"（《系辞上》），又进而把事物的发展变化的根本规律概括为阴阳对立面的相互作用的。

　　意象思维是观象而悟意，是一种心理直觉。直觉思维的基础是人与自然的统一性。人既然是自然的一部分，也应该具有自然的本性，在整个自然运动中完成其个体生命，这就是人与自然的和谐统一。基于人与自然的和谐统一，于是有了在"象"与"意"之间的相互融通。李白《独坐敬亭山》说："众鸟高飞尽，孤云独去闲。相看两不厌，只有敬亭山。"李白与敬亭山，"相看两不厌"，你喜欢我，我喜欢你，情感互通，既有自我的对象化，又有对象的自我化。辛弃疾《贺新郎》说："我见青山多妩媚，料青山见我应如是。情与貌，略相似。"在"我"与青山之间，我看你很妩媚，大概你看我也很妩媚，二者情感互通。还有范仲淹的《岳阳楼记》写了"春和景明"和"淫雨霏霏"两种景色，不同的景色投射到人，则形成了两种不同的心境："其喜洋洋者矣"和"感极而悲者矣"。《诗经·小雅·采薇》云："昔我往矣，杨柳依依。今我来思，雨雪霏霏。"写"我"的"往"与"来"时两种不同的景色，实际上是"我"的心境在自然景象上的投射，也是自然景物在"我"心中的感受。陶渊明的诗表现出一种新的人生观与自然观，这就是反对用对立的态度看待人与自然的关系，而是强调人与自然的一体性，追求人与自然的和谐。"悠然见南山"，既可解为"悠然地见到南山"，亦可解为"见到悠然的南山"。这里的"悠然"不仅属于人，也属于山，人闲逸而自在，山静穆而高远。在那一刻，似乎有共同的旋律从人心和山峰中一起奏出，融为一支轻盈的乐曲。同理，李白"孤帆远影碧空尽，唯见长江天际流"中的"孤"，既是帆的孤，也是人的孤。岑参"山回路转不见君，雪上空留马行处"中的"空"，既是雪上的空，也是心里的空。

以老庄为代表的道家文化，特别是庄子，其思维方式主要表现为直观、体验和体悟。他善于通过对多种形象的类比和寓意，对宇宙人生采取超脱的审美态度，"讲求的是创造的自由直观，以及在感受中领悟到某种宇宙的规律。这种思维、认识方式具有审美积淀的特征，它是非概念非逻辑的启示。""由于重视直观、感受、亲身体悟，它们又常常使艺术大放光彩，使艺术家创作出许许多多或奇拙或优美或气势磅礴或意韵深永而名垂千古的作品来。"（《李泽厚哲学美学文选》）甚至有的学者还把老庄看作"是美学的摇篮，是艺术的保姆"。受老庄及禅文化的影响，中国传统美学还特别讲究"妙悟"，这也可以说是直觉思维在审美和艺术中的表现。妙悟本是佛教用语，佛教把妙悟看作是对真理的透彻理解，是对事物本质最真实的认识，也是认识的最高境界。严羽在《沧浪诗话·诗辨》中说："大抵禅道惟在妙悟，诗道亦在妙悟。"如"欲把西湖比西子，淡妆浓抹总相宜"（苏轼《饮湖上初晴后雨》）、"不识庐山真面目，只缘身在此山中"（苏轼《题西林壁》）、"问渠哪得清如许，为有源头活水来"（朱熹《观书有感》）、"满园春色关不住，一枝红杏出墙来"（叶绍翁《游园不值》）、"笑渐不闻声渐悄，多情却被无情恼"（苏轼《蝶恋花·春景》）等诗句，无不包含着哲学和人生哲理沉思的精灵，在文学史上，被称为"理趣诗"。以禅喻诗，以

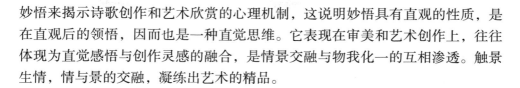

妙悟来揭示诗歌创作和艺术欣赏的心理机制，这说明妙悟具有直观的性质，是在直观后的领悟，因而也是一种直觉思维。它表现在审美和艺术创作上，往往体现为直觉感悟与创作灵感的融合，是情景交融与物我化一的互相渗透。触景生情，情与景的交融，凝练出艺术的精品。

二、直觉思维在中医中的应用

中医诊断疾病的方法是望、闻、问、切，而望、闻、问、切所得到的信息都是象，从舌象到脉象、从气味到声音都是象。既然是象，自然就离不开感官的直观感知和体悟，所以《黄帝内经》就特别强调诊病过程中全神贯注的感知和体悟。《素问·宝命全形论》说："凡刺之真，必先治神，五脏已定，九候已备，后乃存针，众脉不见，众凶弗闻，外内相得，无以形先，可玩往来，乃施于人。"所谓"治神"，就是聚精会神，凝心聚神，做到"众脉不见，众凶弗闻"，心无旁骛，目不转睛，耳不旁听。并且又说："刺虚者须其实，刺实者须其虚。经气已至，慎守勿失，深浅在志，远近若一，如临深渊，手如握虎，神无营于众物。"所谓"深浅在志，远近若一"，就是说，进针的深浅和取穴的远近，全在医生的心里，全靠医生的心领神会。它既道出了针气和针刺不可言状的玄秘和微妙，同时也说明了针刺取气全靠医生至意深心地去体会和感悟，全靠医生的心理直觉。范晔《后汉书·方技列传》记载，郭玉说："医之为言意也。腠理至微，随气用巧，针石之间，毫芒即乖。神存于心手之际，可得解而不可得言也。"于是，"医者意也"就成为中医广为流传的名言。明代张景岳《类经附翼·医易》说："易者，易也，具阴阳动静之妙；医者，意也，合阴阳消长之机。"清代许宣治《怡堂散记·又病制方》说："医者，意也。临症要会意，制方要有法，法从理生，意随时变，用古而不为古泥，是真能用古者。"还有清代汪昂《医方集解·序》说："善师者不陈，得鱼者忘筌。运用之妙，在于一心，何以方为？"这些都说明了直觉体悟在中医学中的应用。清代周学霆把"精熟缓脉，即可以知诸病脉"作为诊病第一功，并在《三指禅》中指出："静气凝神，将'缓'字口诵之，心维之，手摩之，反复而详玩之。久之缓归指上，以此权度诸脉，了如指掌。"他认为："医理无穷，脉学难晓，会心人一旦豁然，全凭禅悟。"还有清代石寿棠在《医原·望神须察神气论》中说："期望而知之谓之神，既称之曰神，必能以我之神，会彼之神。人之神气，在有意无意之间流露最真，医者清心凝神，一会即觉。"所谓"一会即觉"正是直觉思维的真切表述。

王叔和在《脉经·序》中指出："脉理精微，其体难辨，在心易了，指下难明。"脉象是最难把握的诊病技术，《脉经》将脉象总结为24种，常见病脉有浮脉、沉脉、迟脉、数脉、虚脉、滑脉、洪脉、细脉、弦脉等，尽管王叔和对各种脉象做了具体的描述和定义，如"浮脉，举之有余，按之不足"；"扎脉，浮大而软，按之中央空，两边实"；"洪脉，极大在指下"；"滑脉，往来前却流利，展转替替然，与数相似"；"数脉，去来促急""弦脉，举之无有，按之如弓弦状"；"紧脉，数如切绳状""沉脉，举之不足，按之有余"，等等，但在具体诊脉的过程中，对脉象的准确把握还得靠医生的经验、感知和体悟。

经络中有经气，针灸刺激经络穴位，会产生针感反应。《灵枢·九针十二原》说："刺之要，气至而有效。"气至又称为得气，是针刺后的经气感应，可表现为酸、麻、胀、重、热、凉、紧、灼、痒、痛等，窦汉卿《标幽赋》说："轻滑慢而未来，沉涩紧而已至。气之至也，如鱼吞钩饵之浮沉；气未至也，如闲处幽堂之深邃。"其中，"如鱼吞钩饵""如闲处幽堂"的情形，非亲身体验则难以得知其情状。还有在针刺过程中，根据患者经气变化而采取的运针的深浅进退、虚实补泻、迎随疾徐、提插捻转，更有烧山火、透天凉这些神奇手法的应用，都有赖于医生身、心、意、气贯通为一的感知和体悟。

第三节 整体思维

整体思维又叫系统思维，是从事物本身固有的完整性、统一性和联系性出发，以普遍联系、相互制约的观点看待世界、认识事物的思维方式，力求按照全面、系统、客观的要求，做到全面而不片面、系统而不杂乱、客观而不偏执地认识事物。整体思维是中国传统文化思维方式的基础和核心，是中国古代所具有的独特的思维形式，也是中国传统文化区别于西方文化的重要表现。

一、整体思维概述

世界上的一切事物都不是孤立存在的，而是互相联系、互相依存、互相制约的整体。就像一座宫殿或者庙宇的建筑结构，各梁柱之间是相互支撑的系统和整体，任何一个梁柱缺失，整个构架就不能稳固，甚至不会存在。中国古典哲学以气一元论为出发点，认为宇宙自然和人类社会都是一个有机的统一体。

气是中国古代哲学的重要范畴，形成于春秋战国时期。其核心宗旨是用一元论来认识世界。气一元论认为，气是构成世界的最基本物质，气是构成天地万物的本原，天地万物都是由于气的运动变化而产生的，都是一气所生、一气所化。《庄子·知北游》说："人之生，气之聚也；聚则为生，散则为死……故万物一也……臭腐复化为神奇，神奇复化为臭腐。故曰：通天下一气耳。圣人故贵一。"《鹖冠子·泰录》说："精微者，天地之始也。故天地成于元气，万物乘于天地。"元气即所谓"精微者"，元气生天地，天地生万物，其开以元气为万物本原的先河。西汉董仲舒《春秋繁露·重政》提出："元者，为万物之本。"东汉王充《论衡·谈天》说："元气未分，混沌为一。"又在"言毒"篇说："万物之生，皆禀元气。"《论衡·论死》说："阴阳之气，凝而为人；年终寿尽，死还为气。"认为元气是天地间自然存在的精微物质，是宇宙万物的唯一本原。何休认为元气为天地万物的最初本原："元者，气也。无形以起，有形以分，造起天地，天地之始也。"（《公羊传·解诂》）北宋张载在《正蒙·乾称》中说："凡可状皆有也，凡有皆象也，凡象皆气也。"就是说，凡可形容的对象都是"有"，凡"有"都有其形"象"，凡"象"都是由气组成的。宇宙的一切都是气，没有了气，就不可能存在有形象的天地万物。气一元论，以气为本原和纽带把万物联结成一个整体，这也是天人合一思想得以形成的理论基础。《庄子·齐物论》提出："道通为一。""凡物无成与毁，复通为一，唯达者知通为一。""天地与我并生，而万物与我为一。"同时屡屡论及"万物皆一"（《德充符》）、"万物一府"（《天地》）、"万物一齐"（《秋水》）。正是因为天人合一、天人一体的关系，所以《周易·系辞》说："《易》之为书也，广大悉备，有天道焉，有人道焉，有地道焉。""是以明于天之道而察于民之故。"郭店竹简说："易所以会天道人道也。"所以一方面可以由天道规定人道，"推天道以明人事"；另一方面人也可以使人道效法天道，"与天地相参""赞天地之化育"。

二、整体思维在中医中的应用

整体观念是中医的突出特点，整体思维在中医中的应用俯拾皆是，往往能够从整个时空认识人体的生理和病理。中医文化的整体思维主要体现在人与自然为统一整体、人与社会为统一整体、人体自身生命为统一整体三个方面。

（一）人与自然的整体统一性

人生于天地之间，与天地万物是一个统一的整体，就好像磁体与磁场的关系。尽管磁场是一种看不见、摸不着的特殊物质，但磁场是客观存在的，磁体周围存在磁场，磁体间的相互作用就是以磁场作为媒介的，所以两个磁体不用接触就能发生作用。《素问·宝命全形论》说："人以天地之气生，四时之法成。"人是依靠天地之气以生存，随四时春生、夏长、秋收、冬藏的变化而成长，正如《素问·四气调神大论》所说："与万物沉浮于生长之门。"《素问·六节藏象论》说："天食人以五气，地食人以五味。"生命源于天地，人依赖天地之气提供的物质基础而得以生存，同时还要适应四时阴阳的变化规律，才能发育成长。人与天地万物的变化息息相通，《灵枢·刺节真邪》说："与天地相应，与四时相副，人参天地。"《灵枢·岁露》说："人与天地相参也，与日月相应也。"《素问·脉要精微论》说:"生之有度,四时为宜,补泻勿失,与天地如一。"就一年四时而言,"春生、夏长、秋收、冬藏是气之常也,人亦应之。以一日分为四时,朝则为春,日中为夏,日入为秋,夜半为冬。朝则人气始生,病气衰,故旦慧;日中人气长,长则胜邪,故安;夕则人气始衰,邪气始生,故加;夜半人气入藏,邪气独居于身,故甚也。"(《灵枢·顺气一日分为四时》)人体的脏腑气血、人体的生理功能活动会随春、夏、秋、冬四季的变更而呈现出生、长、收、藏的相应变化,也会随着一日之中的昼夜晨昏而改变。就一年十二个月而言,"正月二月,天气始言,地气始发,人气在肝;三月四月,天气正方,地气定发,人气在脾;五月六月,天气盛,地气高,人气在头;七月八月,阴气始杀,人气在肺;九月十月,阴气始冰,地气始闭,人气在心;十一月十二月,冰复,地气合,人气在肾。"(《素问·诊要经终论》)随着月份的推移,人气在不同部位发挥作用。就一日而言,"阳气者,一日而主外,平旦人气生,日中而阳气隆,日西而阳气已虚,气门乃闭。"(《素问·生气通天论》)随着自然界阳气的消长变化,人体的阳气也会发生相应的改变。正是基于这样的认识,所以《素问·脏气法时论》提出:"合人形以法四时五行而治。"根据四时五行的变化规律把握人体五脏与自然界的关系以及五脏病变的"愈甚持起"的时间和运用药食五味进行调治的法则,正确认识春夏秋冬及昼夜晨昏的变化对人体生理活动的影响,测知疾病的发生及对疾病的预防和治疗,都具有十分重要的临床意义。

人与自然的整体统一性,除了时间的因素,还有地理的因素。阴阳、五行在中国传统文化中本来就既是时间的概念,也是空间的概念。地域环境及其气候特点也对人体生命活动产生很大影响。如《素问·五常政大论》说:"东南方,阳也,阳者其精降于下,故右热而左温。西北方,阴也,阴者其精奉于上,故左寒而右凉……故治病者,必明天道地理。"因此,治疗疾病时还要考虑不同地域对人体体质和易患疾病的影响,以便采取适宜的方法。如孙思邈言:"凡用药皆随土地所宜,江南岭表,其地暑湿,其人肌肤薄脆,腠理开疏,用药轻省;关中河北,土地刚燥,其人皮肤坚硬,腠理闭塞,用药重复。"(《备急千金要方》)所以,《黄帝内经》有《四气调神大论》以论述时间因素,同时又有《异法方宜论》以论述空间因素。

(二)人与社会的整体统一性

社会是人的集合,人与人集合而成社会。人类的集合越来越紧密,从家庭到家族,再到国家和地球村,最终成为一个统一的整体,人与社会实现完全的一体化。人是社会关系的总和,社会属性是人的本质属性。因此,人体生命活动除了受自然因素影响外,还会随着社会环境和人际关系的改变而发生变化。

社会环境和治乱安危对人体的发病倾向具有重要影响。金元之际，社会动荡，战乱频仍，百姓多在恐惧、奔波、挨饿之中伤及脾胃，故李东垣应机而创脾胃学说，提出了补脾胃、治诸虚的治疗思路。就社会治理而言，如果没有持续发展和生生不息的理念，如果一味追求眼前的经济效益，社会环境就会失衡和失序，如工业化带来的废水、废气、废渣日益增多，必然会危害人类的生命健康，空气、土壤和水质的严重污染以及沙漠化等会给人类的健康带来了许多隐患。同时，充满恶性竞争的生产方式会造成人们精神心理的高度紧张，精神心理高度紧张的出现与人们的社会关系、社会生活状态有着重要的关系，精神心理的高度紧张可能引发各种身心疾病。

生产方式及贫富贵贱对于易患疾病和治疗方式也有影响。李中梓在《医宗必读》中说："大抵富贵之人多劳心，贫贱之人多劳力。""劳心则中虚而筋柔骨脆，劳力则中实而骨劲筋强。""故富贵之疾，宜于补正；贫贱之疾，利于攻邪。"就当今社会而言，在摆脱贫困以后，人类的膳食结构发生了变化，营养过剩和不健康饮食成为诱发新的疾病（肥胖、高血压、高血脂）的罪魁祸首。

此外，社会的整体生活方式决定了易患何种疾病以及宜采取何种治疗方式。《素问·移精变气论》记载："黄帝问曰：余闻古之治病，惟其移精变气，可祝由而已。今世治病，毒药治其内，针石治其外，或愈或不愈，何也？岐伯对曰：往古人居禽兽之间，动作以避寒，阴居以避暑，内无眷慕之累，外无伸宦之形，此恬淡之世，邪不能深入也。故毒药不能治其内，针石不能治其外，故可移精祝由而已。当今之世不然，忧患缘其内，苦形伤其外，又失四时之从，逆寒暑之宜，贼风数至，虚邪朝夕，内至五脏骨髓，外伤空窍肌肤，所以小病必甚，大病必死，故祝由不能已也。"意思是说，上古时期的社会环境和生活方式使邪气不能深入人体，即便偶感疾病，采用移精祝由之法即可恢复健康。现代社会，虽然人们在衣食住行等物质条件上已得到了很大满足，远离了"恬淡之世"，但欲念过多，忧思忧虑，辛苦劳碌，再加上空调暖风、暴饮暴食等生活方式导致焦虑、失眠、抑郁、肥胖、高血压、糖尿病、癌症等现代病和富贵病多发频发。这就要求中医在诊治疾病时，要将患者的经济状况、人际交往、家庭关系、工作种类、生活变故、起居作息等社会性因素纳入整体辨证之中。

（三）生命自身的整体统一性

中医视整个人体为一个有机整体，非常重视其统一性和完整性。人体生命不仅是物质的存在，也是精神的存在，从有形的五脏六腑到无形的精气神情，构成了一个复杂而密切关联的系统，是一个有机的统一体，正所谓"血肉相连"。生命自身的整体统一性表现为五脏一体观、形神一体观。

1. 五脏一体观

五脏一体观是说人体生命是由脏腑、气血、经络等组织器官有机组合的整体，五脏六腑、四肢百骸各个部分通过经络系统的联系以及精、气、血、津液的作用，构成了肝、心、脾、肺、肾五个生理系统。肝、心、脾、肺、肾五个生理系统之间，具有结构的完整性和功能的统一性，相互促进，相互制约，共同维持生命活动的正常进行。人体外在的形体官窍，分别归属于以五脏为中心的五个生理系统，而这五个生理系统之间又存在着协调统一的关系，因而这些外在形体官窍的功能，不仅与其内在相应的脏腑密切相关，而且与其他脏腑的功能也有联系。如《素问·咳论》说："五脏六腑皆令人咳，非独肺也。"咳嗽是肺脏病变的反映，有"咳者，肺之本病也"之说。但人体的内与外、表与里、脏与腑由经脉相连，是一个有机的整体。因此，究其病之根源而言，咳嗽不一定都是肺之本身造成的，而可能与其他脏腑有关。无论五脏六腑中哪一脏腑出现异常，都可能导致肺气失调而出现"肺之本病"。如肺主皮毛，如果皮毛受寒，会伤肺而咳嗽；而寒气入胃，因为胃通过肺脉与肺相连，会使肺受寒而咳嗽。《庄子·齐物论》说："百骸、九窍、六脏、赅而存焉，吾谁与为亲？汝皆说之乎？其有私焉？如是皆有为臣妾乎？其臣妾不足以相治乎？其递相为君臣乎？其有真君存焉？如求得其情与不得，无益损乎其真。"就是说，构成人体的各个器官是一个完整的统一体，不能因为主观的"成心"和偏见而厚此薄彼。

2. 形神一体观

形神一体观是说形体与精神的结合与统一。"神"是一个非常抽象的概念，可以说是一种功能的表现，如神完气足、神来气旺、炯炯有神、神采飞扬、聚精会神、神清气爽、气定神闲、神气十足等。在活的机体上，形与神是相互依附，不可分离的。形是神的藏舍之处，神是形的生命体现，有形才能有神，形具而神生，形健则神旺。《吕氏春秋·尽数》云："精气之集也，必有入也。"就是说，精气不能独立存在，必须有所寄托。嵇康《养生论》说："形恃神以立，神须形以存。"神也可以说是一种心理活动，如心神、神思、神志。从这个意义来说，形神一体观就是指身心的整体统一性，身体健康与人们的心理健康状况密切相关，生理的健康状况会影响到心理，心理状态也会对生理产生作用，积极的心理状态能够调动人身的生理潜能。但是一般性的心理活动不会给人的健康带来明显影响，能让人察觉且影响人的身体健康的心理活动通常是强烈的、快速的或持久的。就精、气、神三者关系来说，"精者，气之精"；"神者，气之灵"。精化气，气化神。精就是气，气就是精，精、气、神三者密不可分。再具体到"精"而言，"精者，身之本"，精有先天与后天之别，但先天之精有赖后天之精的滋养，后天之精以先天之精为基础，两者是相互联系的整体。

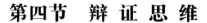

第四节　辩　证　思　维

辩证思维是用对立统一的观点和方法来看待世界和认识事物的一种思维方法，中国古代的辩证思维来源于对天地万物对立而又统一的自然现象的考察与理解。其特点是认为事物处在不断的运动、变化和发展之中，这种运动、变化和发展的根源在于事物本身内部的对立统一的矛盾运动。

一、辩证思维概述

"辩证"一词来源于希腊文 dialego，其含义是对话、论战。虽然如此，但在中国古代，《周易》《论语》《道德经》《庄子》《孙子兵法》等都表现出了深刻的辩证思维。其中《易传》与《道德经》是中国哲学史上辩证法传统的两个源头。

早在《周易》就已经从不同的角度揭示了事物的对立面，强调事物的对立统一，如阴阳、刚柔、大小、远近、出入、进退、往来、上下、吉凶、祸福、泰否、生死、存亡、损益等，这些范畴的确立，无疑说明古人已经能够从辩证的观点来分析把握事物。《周易·丰卦》象传说："日中则昃，月盈则食，天地盈虚，与时消息。"太极图中的阴阳鱼体现了阴阳的对立统一，所谓"一阴一阳之谓道""离开阴阳更无道"。孤阴不生，独阳不长，阴与阳之间并不是孤立和静止不变的，而是存在着相对、依存、消长、转化的关系。

老子被称为中国哲学之父，作为中国哲学史上第一位真正的哲学家，老子思想的重要内容就是朴素的辩证法思想，深刻地揭示了事物对立面的转化及其统一。如《道德经》第 2 章说："有无相生，难易相成，长短相形，高下相倾，音声相和，前后相随，恒也。"第 10 章说："当其无，有车之用……当其无，有器之用……当其无，有室之用。故有之以为利，无之以为用。"第 26 章说："重为轻根，静为躁君。"第 36 章说："将欲歙之，必故张之；将欲弱之，必故强之；将欲废之，必故兴之；将欲取之，必故与之。"第 37 章说："无为而无不为。"第 40 章说："反者道之动。"第 55 章说："物壮则老。"第 58 章说："祸兮，福之所倚；福兮，祸之所伏。"凡此等等，都意味着老子充分注意到一切事物都包含着相互对立的两个方面，同时又指出了对立面之间的相互依存和相互转化关系。老子关于祸福相互转化的思想被《淮南子·人间训》演绎出"塞翁失马"的生动故事。董仲舒《春秋繁露·基义》提出"凡物必有合"的观点，说："凡物必有合。合，必有上，必有下，必有左，必有右，必有前，必有后，必有表，必有里，有美必有恶，有顺必有逆，有喜必有怒，有寒必有暑，有昼必有夜，此皆其合也。阴者阳之合，妻者夫之合，子者父之合，臣者君之合。物莫无合，而合各有阴阳。""君臣、父子、夫妇之义，皆取诸阴阳之道。君为阳，臣为阴；父为阳，子为阴；夫为阳，妻为阴。"班固《汉书·艺文志》提出了"相反相成"的概念，他在评价先秦诸子时说："其言虽殊，辟犹水火，相灭亦相生也。仁之与义，敬之与和，相反而皆相成也。"程颐则认为："消长相因，有上则有下，有此则有彼，有质则有文。"

春秋时期，著名政治家、思想家、外交家晏婴就曾借烹饪之喻向齐景公讲解"和"与"同"的辩证关系。景公告诉晏婴说，只有梁丘据（景公的宠臣）跟他"和"。晏婴否定了景公的说法：梁丘据一味地谄媚于你，你们之间怎么会有"和"呢？你们之间是"同"而非"和"。景公不明白"和"与"同"的差异，于是向晏婴请教。晏婴说，"和"就好比厨师做羹汤，将各种食物、调料进行烹调，这样就可以"济其不及，以泄其过"，既互相补充、调节，又保持各种食物的味道，成为一锅美味。如果像梁丘据那样，"君所谓可，臣亦说可""君所谓否，臣亦说否"，这是取消了对立面的"苟同"，是不问是非、一味迁就的"混同"，对于认识事物、治理国家有害而无益。所以孔子说："君子和而不同，小人同而不和。""和而不同"就包含着对立的统一或多元的统一。

二、辩证思维在中医中的应用

中医辩证思维来源于中国古代哲学，阴阳是中国古代哲学辩证思维的标志性概念和范畴，以《周易》为代表的"阴阳"辩证思维，深刻地说明了宇宙和人类社会事物的生成及变化的基本原理。中医学是在积累医药知识的基础上以中国古代朴素的唯物论和自发的辩证法思想，即气一元论、阴阳五行学说构建其理论体系的。阴阳学说于此得到了深刻的阐释和极大的丰富，如《素问·阴阳应象大论》说："阴阳者，天地之道也，万物之纲纪，变化之父母，生杀之本始，神明之府也。"《素问·阴阳应象大论》说："阴在内，阳之守也；阳在外，阴之使也。"指出阳以阴为基，阴以阳为偶；阴为阳守持于内，阳为阴役使于外，阴阳相互为用，不可分离。王冰注《素问·生气通天论》说："阳气根于阴，阴气根于阳，无阴则阳无以生，无阳则阴无以化。"这些都是中医关于阴阳概念的经典表述，揭示了阴阳二气相反相成、对立统一的运动是物质世界乃至生命活动发生、发展、变化的法则、纲领、规律和内在动力，并把阴阳具体化，论及人体的脏腑、气血、经络（三阴三阳）、内外、表里、上下、左右，论及生理气机的升降、出入，论及疾病的阴阳、表里、虚实、寒热、标本、深浅、顺逆、邪正，论及治疗的扶正祛邪、补虚泻实、正治反治以及药物的寒凉温热、升降浮沉。中医学认为，"人身不过表里，气血不过虚实。表实者，里必虚；里实者，表必虚；经实者，络必虚；络实者，经必虚，病之常也"。"邪气盛则实，精气夺则虚"；"阳盛则热""阴盛则寒"；"阴虚则热""阳虚则寒"，所以《素问·生气通天论》指出："凡阴阳之要，阳密乃固。两者不和，若春无秋，若冬无夏，因而和之，是谓圣度。"因而《素问·至真要大论》总结治疗的基本原则说："谨察阴阳所在而调之，以平为期……谨守病机，各司其属，有者求之，无者求之，盛者责之，虚者责之，必先五脏，疏其血气，令其调达，而致和平。"阴阳有余，则损其有余；阴阳不足，则补其不足，目的在于重建阴阳的平衡。

《素问·天元纪大论》说："动静相召，上下相临，阴阳相错，而变由生也。"阴阳的消长、转化是事物和现象发生、发展、变化的基本规律。中医把气的运动形式概括为升、降、出、入，一切有生之物都是在气的升、降、出、入中推动着生命的进程。《素问·六微旨大论》说："故高下相召，升降相因，而变作矣。""故非出入，则无以生长壮老已；非升降，则无以生长化收藏。是以升降出入，无器不有。"自然界的春、夏、长夏、秋、冬阴阳之气的升降出入运动，形成生、长、化、收、藏的变化。人体气的升降出入运动，形成生、长、壮、老、已的生命过程。人体生命过程就是一个动态的相对的平衡状态。

中医诊病有八纲辨证、六经辨证、三焦辨证、脏腑辨证、气血津液辨证、卫气营血辨证等，大多体现了辩证思维，其中以八纲辨证最能体现辩证思维的方法。八纲以阴阳为总纲，表、实、热为阳，里、虚、寒为阴，明代张景岳称"二纲六变"。八纲病证可互相兼见，如表寒里热、表实里虚、正虚邪实等。八纲病证可在一定条件下，向对立面转化，如阴证转阳、阳证转阴、由里出表、由表入里、由虚转实、由实转虚、热证变寒、寒证变热等。

中医治病的原则与方法建立辨证的基础之上，即所谓"辨证论治"。大凡所有的治则治法都充分体现了阴阳的辩证思维，诸如扶正祛邪、标本缓急、协调阴阳、正治反治等治则，寒者热之、热者寒之、虚则补之、实则泻之、阳病治阴、阴病治阳、热因热用、寒因寒用、通因通用、塞因塞用等治法。中医学认为，用药治病就是"以草木之偏性，攻脏腑之偏胜"（徐大椿《医学源流论》）。《汉书·艺文志》说："经方者，本草石之寒温，量疾病之浅深，假药味之滋，因气感之宜，辨五苦六辛，致水火之齐，以通闭解结，反之于平。"张景岳在《景岳全书·新方八略引》中说："善补阳者，必于阴中求阳，则阳得阴助而生化无穷；善补阴者，必于阳中求阴，则阴得阳升而泉源不竭。"张景岳还说过："凡阳虚多寒者，宜补以甘温，而清润之品非所宜；阴虚多热者，宜补以甘凉，而辛燥之类不可用。"这些都充分体现了对立统一的辩证思维。

中医学认为，人与自然是一个统一的整体，所谓"生气通天"，因此非常注重人体与自然的平衡关系，把人体与外部环境联系起来，要求按照自然界的变化规律，调控人的饮食起居和精神活动。这种辩证思维揭示了人体与自然的对立统一，也注意到了人体内部各器官以及人体的内与外、气与血的相互联系及其相互作用，并且注重对人体疾病进行辩证的诊断与治疗，从而确定了阴阳、内外、表里、虚实的辩证方法和"虚者补之、满者泄之"，"热者寒之、寒者热之"，"同病异治、异病同治"等治疗方法。中药里讲的"四气五味""升降浮沉"是这种辩证思维在中药学的具体应用。所以说，辩证思维在中医文化中是一以贯之的思维方法。

第五节 中 和 思 维

中和思维是观察、分析、处理各种关系所秉持的中正、和谐而摒弃偏执、对立的思维方法。它既是世界观，又是方法论；既是中国先民的智慧创造，也是华夏民族的文化认同，是中国传统文化中特色极为鲜明的原创思维。执两用中，执中致和，由"中"而"和"，由"和"而"生"，涵盖了历时的、线性的"和实生物"与共时的、网状的和谐共生。在万物化育生成、人生事业发展、社会秩序维系、人类未来生存等方面都有着超时空存在的永恒价值。

一、中和思维概述

尚中贵和的意识在中国古代早已有之，但在最初，"中"与"和"还没有连用成为一个词，虽然相互联系，但有着各自的意义界限。

《尚书·洪范》记载，殷商元老箕子向周武王讲述"建用皇极"之说，所谓"建极"，就是"立中"。"中"为指事字，甲骨文、金文字形，"中"像旗杆，上下有旌旗和飘带，旗杆正中竖立，本义是中心的位置。唐兰在《殷虚文字记》还做了进一步的详细阐述："此为徽帜，古时用以集众。盖古者庭宇有大事，聚众于旷地，先建中焉。群众望见中而趋附，群众来自四方，则以建中之地为中央矣。""建中"之意在于讲治理天下，"无偏无陂，遵王之义"；"无反无侧，王道正直"。《孟子·离娄下》记载孟子叙禹、汤、文、武之事："禹恶旨酒，而好善言；汤执中，立贤无方。"商汤王的独特之处在"执中"，也就是说"无偏无陂"是商汤理政的王道。《尚书·大禹谟》记载："人心惟危，道心惟微，惟精惟一，允执厥中。""允执厥中"已经成为远古社会政治的核心思想，"执中"已经成为中国最古老的政治观念。《文子·道原》曰："古者三皇，得道之统，立于中央，神与化游，以抚四方。"《鹖冠子·王铁》曰："天用四时，地用五行，天子执一，以居中央。"《荀子·大略》曰："欲近四旁，莫如中央，故王者必居天下之中，礼也。"《新书·属远》曰："古者天子地方千里，中之而为都。"

《周礼·地官·大司徒》云："以五礼防万民之伪，而教之中。"为了"防万民之伪"而"以五礼""教之中"。《晏子春秋·内篇问上十六》云："衣冠不中，不敢一入朝。"穿衣戴帽都得符合"中正"的规矩。甚至《荀子·天论》中提出："故道之所善，中则可从，畸则不可为。""中"成为人们行事之原则。《荀子·儒效》云："事行失中谓之奸事，知说失中谓之奸道。"吃饭穿衣、为人处世、天子之居处、国都之建造、国家之管理、天下之治理，凡事都考虑是否符合"中"的原则。《礼记·中庸》记载，子曰："舜其大知也与？舜好问而好察迩言，隐恶而扬善，执其两端，用其中于民，其斯以为舜乎！"舜之所以是"大知"圣人，就是因为他能"用中"。所以明代方孝儒《夷齐》说："圣人之道，中而已矣，尧、舜、禹三圣人为万世法，一'中'也。"古代君王之所以要"建中"，之所以"王者必居天下之中"，其目的在于建立政治、经济、文化中心，便于国家管理，标榜王道正直，倡导教民以中。"中国"一词的最早出现是在周成王五年的何尊铭文里的"宅兹中国"，铭文记载了周成王继承周武王的遗志，迁都被称为"成周"的洛邑，也就是今河南洛阳这一重要史实。之所以要迁都洛阳，是因为"洛者，天之中也"，符合古人"建中"的理念。《史记·周本纪》记载："成王在丰，使召公复营洛邑，如武王之意。周公复卜申视，卒营筑，居九鼎焉。曰：'此天下之中，四方入贡道里均。'"《资治通鉴·汉纪三》也记载："及成王即位，周公相焉，乃营洛邑，以为此天下之中也，诸侯四方纳贡职，道里均矣。"

"和"，首先需要说明的是，"和"的本义是"应和""唱和"，和平、和同、和乐、和声、和谐、和暖、和睦之"和"原本都写作"龢"。如《左传·襄公十一年》云："如乐之龢，无所不谐。"《说文解字》云："龢，调也。从龠禾声，读与和同。""龢"与"和"只是同音字而已，在字义上毫无瓜葛。段玉裁《说文解字注》解释"龢"字说："龢，调也。言部曰：调，龢也。此与口部和音同义别。经传多假和为龢。从龠禾声，读与咊同。"段玉裁《说文解字注》解释"盉"说："盉，乐龢也。盉训龢，龢训调，调训龢，三字为转注。盉、龢作谐和者，皆古今字变。""假和为龢"以后，习以为常，人们渐渐地多用"和"而遗忘了"龢"。《礼记·乐记》说："君子曰：'礼乐不可斯须去身。'"之所以"礼乐不可斯须去身"，是因为通过"礼乐"可以实现"中和"。《礼记·仲尼燕居》记载，子曰："夫礼所以制中也。"《论语·学而》云："礼之用，和为贵，先王之道斯为美。"礼乐教化的最终目的是为了实现"中"与"和"。《礼记·乐记》说："故乐者，天地之命，中和之纪，人情之所不能免也。"以音乐为中和之要领，可见，"和"之源出于乐。再到后来，还出现了"和"与"同"的论辩。《左传·昭公二十年》记载，齐侯（齐景公）至自田，晏子侍于遄台，子（梁丘据）犹驰而造焉。公曰："唯据与我和夫！"晏子对曰："据亦同也，焉得为和？"公曰："和与同异乎？"对曰："异。和如羹焉。水火醯醢盐梅以烹鱼肉，燀之以薪，宰夫和之，齐之以味，济其不及，以泄其过。君子食之，以平其心，君臣亦然。君所谓可而有否焉，臣献其否以成其可。君所谓否而有可焉，臣献其可以去其否。是以政平而不干，民无争心。故《诗》曰：'亦有和羹，既戒既平。鬷嘏无言，时靡有争。'先王之济五味，和五声也，以平其心，成其政也。声亦如味，一气，二体，三类，四物，五声，六律，七音，八风，九歌，以相成也。清浊，小大，短长，疾徐，哀乐，刚柔，迟速，高下，出入，周疏，以相济也。君子听之，以平其心。心平，德和。故《诗》曰：'德音不瑕。'今据不然。君所谓可，据亦曰可；君所谓否，据亦曰否。若以水济水，谁能食之？若琴瑟之专一，谁能听之？同之不可也如是。""和"与"同"之异在于，"和如羹焉"，"和"是由不同成分、不同元素之间所形成的协调相处的状态，这就是所谓"和而不同"，甚至是对立的统一；而"同"则是同一种成分的累积，正如晏婴所说的"以水济水"。

后来，人们逐渐认识到"中"与"和"之间的关系及其价值，古代文献中，多有"中"与"和"相对举的现象，如《中庸》说："喜怒哀乐之未发谓之中，发而皆中节谓之和，中也者天下之大本，和也者天下之达道。"《春秋繁露·循天之道》说："成于和，生必和也；始于中，止必中也。""中者，天下之所终始也；而和者，天地之所生成也。夫德莫大于和，而道莫正于中。""中"与"和"之间的关系，概括地说，"中"是"和"的基础和根源，"和"是"中"的存在和表现。司马光说："阴阳不中，则物不生；血气不中，则体不平；刚柔不中，则德不成；宽猛不中，则政不行。中之用，则至矣乎。""阴阳必得中然后能和，然后能育万物。""中"与"和"之间的逻辑关系和价值存在用一句话来表述，即执两用中，执中致和。执中，表示所采取的正确方法；致和，反映所实现的理想目标。"中和"一词最早见于《礼记·中庸》。云："致中和，天地位焉，万物育焉。"《春秋繁露·循天之道》说："是故能以中和理天下者，其德大盛；能以中和养其身者，其寿极命。""中之所为，而必就于和，故曰和其要也。""中者，天之用也；和者，天之功也。举天地之道，而美于和。""故仁人之所以多寿者，外无贪而内清净，心和平而不失中正，取天地之美，以养其身，是其且多且治。"这些论述从天地万物的生成，到健康长寿的养生，再到天下国家的治理，明确指出了"和"所具有的非常重要的意义与价值，并且进一步论述了"中"与"和"的关系。"中"是"和"的基础与路径，"和"是"中"的结果与目标。

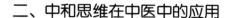

二、中和思维在中医中的应用

中医理论体系的构建离不开中国传统文化，中和思维是中医理论体系的重要方法论之一。中和思维在中医中的应用具体体现在中医的生命观、疾病观、诊疗观、养生观。

（一）中和思维与中医生命观

中医对生命的认知是基于中华民族传统文化产生的认识人体生命现象和疾病规律的一种医学。中国古代哲学认为，气是世界的本原物质，也是世界的本体。气分阴阳，阴阳是气的固有属性，而阴阳能够成为生命物质要素最终使生命得以形成的根本在于"和"。一切生命的形成和起源都根源于"阴阳和"。《庄子·田子方》说："至阴肃肃，至阳赫赫。肃肃出乎天，赫赫发乎地。两者交通成和而物生焉。"《荀子·天论》说："万物各得其和以生，各得其养以成。"《素问·上古天真论》说："阴阳和，故能有子。"

（二）中和思维与中医疾病观

既然生命源于"阴阳和"，那么阴阳失调就是产生疾病的关键所在。中和思维在中医病因学中的反映表现为"失中为病""失和为病"。《黄帝内经》认为，时气失常、情志过激、饮食失节、劳逸失度都属于失中的表现。《素问·六节藏象论》认为："未至而至，此谓太过，则薄所不胜而乘所胜也，命曰气淫……至而不至，此谓不及，则所胜妄行而所生受病，所不胜薄之也，命曰气迫。"阴阳失调，就会出现如《素问·阴阳应象大论》所说的"阴盛则阳病，阳盛则阴病；阳盛则热，阴盛则寒；阴虚则热，阳虚则寒；重寒则热，重热则寒"。甚至如《素问·生气通天论》所云"阴阳离决，精气乃绝"。"阴平阳秘"就是阴阳处于中和的状态，"阴阳离决"就是阴阳处于严重失和的状态。《素问·生气通天论》说："凡阴阳之要，阳密乃固。两者不和，若春无秋，若冬无夏。因而和之，是谓圣度。"《素问·调经论》说："血气不和，百病乃变化而生。"《素问·经脉别论》说："故春秋冬夏，四时阴阳，生病起于过用，此为常也。"《吕氏春秋·尽数》云："毕数之务，在乎去害。何谓去害？大甘、大酸、大苦、大辛、大咸，五者充形，则生害矣；大喜、大怒、大忧、大恐、大哀，五者接神，则生害矣；大寒、大热、大燥、大湿、大风、大霖、大雾，七者动精，则生害矣。故凡养生，莫如知本，知本则疾无由至矣。"太过的五味、太过的情志、太过的六气都是致病的罪魁祸首。这种"生病起于过用"的观点在《黄帝内经》的病因理论中占有很大的比例，成为中医病因学的基本观点和突出特点之一。"过用致病"大致包括饮食不节、饮食偏嗜、七情太过、劳逸过度、药物过用等。

（三）中和思维与中医诊疗观

中医防病治病的手段就是调和阴阳。在中医看来，在正常情况下，人体中阴阳两方面处于相对平衡状态。疾病的发生，从根本上说是阴阳的相对平衡被打破，即阴阳的偏盛偏衰代替了正常的阴阳消长。既然阴阳失调是疾病发生发展的根本原因，那么，调理阴阳，使失调的阴阳向着协调方面转化，恢复阴阳的相对平衡，则是中医治病的基本原则。不管是什么疾病，产生的原因是"阴阳失调"，中医治病就是调节阴阳的失衡，即调和阴阳。《道德经》："天之道，其犹张弓欤？高者抑之，下者举之；有余者损之，不足者补之。天之道，损有余而补不足。人之道，则不然，损不足以奉有余。"老子所谓的"天之道"成为中医治疗疾病的基本原则，"虚则补之，实则泻之"；"寒者热之，热者寒之"。《金匮要略》说："虚虚实实，补不足，损有余，是其义也。"

中医用药的原则在于中和。"中病即止""以平为期"可以说是中医治病的金科玉律，中医治病用药的原则是中庸，过与不及都非良策。关于"中病即止"，历代医家论述颇多，比如《伤寒论·辨可下病脉证并治》说："凡服下药，用汤胜丸，中病即止，不必尽剂也。"其实，不仅"下药"如此，汗、吐、下、和、温、清、消、补八法治病都不可过而失度。古人说金石药不可久服，主要是指房中术用金石药助欲耗精，助热发痈疽，要特别注意。刘禹锡《鉴药》明确指出："过当则伤和。"而且在中医典籍里屡屡见到以"中和"命名的药方，如《鸡峰普济方》卷二十的"中和汤"、《活幼心书》卷下的"中和汤"、《医方简义》卷三的"中和汤"，还有《李时珍传》中的"附子和气汤"。作为"医方之祖""医中之圣"的张仲景，不仅追求和践行着儒家的人格精神，同时也遵循着儒家"和"的思想理念，培元固本，在《伤寒杂病论》中，深植"和"之根柢。"和"字在《伤寒杂病论》中共出现 65 次，表现了医圣对生命和疾病的清晰认知。他屡屡提及"阴阳自和""营卫和""表里和""胃气和"等，如"问曰：病有不战不汗出而解者，何也？答曰：其脉自微，此以曾发汗，若吐、若下、若亡血，以内无津液，此阴阳自和，必自愈，故不战不汗出而解也。"（《伤寒论·辨脉法》）其中所说的"阴阳自和，必自愈"，简明而深刻地揭示了其中的意蕴，也表现了医圣治疗疾病的基本思路。仲景屡屡提出"和之""微和之""令胃气和"，如"发汗后恶寒者，虚故也。不恶寒，但热者，实也，当和胃气，与调胃承气汤"。"若腹大满不通者，可与小承气汤，微和胃气，勿令至大泄下"，等等。医家治病之要义在于调其不调、和其不和。朱丹溪称赞说："仲景诸方，实万世医门之规矩准绳也。仲景之书，载道者也。医之良者，引例类推，可谓无穷之应用。"其中可供"无穷之应用"的"规矩准绳"当是这一"和"的思想理念。《伤寒论》中的小柴胡汤为和解少阳之经典方，也是伤寒少阳证基本方，清代柯韵伯称为"少阳机枢之剂，和解表里之总方"。而在医圣张仲景的方药中常常可以看到中和思维的应用，正是因为仲景深谙本草之"偏性"及其配伍之后出现的反应和疗效，所以才有方的"合群之妙用"。清代医家王子接《绛雪园古方选注》说："桂枝汤，和方之祖，故列于首。""桂枝、甘草辛甘化阳，助太阳融会肌气；芍药、甘草酸甘化阴，启少阴奠安营血。姜通神明，佐桂枝行阳；枣泄营气，佐芍药行阴。一表一里，一阴一阳，故谓之和。"它深刻揭示了"和方之祖"桂枝汤的机理，即药物与药物之间的制衡关系。这种制衡关系，从哲学的高度来认识就是"和"。清代名医吴谦《医宗金鉴》说："以桂、芍之相须，姜、枣之相得，借甘草之调和，阳表阴里，气卫血营，并行而不悖，刚柔相济以为和也。"

仲景医道中的"和"还体现在"对药"的使用。对药，或称之为"药对"，是为了取得更好疗效而使用的成对相配的两味药，大多具有协同增效或抑制降效的作用。如果说方中多种药物的配伍是多元统一的话，那么对药的使用则是二元统一。在仲景方中，不乏仅有两味药组成的药方，可以说是现存最早的对药。在对药的使用中，除了少数具有协同增效（如同为辛温解表的荆芥与防风、同为治疗风湿疼痛的羌活与独活）外，其中大多是具有相对、相反药效的配对，体现了"以他平他"的"中和"思想，如左金丸中，以吴茱萸的温热之性对黄连的苦寒之性；如桂枝汤中，以白芍的敛阴止汗、补血养血之功对桂枝的发汗解表、通阳利水之性。或寒与热相配，或敛与散相配，或升与降相配，刚柔相济，表里相应。一言以蔽之，盖不出"阴阳和"之范围。所以，深得其中三昧者称之为"和剂"，宋代官修方书之所以命名《太平惠民和剂局方》，其中就凸显了"和"的思想理念。

（四）中和思维与中医养生观

《素问·四气调神大论》说："是故圣人不治已病治未病，不治已乱治未乱，此之谓也。夫病已成而后药之，乱已成而后治之，譬犹渴而穿井，斗而铸锥，不亦晚乎？""治未病"是中医的重要思想理念，"治未病"就是养生。《黄帝内经·素问》开篇《上古天真论》就从养生说起：（黄帝）乃问于天师曰："余闻上古之人，春秋皆度百岁，而动作不衰；今时之人，年半百而动作皆衰，时世异耶？人将失之耶？"岐伯对曰："上古之人，其知道者，法于阴阳，和于术数，食饮有节，起居有常，不妄作劳，故能形与神俱，而尽终其天年，度百岁乃去。今时之人不然也，以酒为浆，以妄为常，醉以入房，以欲竭其精，以耗散其真，不知持满，不时御神，务快其心，逆于生乐，起居无节，故半百而衰也。夫上古圣人之教下也，皆谓之虚邪贼风，避之有时，恬惔虚无，真气从之，精神内守，病安从来。是以志闲而少欲，心安而不惧，形劳而不倦，气从以顺，各从其欲，皆得所愿。故美其食，任其服，乐其俗，高下不相慕，其民故曰朴。是以嗜欲不能劳其目，淫邪不能惑其心，愚智贤不肖，不惧于物，故合于道。所以能年皆度百岁而动作不衰者，以其德全不危也。"深入分析，其中所言无外乎"中""和"。"食饮有节，起居有常，不妄作劳""形劳而不倦""嗜欲不能劳其目，淫邪不能惑其心"，从根本上说就是"中"；"法于阴阳，和于术数""恬淡虚无""精神内守""志闲而少欲""心安而不惧""气从以顺，各从其欲，皆得所愿""美其食，任其服，乐其俗，高下不相慕"，从根本上说就是"和"，包括心和、人和、天和。中医学认为，生命的本质是气，因此，从根本上说，养生就是养气。而养气的根本在养心，所谓"平心静气""心平气和"。养生的根本在"和"，不论是与心和、与人和，还是与天和，都是中和思维的具体化。

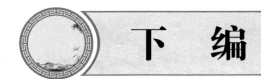

下　编

第八章　中医与河图、洛书

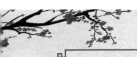

河洛文化是中华文明的源头，而河洛文化之得名除了河洛的地理区位之外，其根本所在应归之河图、洛书，因此河图、洛书就被称为中华文明的源头。这种根源性地位于中医体现得尤为突出，所以有人说，学中医始于阴阳，学阴阳始于周易，学周易始于图书。

第一节　河图、洛书概述

河图、洛书（图8-1）是中国古代流传下来的两幅神秘图案，堪称古今第一天书。传说称，上古伏羲氏时，洛阳东北孟津县境内的黄河中浮出龙马，背负"河图"，献给伏羲。伏羲依此而画成八卦，后为《周易》来源。又相传，大禹时，洛阳西洛宁县洛河中浮出神龟，背驮"洛书"，献给大禹。大禹依此治水成功，遂划天下为九州。又依此定九章大法，治理社会，流传下来收入《尚书》中，名《洪范》。在现在河南省孟津县有始建于南北朝的龙马负图寺，在河南省洛宁县有汉唐和清代的"洛出书处"古碑。对于民族文化历史传说的真实性可以存而不论，但对流传下来的真实存在不能视而不见。

根据龙马和神龟脊背上的图案整理而成的这两幅图案就是河图和洛书。河图、洛书给人们所看到的就是由黑白不同的圆点构成的图案，其中存在着奇妙的数理和思想。《周易·系辞上》说："是故天生神物，圣人则之；天地变化，圣人效之；天垂象，见吉凶，圣人象之；河出图，洛出书，圣人则之。"东汉班固《汉书·无行志》中说："《易》曰：'河出图，洛出书，圣人则之。'刘歆以为：'伏羲氏继天而王，受河图，则而画之，八卦是也；禹治洪水，赐洛书，法

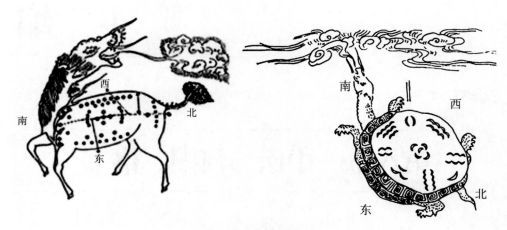

图 8-1 河图、洛书

而陈之，洪范是也。圣人行其道而保其真，河图、洛书，相为经纬；八卦、九章，相为表里。'"说明八卦出自河图（图8-2），《洪范》源于洛书。

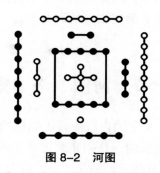

图 8-2 河图

对于河图，《周易·系辞上》说："天一地二，天三地四，天五地六，天七地八，天九地十。天数五，地数五，五位相得而各有合。天数二十有五，地数三十，凡天地之数，五十有五，此所以成变化而行鬼神也。"扬雄《太玄经》说："一六为水，二七为火，三六为木，四九为金，五十为土。一与六共宗，四与九同道，五与十相守。""一与六共宗而居乎北，二与七为朋而居乎南，三与八成友而居乎东，四与九同道而居乎西，五与五相守而居乎中。"至郑玄《易注》说："天地之气各有五，五行之次，一曰水，天数也；二曰火，地数也；三曰木，天数也；四曰金，地数也；五曰土，天数也。此五者阴无匹，阳无耦，故又合之。地六为天一匹也，天七为地二耦也，地八为天三匹也，天九为地四耦也，地十为天五匹也，二五阴阳各有合。"又曰："天一生水于北，地二生火于南，天三生木于东，地四生金于西，天五生土于中。布六于北方以象水，布七于南方以象火，布八于东方以象木，布九于西方以象金。"由是知天一生水，地二生火，天三生木，地四生金，天五生土，地六成水，天七成火，地八成木，天九成金，地十成土，此所谓"五位相得而各有合"也。一二三四五为生数，六七八九十为成数。据张惠言《周易郑氏注》卷下引郑玄注《系辞》说："天一生水于北，地二生火于南，天三生木于东，地四生金于西，天五生土于中。地六成水于北，与天一并；天七成火于南，与地二并；地八成木于东，与天三并；天九成金于西，与地四并；地十成土于中，与天五并也。"经过历代学者的研究，河图之象的数理关系得以揭示。

对于洛书（图8-3），汉徐岳《数术记遗》云："九宫算，五行参数犹如循环。"北周甄鸾注："九宫者即二四为肩，六八为足，左三右七，戴九履一，五居中央。"朱熹《易学启蒙》中说："《洪范》又明言天乃锡禹洪范九畴，而九宫之数，戴九履一，左三右七，二四为肩，六八为足，正龟背之象也。"洛书之象的数理关系得以揭示。

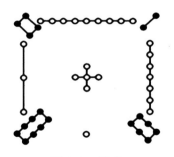

图8-3　洛书

与河图一样，由洛书之象构成的洛书之数也有诸多奇妙之处。其一，洛书共有 1 ~ 9 九个数，其阴阳和为 45，为五行天地万物生死存亡之数。其二，洛书横竖斜的数字相加皆为 15，也就是说，通过中心画直线连接起来的两个方位上的数相加的和是相等的。

河图与洛书的关系，一般认为，河图为体，洛书为用；河图主常，洛书主变；河图重合，洛书重分；方圆相藏，阴阳相抱，相互为用，不可分割。诚如汉代刘歆在《汉书·五行志》注云："河图、洛书相为经纬。"近代学者杭辛斋也认为"河图为体而中有用，洛书为用而中有体"。河图与洛书的重要区别在于阴阳之数在方位上的变化。这里仅阐述河图、洛书对于中医文化的意义。

第二节　河图、洛书对中医的影响

一、阴阳学说的源头

河图与洛书中黑白不同的圆点，白点为天数、阳数，黑点为地数、阴数。连在一起的白色的点都是奇数，奇数1、3、5、7、9为阳；连在一起的黑色的点都是偶数，偶数2、4、6、8、10为阴。不难看出，河图之象是黑白圆点组成的图案，由河图之象构成的河图之数有诸多奇妙之处。其一，河图共有1～10十个数，其阳数和为25，阴数和为30，阴阳数之和为55。其二，河图包含万物生成之数，天一生水，地六成之；地二生火，天七成之；天三生木，地八成之；地四生金，天九成之；天五生土，地十成之。张景岳《类经图翼·气数统论》说："河图以天一生水，一得五而六，故地以六成之而居北；地二生火，二得五而七，故天以七成之而居南；天三生木，三得五而八，故地以八成之而居东；地四生金，四得五而九，故天以九成之而居西；天以五生之，五得五为十，故地以十成之而居中，生数为主而居内，成数为配而居外，此则河图之定数也。"又说："河图之数，分生成数而言其全，以生数为主而以成数合之，故河图之位十而数凡五十五。"可见，河图黑白点数总共55个。白圈25个以应天，故"天数二十五"；黑圈30个以应地，故"地数三十"。洛书所呈现的结构是四正四隅，阳处四正，阴处四隅。阳为君而阴为臣，君居正而臣居侧。

二、五行学说的源头

从河图之象可以看出，由黑白不同的点在一起，形成了五个组合。其中，北方一白六黑，代表玄武星象，五行属水；南方七白二黑，表示朱雀星象，五行属火；东方三白八黑，表示青龙星象，五行属木；西方四黑九白，表示白虎星象，五行属金；中央五白十黑，表示勾陈星象，五行属土。由于"天本一而立，一为数源"，故而有了关于五行的最早顺序：水、火、木、金、土。《尚书·洪范》说："五行：一曰水，二曰火，三曰木，四曰金，五曰土。水曰润下，火曰炎上，木曰曲直，金曰从革，土爰稼穑。润下作咸，炎上作苦，曲直作酸，从革作辛，稼穑作甘。"《洪范》中的五行顺序应当是源于河图的。河图、洛书是五行之根源，河图为体，洛书为用。中五为轴，河图左旋，则水生木、木生火、火生土、土生金、金生水；洛书右转，则水克火、火克金、金克木、木克土、土克水。所以，清代江永《河洛精蕴》说："生克之理出于《图》

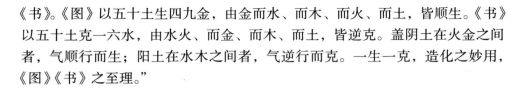

《书》。《图》以五十土生四九金，由金而水、而木、而火、而土，皆顺生。《书》以五十土克一六水，由水火、而金、而木、而土，皆逆克。盖阴土在火金之间者，气顺行而生；阳土在水木之间者，气逆行而克。一生一克，造化之妙用，《图》《书》之至理。"

三、平衡和谐的观念

从河图、洛书的结构和数理分析可以看出，其中蕴含着中和平衡的观念。

在河图中，以两个数字为一组，分成五组，以5、10居中，其余四组1、6，3、8，2、7，4、9依次均匀分布在四周。除中间一组数5、10之外，纵向或横向的四个数，其阴数之和等于阳数之和；五组数中都存在着等差关系，其差均为5，体现了阴阳的平衡与和谐。

在洛书中，无论纵向、横向还是对角线上，通过中心画直线相连的两个数之间存在着等和关系，其和都为10；通过中心画直线所连接的三个数中，处在中间的数字5与其两端的数字之间都存在着差的绝对值的相等关系，如纵向的|9−5|=|5−1|，横向的|7−5|=|5−3|，斜线上的|8−5|=|5−2|，|6−5|=|5−4|。同样体现了阴阳的平衡与和谐。

四、肾为先天之本的源头

河图之数分为生数（1、2、3、4、5）和成数（6、7、8、9、10），生数居于内，成数处于外，土居中央。生数也叫先天之数，五个生数分别与五行相对应，一曰水，二曰火，三曰木，四曰金，五曰土。《易纬·乾坤凿度》说："天本一而立，一为数源，地配生六，成天地之数，合而成性。天三地八，天七地二，天五地十，天九地四，运五行，先水次木生火，次土及金。"1为数之始，水为物之初，有1方有2、3、4、5，由1为生数之始，衍生出水为生命之源。《素问·上古天真论》说："肾者主水，受五脏六腑之精而藏之。"《素问·逆调论》说："肾者水脏，主津液。""肾为水脏"，肾主一身之水，肾为先天之本的理论源头概出于此。

五、脾胃为后天之本的源头

生数为先天之数，成数是后天之数，1、2、3、4、5五个生数分别得5而有6、7、8、9、10五个成数，生数赖有5方为成数，所以处于中央的5就成为后天之本。中医理论认为，脾胃于五行属土，所谓脾土，故脾胃为后天之本的理论源头概出于此。《素问·太阴阳明论》说："脾者土也，治中央，常以四时长四脏，各十八日寄治，不得独主于时也。"中医学认为，脾胃为后天之本，气血生化之源，关乎人体的健康，关乎生命的存亡。脱胎于母体的人的生存，主要靠脾胃供给营养。脾胃功能正常，饮食正常，则为身体健康提供了物质保障。饮食入于胃，然后通过脾气散精以布散全身，由此，四脏及全身皆赖脾脏运化的水谷精微，真可谓"目得之而能视，耳得之而能听，手得之而能握，足得之而能步，脏得之而能液，腑得之而能气"。李中梓《医宗必读·脾胃后天本论》说："脾何以为后天之本？盖婴儿既生，一日不食则饥，七日不食则肠胃涸绝而死。经曰：安谷则昌，绝谷乃亡。犹兵家之粮道也，饷道一绝，万众立散；胃气一败，百药难施。一有此身，必资谷气，谷入于胃，洒陈于六腑而气生，和调于五脏而血生，而人资之为生者也。故曰后天之本在脾。"李东垣《脾胃论》指出："脾胃内伤，百病由生。"

六、河图、洛书在中医诊疗中的应用

河图、洛书不仅为中医文化奠定了阴阳五行的基础，而且其数理观念也在中医临床的诊疗实践中得到应用，所以不明"图""书"之理，则不知古代医书之意。如《素问·阴阳别论》说："凡持真脉之脏脉者，肝至悬绝急，十八日死；心至悬绝，九日死；肺至悬绝，十二日死；肾至悬绝，七日死；脾至悬绝，四日死。"对于其中推算预见死期的依据，王冰注解释说："十八日者，为木金成数之余，金胜木而死也；九日者，为火水生成数之余，水胜也；十二日，为金火生成数之余，火胜金也；七日者，为水土生成数之余，土胜水也；四日者，为木生数之余，木胜土也。"

《素问·上古天真论》中详细记述了女子以七为期、男子以八为期的生理规律。唐宗海认为，"女子七岁""丈夫八岁"中的"七""八"两个数实际上是源于洛书之数。洛书配后天八卦，兑数七，艮数八。兑象少女，艮象少男，故以七、八起算。唐宗海以河图、洛书的数理揭示了《黄帝内经》"女七男八"的生理规律。

张仲景《伤寒论·辨太阳病脉证并治》说："病有发热恶寒者，发于阳也，无热恶寒者发于阴也。发于阳七日愈，发于阴六日愈，以阳数七、阴数六故也。"其中推算预测的依据是什么？柯韵伯运用河图数理解释说："寒热者，水火之本体；水火者，阴阳之征兆。七日合火之成数，六日合水之成数，至此则阴阳自和，故愈。"

中医的方药配伍也运用了河图、洛书的数理观念。例如六一散，又名益元散，也叫天水散，方中二药滑石、甘草之比例为 6：1，六一散因此而得名，取"天一生水，地六成之"之义。小柴胡汤中柴胡、黄芩之比为 8：3，三八东方属木主肝，取和解少阳之义。清代名医金理在《医原图说》中讨论颇多，

《六味地黄丸图》下说："六味地黄丸，先天之主药；补中益气汤，后天之主药；逍遥散，和解治郁之主药；四君子汤，补气之主药；四物汤，补血之主药，合之为八珍，气血并补之主药。此数方皆合河图、洛书之旨，故治病有奇功，欲识古人制方深意，必须细心静会，始得其中固有之妙理。"并具体论述六味地黄丸说："名曰六味而君地黄，补还先天也，加味亦必法洛书。"他认为六味地黄丸具有补养先天之本的功效，对其加减必须要取法于洛书。六味地黄丸的功效为滋阴补肾，是最具代表性的一个经典组方。六味地黄丸出自北宋钱乙所著的《小儿药证直诀》，方药本于张仲景《金匮要略》中的八味肾气丸。八味肾气丸原是治疗肾气虚证，尤其是肾阳虚证的基本方剂。钱乙改造八味肾气丸，减去附子、肉桂二味，用于幼儿之纯阳之体，以补先天之精，助其发育。

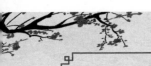

第九章　中医与易学文化

易学文化是基于《易经》而形成的研究天地万物运行规律及其相互关系的义理之学，是中国古代思想智慧的结晶。《易经》被誉为"大道之源"，《汉书·艺文志》说："盖五常之道，相须而备，而《易》为之源。"儒家称之为"群经之首"，道家称之为"三玄之冠"，它对中国文化产生了深远的影响。《四库全书总目提要·易类小序》说："《易》道广大，无所不包，旁及天文、地理、乐律、兵法、韵学、算术，以逮方外之炉火，皆可援《易》以为说。"就是说，《周易》是所有学科和专业领域的源头活水，任何学科和专业都可以援引《周易》来阐释自己的理论学说。著名医家孙思邈说："不知易，不足以言太医。"著名贤相虞世南说："不学易，无以为将相。"著名哲学家冯友兰先生说："一部《周易》，就是中华民族精神的现象学。"德国哲学家黑格尔说："《易经》代表了中国人的智慧。"美国哲学家卡普拉说："可以把《易经》看成是中国思想和文化的核心。权威们认为它在中国二千多年来所享有的地位只有其他文化中的《吠陀》和《圣经》可以相比。它在二千多年中，保持了自己的生命力。"世界著名科学史学家李约瑟博士说："《易经》对自然界的推究和洞察完全可与亚里士多德以前的希腊思想相媲美，而且成为整个中国科学的基础。"瑞士著名心理学家、精神分析学之父荣格说："谈到世界人类智慧宝典，首推中国的《易经》。"著名美籍华人学者、世界著名哲学家成中英说："我们说《易》是中国哲学与中国文化的原点和源头活水也不为过。"高岛吞象是日本明治维新时期的易学大师，在日本素有一代"易圣"之称，他说："《易》之为书，儒者千百人中，能讲之者，仅不过二三辈，而犹不能通晓者。""今世形而下肉体之便利日益进，而不能安形而上之心，则如何而得称真之文明开化乎？而其进文明开化之方，不在欧美各邦形而下之穷理，在东洋形而上之道，其载道之书，实以《周易》最也。《易》者，道德之本原也。"《周易》赢得了古今中外学者的高度赞誉。

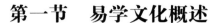

第一节　易学文化概述

易学是以《易经》为核心，从解释《周易》经、传出发并阐释其思想在不同领域中的运用与实践而形成的一个庞大的学术思想体系。自商周时期《易经》的成书，到春秋时期孔子为《易经》作注释而成《易传》，之后又经历代先哲们的不断研究与拓展，易学文化形成了一个庞大的思想体系。然而，学习易学文化还必须始于基本的知识和理论。

一、《周易》的来历

《周易》之名最早见于《左传》。《左传·庄公二十二年》载："周史有以《周易》见陈侯者。"《左传·昭公七年》载："孔成子以《周易》筮之。"由此可见，在春秋或者更早的时代，就已经有了《周易》的书名。《周礼·春官宗伯》载："（太卜）掌三易之法，一曰连山，二曰归藏，三曰周易。其经卦皆八，其别皆六十有四。"这就是说，《周易》是始于古代的卜筮。《山海经》和郑玄的《易赞》《易论》均认为三易分别为三代之易，因此《周易》就是周代的《易经》，就是周朝的卜筮之书。因《连山易》《归藏易》早佚，故称"易"一般都是指《周易》。郑玄《易赞》说："夏曰《连山》，殷曰《归藏》，周曰《周易》。"据说《连山》以艮卦为首，《归藏》以坤卦为首。唐代孔颖达《周易正义》云："又文王作《易》之时，正在羑里，周德未兴，犹是殷世也，故题周别于殷，以此文王所演故谓之周易。其犹周书、周礼，题周以别余代。"

《汉书·艺文志》说："人更三圣，世历三古。"颜师古注云："伏羲为上古，文王为中古，孔子为下古。"根据历史传说，《周易》是由伏羲氏、周文王、孔子相继创作而成的。马端临《文献通考·经籍考》云："昔伏牺氏始画八卦，以通神明之德，以类万物之情，盖因而重之为六十四卦。及乎三代，是为《三易》。夏曰《连山》，殷曰《归藏》，周文王作《卦辞》，谓之《周易》。周公作《爻辞》，孔子为《彖辞》《象辞》《系辞》《文言》《序卦》《说卦》《杂卦》，谓之《十翼》。班固曰：'孔子晚而好《易》，读之，韦编三绝，而为之传。'"

（一）上古由伏羲氏画八卦

《周易·系辞下》记载："古者包牺氏之王天下也，仰则观象于天，俯则观法于地。观鸟兽之文与地之宜，近取诸身，远取诸物，于是始作八卦，以通神明之德，以类万物之情。"《太平御览·卷九·王自年拾遗记》说："伏羲坐于方坛之上，听八风之气，乃画八卦。"《周易·系辞上》说："天生神物，圣人则之；天地变化，圣人效之；天垂象，见吉凶，圣人象之；河出图，洛出书，圣人则之。《易》有四象，所以示也。系辞焉，所以告也；定之以吉凶，所以断也。"司马迁《史记·太史公自序》云："余闻之先人曰：伏羲之纯厚，作易八卦。"班固《汉书·律历志》云："伏羲画八卦。"古人多持此说。伏羲所画的八卦，对中华文化作出了巨大的贡献。后来八卦理论被应用到各个领域中，中华文化在八卦理论的基础上，逐渐发展繁荣。古人评价伏羲画卦是"一画开天，文明肇启"。伏羲画八卦，开启了中华文明的第一缕曙光。

（二）中古文王演周易

姬昌在殷纣王时期为西伯，建国于岐山之下，倡导笃仁、敬老、慈少、礼贤下士的社会风气，积善行仁，政化大行，使其所辖之地的社会经济得到很大发展。益行仁政，天下诸侯多归从。因崇侯虎向纣王进谗言，而被囚于羑里，后得释归。子周武王有天下后，追尊为周文王，为诸侯所拥戴。就在殷纣王一怒之下将他囚禁在羑里之时，文王日思夜想，终于将八卦推演成六十四卦，并作成卦辞、爻辞。《周易·系辞》说：《易》之兴也，其当殷之末世，周之盛德耶？当文王与纣之事耶？"《易》之兴也，其于中古乎？作《易》者，其有忧患乎？"《史记·太史公自序》说："西伯拘羑里，演《周易》。"《史记·周本纪》说："西伯盖即位五十年，其囚羑里，盖益《易》之八卦为六十四卦。"文王在伏羲先天八卦的基础上，研究出后天八卦，继之又推演出六十四卦更为缜密的系统，探究阴阳消息之妙，而后谓之《周易》。

（三）下古孔子作易传

孔子周游列国，四处碰壁，碰壁的结果使之信命，所谓"五十而知天命"，所以50岁时开始学《易》，开始学习这部卜算命运的书。帛书《要》篇记载："夫子老而好《易》，居则在席，行则在囊。"《史记·孔子世家》说："孔子晚而喜《易》，序《彖》《系》《象》《说卦》《文言》。读《易》，韦编三绝，曰：假我数年，若是，我于易则彬彬矣。"《汉书·儒林传》说，孔子："盖晚而好《易》，读之韦编三绝，而为之传。"《汉书·艺文志》云："孔子为之《彖》《象》《系辞》《文言》《序卦》之属十篇。"孔子所做的《易传》使得《易经》这部卜筮之书成为哲学之书。

二、"周易"释名

关于《周易》命名之义，古人对此众说纷纭，莫衷一是。要了解这一问题，首先需要说明"三易"，据《周礼·太卜》记载："太卜……掌三易之法，一曰《连山》，二曰《归藏》，三曰《周易》。其经卦皆八，其别皆六十有四。"关于"三易"命名之义主要观点有两种。郑玄在《易赞》中说："夏曰《连山》，殷曰《归藏》，周曰《周易》。"又说：《连山》者，象山之出云，连连不绝；《归藏》者，万物莫不归藏于其中；《周易》者，言易道周普无所不备。"郑玄的这一段话里就有两个层面的意思，一层意思是说"周"是夏商周的"周代"；另一层意思是说"周"是"周遍、周备、无所不备"，就是《系辞》中所说的"变动不居，周流六虚"。唐人孔颖达在《周易正义》序文中说："案《世谱》等群书，神农一曰连山氏，亦曰列山氏，黄帝一曰归藏氏。既连山、归藏并是代号，则《周易》称'周'，取岐阳地名。"这就是说，《周易》之"周"是一个代号，或指周朝，或指周地，总之都与周文王有关。这种说法影响很大。这是"周"的意思。按《周礼·太卜》唐代贾公彦注疏，《连山》以《艮》卦为六十四卦之首，艮为山，故称《连山》。《归藏》以《坤》卦为六十四卦之首，坤为地，万物以地致养，又回到地中去，因此，郑玄说："《归藏》言万物莫不归藏于其中。"《周易》以《乾》卦为六十四卦之首，乾为天，"易"字又为日月。所谓《周易》者，即日月之道普照周天。故郑玄说："《周易》者，言易道周普，无所不备。"

然后再说《周易》的"易"。《易纬·乾坤凿度》云："易名有四义，本日月相衔。"郑玄说："易者，日月也。"《说文解字》引秘书说曰："日月为易，象阴阳也。"《参同契·乾坤设位章》云："日月为易，刚柔相当。"《系辞》说："《易》者，象也。"又说："在天成象，在地成形。"这就是说，《周易》的"易"是用"日月"之象来表示阴阳，所谓"日月者，阴阳之精"。《周易·系辞上》说："阴阳之义配日月。"《周易·系辞下》说："日往则月来，月往则日来，日月相推而明生焉。"日月相推，产生白昼与黑夜，正是阴阳变化的实质表现。黑与白、日与月都是阴阳之象。《二程集》说："日月，阴阳之精气耳，唯其顺天之道，往来盈缩，故能久照而不已。得天，顺天理也。四时，阴阳之气耳，往来变化，生成万物，亦以得天，故常久不已。"

郑玄《易赞》《易论》说："易含三义，易简一也，变易二也，不易三也。"所谓"易简"，就是简易，就是指《周易》能够高屋建瓴、执简驭繁的特点，以阴阳为"套子"，而套尽天地万物；所谓"变易"，就是运动变化，说明《周易》揭示了天地万物运动变化的各种现象和规律；所谓"不易"，就是不变，是指天地万物运动变化的特点和规律是不变的。

在了解了古代学者关于"周易"的释义以后，概括起来，所谓"周易"就是讲一切事物周而复始的运动变化规律。孔颖达《周易正义》阐释说："夫'易'者，变化之总名，改换之殊称，自天地开辟，阴阳运行，寒暑迭来，日月更出，孚萌庶类，亭毒群品，新新不停，生生相续，莫非资变化之力，换代之功。然变化运行，在阴阳二气，故圣人初画八卦，设刚柔两画，象二气也；布以三位，象三才也。谓之为'易'，取变化之义。"《周易》就是要从天地万物

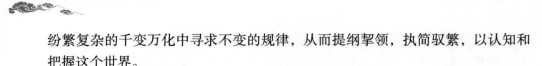

纷繁复杂的千变万化中寻求不变的规律，从而提纲挈领，执简驭繁，以认知和把握这个世界。

三、《周易》的构成

《周易》可分为"经"（《易经》）和"传"（《易传》）两大部分。《易经》分为上经和下经，上经三十卦（自乾、坤至坎、离）、下经三十四卦（自咸、恒至既济、未济），共六十四卦。六十四卦都有卦画符号系统和卦爻辞文字系统两部分，包括六十四卦的卦符（又叫卦画）、卦名，六十四条卦辞，三百八十六条爻辞。《易传》包括《彖传》《象传》《文言》《系辞传》《说卦传》《序卦传》和《杂卦传》七个部分，由于《彖》《象》《系辞》都分上下篇，所以共有十篇，称为"十翼"，又称《周易大传》。

（一）爻

"爻"是最基本的卦画符号，"爻"分阳爻"—"和阴爻"--"。在《易经》中原本没有"阴阳"二字，数百年后的《易传》才把"—"叫阳爻，把"--"叫阴爻。八卦是以阴阳符号反映客观现象的。关于二爻的本义，有多种看法。有人认为，"爻"，皎也。一指日光，二指月光，三指交会（日月交会投射）。"爻"代表着阴阳气化，由于有"爻"之动而有卦之变，故"爻"是气化的始祖。"—"性刚属阳，"--"性柔属阴。万物的性能即由这阴阳二气演化而来。有人认为，"—"代表男性生殖器，"--"代表女性生殖器。

爻是构成卦的基本元素。卦的变化取决于爻的变化，所有的卦都是爻变化的结果（六十四卦，三百八十四爻），故爻表示交错和变动的意义。《说文解字》："爻，交也。象《易》六爻，头交也。"会意。凡从爻之字，皆错杂意。《周易·系辞上》云："爻者，言乎变者也。""六爻之动，三极之道也。"韩康伯注："爻各言其变也。"汉语词汇有"爻错"（交叉错杂）、"爻变"（即变卦）。我们可以综合古人不同侧面的解释，把爻的意义概括为交错变化，或阴消阳长，或阴长阳消，阴阳总是在消长变化之中，这是天地自然不变的规律，正如寒暑易节、昼夜更替等现象。

爻题是爻的名称，也可以称为爻名。爻题由爻性和爻位组合而成。爻性，就是指爻的阴阳属性，其中以"九"称阳爻，以"六"称阴爻。爻位是指爻在卦中的位置，每一卦的六个爻，根据从下往上的顺序，依次记作初、二、三、四、五、上。于是就有了爻题初九、九二、九三、九四、九五、上九，初六、六二、六三、六四、六五、上六。一个卦的六个爻从初爻到上爻依次递进，体现了事物从低级向高级生长变化的发展规律。如乾卦，从初九"潜龙勿用"、九二"见龙在田"、九三"终日乾乾"、九四"或跃在渊"，到九五"飞龙在天"，再到上九"亢龙有悔"，揭示了在不同时位的不同的行为特征。

《周易·系辞下》说："《易》之为书也，原始要终，以为质也。六爻相杂，唯其时物也。其初难知，其上易知，本末也。初辞拟之，卒成之终。若夫杂物撰德，辩是与非，则非其中爻不备。噫！亦要存亡吉凶，则居可知矣。知者观其象辞，则思过半矣。二与四同功而异位，其善不同；二多誉，四多惧，近也。柔之为道，不利远者；其要无咎。其用柔中也。三与五同功而异位，三多凶，五多功，贵贱之等也。其柔危，其刚胜耶？"后人据此而概括出解释《易经》六十四卦卦爻的一个通例，叫作："初难知，上易知，二多誉，五多功，三多凶，四多惧。"结合乾卦来看，正是因为"初难知"，所以才要"潜龙勿用"，犹言当对未来感到迷茫的时候，就潜下心来踏踏实实做好当下的事情；由于在初爻阶段的潜心务实，所以才有九二爻的"见龙在田"而"二多誉"；由于"二多誉"，大多会出现小成即满，所以九三爻就戒之以"终日乾乾、夕惕若"，唯此才"厉无咎"，才能够在"三多凶"的时位化险为夷，持续发展；加之九四爻的积极踊跃，力克"四多惧"的时艰，"进无咎也"，而进入九五爻"飞龙在天"这一人生和事业的巅峰时期。

卦的六爻之间存在着乘承比应的关系。凡是两个相邻的爻称作比，比是比邻、相近的意思。乘与承是相邻两爻的关系。承是下对上的承接关系，乘是上对下的乘凌关系。一般地说，阳爻乘阴爻、阴爻承阳爻为顺；阴爻乘阳爻、阳爻承阴爻为逆。应是对应、应合的意思，每个六爻卦都是由两个三爻卦上下重叠而成，下面的三爻称为内卦，上面的三爻称为外卦，而内卦三爻与外卦三爻之间存在着相应关系：初爻与四爻相应，二爻与五爻相应，三爻与上爻相应。其中，异性之爻相应为顺，同性之爻相应为逆。

每一爻在卦象中所处地位以及同其他各爻的关系，除了乘承比应的关系以外，还表现出正与不正、中与不中的关系。所谓"正与不正"，也称当位与失位，意思是说，阳爻处阳位、阴爻处阴位则为当位，为正；否则就是失位，就是不正。所谓"中与不中"，也称守中与失中，意思是说，看其是否处在内卦与外卦的中间，处在中间的就好。如乾卦的第二爻和第五爻，一个"多誉"，一个"多功"，之所以都好，就是因为它们都"守中"。而"多功"应当比"多誉"更好，其中的原因在于九五爻既中且正，而九二爻虽中不正。所以《中庸》说："故君子尊德性而道问学，致广大而尽精微，极高明而道中庸。"冯友兰先生认为，"极高明而道中庸"是中国哲学的基本精神，是理想人格的最高境界，是处理天人关系的最高原则。

（二）八卦

八卦是最基本的卦，又称为八经卦。八卦就是宇宙之间 8 种事物的代表。

乾（☰）、坤（☷）、震（☳）、巽（☴）、坎（☵）、离（☲）、艮（☶）、兑（☱）。其中两两相对，反映事物之间的联系。

八卦的产生，《周易·系辞下》说："古者包牺氏之王天下也，仰则观象于天，俯则观法于地，观鸟兽之文与地之宜，近取诸身，远取诸物，于是始作八卦。"将天、地、水、火、山、泽、风、雷8种物质以8种符号表示，用以记事。《周易·系辞上》说："是故《易》有大极，是生两仪，两仪生四象，四象生八卦。"如表9-1所示，自下而上，一分为二，太极动而生阳，静而生阴，最终生成八卦。

表9-1 八卦的产生

坤八	艮七	坎六	巽五	震四	离三	兑二	乾一
☷	☶	☵	☴	☳	☲	☱	☰
太阳（四）		少阳（三）		少阴（二）		太阳（一）	
⚏		⚎		⚍		⚌	
阴				阳			
⚋				⚊			
太 极							

为了便于记忆，古人根据八卦卦象的特征编成八卦取象歌："乾三连，坤六断，震仰盂，艮覆碗，离中虚，坎中满，兑上缺，巽下断。"（朱熹《周易本义·八卦取象歌》）

八卦有先天八卦（伏羲八卦）和后天八卦（文王八卦）之分。

所谓先天八卦和后天八卦，其理论根据都源于《周易·说卦传》，关于两者的不同功用，邵雍《皇极经世书》说："先天乃对待之体，易之本也；后天乃流行之用，尽变化之能事。"就两者之间的关系，邵雍说："先天非后天，则无以成其变化；后天非先天，则不能以自行也。""先天所以涵后天之用，后天所以阐先天之体。"就是说，先天八卦，体现自然之象，是《易》学之根本；后天八卦，具有运用之妙，体现《易》学的功用。先天八卦离开后天的体系，就缺少了穷尽世间变化之理的途径；后天八卦没有先天的体系则短少了立足的根本。先天八卦和后天八卦的重要区别在于方位的不同。如图9-1、图9-2所示。

所谓"先天乃对待之体"就是指先天八卦图中通过中心画直线连接起来的两个卦之间构成对立统一的关系。从图中可以看出，相对的两个卦存在着相同爻位上的爻性刚好相反。八卦分为乾坤、震巽、坎离、艮兑四对，所代表的自然现象天地、雷风、水火、山泽也都在空间上存在着阴阳对峙的关系。所以有人称先天八卦是空间八卦，用以描述山川地形。《说卦》称为："天地定位，山

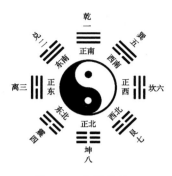

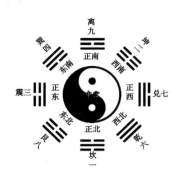

图 9-1　先天八卦　　　　　　　　　图 9-2　后天八卦

泽通气，雷风相薄，水火（不）相射，八卦相错。"乾南而坤北，以定上下之位；艮居西北，而兑居东南，故曰"山泽通气"；震居东北，而巽居西南，故曰"雷风相薄"；离东而坎西，故曰"水火（不）相射"；而"八卦相错"，意思是说阴阳的对待存在关系，有对待之象，则有交感之情，自有变化之效，此八卦之妙用，是万物之所以化生的根源。

　　所谓"后天乃流行之用"指的是后天八卦形成周期循环，是从四时的推移，万物的生长收藏得出的规律。《说卦》云："帝出乎震，齐乎巽，相见乎离，致役乎坤，说言乎兑，战乎乾，劳乎坎，成言乎艮。"比如，在一年二十四节气中，有立春、立夏、立秋、立冬、春分、秋分、夏至、冬至八个节气在季节转换中最为重要，古人把这八个节气与后天八卦建立对应关系：震卦与春分、巽卦与立夏、离卦与夏至、坤卦与立秋、兑卦与秋分、乾卦与立冬、坎卦与冬至、艮卦与立春，或云"帝"就是太阳，后天八卦则代表了太阳在一日之内的巡行。这样，后天八卦也就形成了循环往复的周期性运行。所以有人称后天八卦是时间八卦，用以描述昼夜更替、四季轮回的时间规律，并从天道轮回进而推演人生、社会等万事万物兴衰更替的演变规律。

（三）六十四卦

　　八个三爻卦（经卦）各自重叠以后，变成八个六爻卦（复卦），处在下面的三爻卦是内卦（又称下卦），处在上面的三爻卦是外卦（又称上卦）。每一个复卦再变出七个卦。卦的演变分这样几个步骤：第一步本体卦，第二步初爻变，第三步第二爻变，第四步第三爻变，第五步第四爻变，第六步第五爻变，第七步第四爻变回原爻，第八步内卦变回本体卦。如乾卦的变化：乾为天，天风姤，天山遁，天地否，风地观，山地剥，火地晋，火天大有。需要特别注意第七步和第八步两变，第七步变出来的卦称之为"游魂卦"，第八步变出来的卦叫"归魂卦"。以此类推，这样就有了六十四卦。演变的过程见表 9-2。

表9-2 六十四卦演变过程

八宫	上世	一世	二世	三世	四世	五世	游魂	归魂
乾宫	乾为天	天风姤	天山遁	天地否	风地观	山地剥	火地晋	火天大有
兑宫	兑为泽	泽水困	泽地萃	泽山咸	水山蹇	地山谦	雷山小过	雷泽归妹
离宫	离为火	火山旅	火风鼎	火水未济	山水蒙	风水涣	天水讼	天火同人
震宫	震为雷	雷地豫	雷水解	雷风恒	地风升	水风井	泽风大过	泽雷随
巽宫	巽为风	风天小畜	风火家人	风雷益	天雷无妄	火雷噬嗑	山雷颐	山风蛊
坎宫	坎为水	水泽节	水雷屯	水火既济	泽火革	雷火丰	地火明夷	地水师
艮宫	艮为山	山火贲	山天大畜	山泽损	火泽睽	天泽履	风泽中孚	风山渐
坤宫	坤为地	地雷复	地泽临	地天泰	雷天大壮	泽天夬	水天需	水地比

在六十四卦中，有十二个卦突出地表现了阴阳消长变化的规律，习惯上把这十二个卦称为十二消息卦，也称十二辟卦。如图9-3所示。

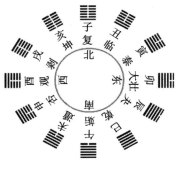

图9-3 十二辟卦

从图9-3可以看出，复、临、泰、大壮、夬、乾、姤、遁、否、观、剥、坤这十二个卦，分别与十二地支相对应，反映了一天十二个时辰和一年十二个月阴阳消长变化的规律。从地雷复卦可以看到"子时一阳生"和"冬至一阳生"，从复卦到乾卦是阳长阴消的过程；从天风姤卦可以看到"午时一阴生"和"夏至一阴生"，从姤卦到坤卦是阴长阳消的过程。十二消息卦中所谓的"消"和"息"都是对阳而言，阳长阴消的六个卦是"息卦"，阴长阳消的六个卦是"消卦"。十二消息卦与十二地支、一日十二辰、一年十二月及二十四节气构成对应关系。如表9-3所示。

表9-3 十二消息卦与十二地支、一日十二辰、一年十二月及二十四节气构成的对应关系

卦名	坤		复		临		泰		大壮		夬	
卦象	䷁		䷗		䷒		䷊		䷡		䷪	
农历月份	十月		十一月		十二月		正月		二月		三月	
节气	立冬	小雪	大雪	冬至	小寒	大寒	立春	雨水	惊蛰	春分	清明	谷雨
时辰	亥		子		丑		寅		卯		辰	
卦名	乾		姤		遁		否		观		剥	
卦象	䷀		䷫		䷠		䷋		䷓		䷖	
农历月份	四月		五月		六月		七月		八月		九月	
节气	立夏	小满	芒种	夏至	小暑	大暑	立秋	处暑	白露	秋分	寒露	霜降
时辰	巳		午		未		申		酉		戌	

（四）《易传》

《易传》是孔子对《易经》的解释，包括七个部分十篇文字，又称"十翼"。

1.《象传》

《象传》又称《彖辞》《彖辞传》，是用以解释卦义的，不涉及爻义，包括以义理、德行释卦义，以爻位释卦义，以形象释卦义等。

2.《象传》

《象传》又称《象辞》《象辞传》，是用以解释卦象、爻象的。解释卦象的为《大象传》，解释爻象的为《小象传》，所谓"大象解卦，小象解爻"。《大象传》共有六十四条，每条分两句。前一句通过分析卦象解释卦名，后一句讲"君子"等观象而得到启示。《小象传》共有三百八十六条。《大象传》主要采用取象法，《小象传》则主要采用爻位法和取义法，以解释爻象。《周易·系辞下》说："是故《易》者，象也；象也者，像也。彖者，材也；爻也者，效天下之动者也。是故吉凶生而悔吝著也。"其中论及象、彖、爻三个概念，象和爻的意思很明确，就是相似、仿效之意，唯独"彖者，材也"，不大容易理解，或认为彖指断一卦之义的《彖传》，指《彖》是判断的意思。《周易正义》引褚氏、庄氏并说："彖者，断也，断定一卦之义。"（唐·李鼎祚《周易集解》卷十五引刘献注略同）意指《彖》是说明论断一卦之卦理、卦义的。宋·朱熹《周易本义》说："《彖》言一卦之材。"或认为彖辞是总说一卦的才德，包括卦体、卦德、卦变、卦象、卦义。晋·韩康伯注："材，才德也。彖言成卦之材以统卦义也。"（《周易正义》卷八）唐·孔颖达疏："谓卦下彖辞者，论此卦之材德也。"（同上）或认为彖指一卦之象，意为彖是阐述象的。《周易·系辞上》云："彖者，言乎象者也。"孔颖达疏："言说乎一卦之象。"（《周易正义》卷七）从原文上下语境来看，象、彖、爻的意思应该是相近的，都有相似、仿效之意，这就是说《周易》是一套象的体系。《周易》有解卦之大象，有解爻之小象，还有太极图、河图、洛书、先天八卦图、后天八卦图，都是象，都是比拟和反映天地阴阳之道变化的象。象就是比拟，模拟，相似，仿效的意思。宋·朱震在《汉上易传》卷一说："彖者，象也。有卦象，有爻象。""象也者，言乎象者也，言卦象也。"就是说，彖也是解释象的，包括卦象和爻象。

《周易·系辞下》说："古者包牺氏之王天下也，仰则观象于天，俯则观法于地，观鸟兽之文与地之宜，近取诸身，远取诸物，于是始作八卦，以通神明之德，以类万物之情。"这就是说，伏羲画八卦是始于观象（八卦之象确实是对自然现象的描绘），而且建立事物之间的联系也是取象，"近取诸身，远取诸物"，以至于"八卦成列，象在其中矣"。卦也是象，爻也是象，"爻也者，效此者也。象也者，像此者也"。《周易·系辞上》说："是故夫象，圣人有以见天下之赜，而拟诸其形容，象其物宜，是故谓之象。"象是圣人揭示天下奥秘的媒介和方法，之所以要用象作为媒介和方法，孔子解释得非常清楚。"子曰：'书不尽言，言不尽意。'然则圣人之意，其不可见乎？子曰：'圣人立象以尽意，设卦以尽情伪，系辞焉以尽其言。变而通之以尽利，鼓之舞之以尽神。'"古人是根据自然界的客观现象，观天象，识物象，然后总结出一套认识自然的知识和规律。古人说"易乃象外无辞"；"万物悬象以明，象外无辞，以象言事"。所谓"象外无辞"指的是《周易》中所有的卦、爻、辞都是从卦象、爻象的组合变化中来的。没有一个字、一个词的含义不包含在卦象、爻象的组合变化之中。

正是基于《周易》本身的"以象言事""象外无辞"，所以也就自然而然地有了解经的取象法。所谓取象的方法，即将卦爻所象征的各种事物之象寻找出来，然后用这种事象、物象解释卦、爻、辞，以此证明卦、爻、辞（文字）与卦、爻、象（符号）之间有必然的联系。取象思维方式是中国传统的思维方式之一，这种思维方式是从古至今普遍地被中国人自觉或不自觉运用着又颇具神秘色彩的一种思维方法，它发展形成于《易经》，是易学文化精神在现代思维方式中极具价值的部分。取象思维方式，在思维过程中离不开物象，以象为媒介，通过象建立事物之间的联系，通过象构建天地万物的系统，通过象比附推论出抽象的事理。这种思维方法的核心是以具体事物为载体，靠想象去推知。

《象传》是专门从卦、爻的取象解读《易经》的集中代表。其中"大象"是对六十四卦卦象的解释，将一个六爻卦分解为两个三爻卦，然后从这两个三爻卦的取象进行解说；"小象"则是对每一爻的爻象进行解说。不过不一定完全是从物象、事象的角度进行解说，有时也从义理、爻位上进行解说。这一点"小象"更为明显。集中归纳八卦取象的是《说卦传》。《说卦传》云："天地定位，山泽通气，雷风相薄，水火不相射，八卦相错。"指出八卦所取的大象，乾象天，坤象地，艮象山，兑象泽，坎象水，离象火，震象雷，巽象风，即根本之象，这也是"易"的基础。八卦相错，重之为六十四卦，阴阳相交，变化以生，而象之变易，亦各因时位而异，但终不超越八卦大象。《周易·说卦传》是首次对易卦取象所作的系统整理，归纳了八卦的大象、属性之象、物象、身象、家庭之象。如《说卦传》说："乾为马，坤为牛，震为龙，巽为鸡，坎为豕，离为雉，艮为狗，兑为羊。乾为首，坤为腹，震为足，巽为股，坎为耳，离为目，艮为手，兑为口。""乾为天，为圆，为君，为父，为玉。""坤为地，为母，为布，为釜。""震为雷，为龙……为长子……巽为木，为风，为长女……坎为水，为沟渎……离为火，为日，为电，为中女……艮为山，为径路，为小石……

兑为泽，为少女……为妾，为羊"，等等。《说卦传》归纳的这些"象"不仅是对战国以前取象说的总结，而且是《易传》解《经》的依据。归纳简表如表9-4。

表9-4 八卦传

卦名	卦画	自然	特性	家人	肢体	动物	方位	季节	阴阳	五行
乾	☰	天	健	父	首	马	西北	立冬	阳	金
兑	☱	泽	悦	少女	口	羊	西	秋分	阴	金
离	☲	火	丽	中女	目	雉	南	夏至	阴	火
震	☳	雷	动	长男	足	龙	东	春分	阳	木
巽	☴	风	入	长女	股	鸡	东南	立夏	阴	木
坎	☵	水	陷	中男	耳	猪	北	冬至	阳	水
艮	☶	山	止	少男	手	狗	东北	立春	阳	土
坤	☷	地	顺	母	腹	牛	西南	立秋	阴	土

3.《系辞传》

《系辞传》又称《系辞》，是《易经》的通论，不仅总论占筮大义，而且诠释卦、爻、辞的观念，阐发《易经》的基本原理，对《易经》的内容进行拓展和延伸，将《易经》由一部占筮著作提升为哲学著作，是《易传》哲理思想的代表。

4.《文言传》

《文言传》又称《文言》，是用以解释乾坤二卦的，其他六十二卦则没有《文言》。在对乾、坤二卦的卦、爻、辞进行逐字、逐句或重点词语解释的基础上，注重发挥卦、爻、辞的大义。由于乾、坤两卦是基础、根本和门户，其他六十二卦都是派生的，所以专门为乾、坤两卦撰写《文言》加以解释。

5.《说卦传》

《说卦传》又称《说卦》，用以解说八经卦的性质、功能、方位、取象特征及所取物象。如解释八卦的特征说："乾，健也。坤，顺也。震，动也。巽，入也。坎，陷也。离，丽也。艮，止也。兑，说也。"解释先天八卦中两两相对的关系说："天地定位，山泽通气，雷风相薄，水火不相射，八卦相错。"解释后天八卦的方位说："帝出乎震，齐乎巽，相见乎离，致役乎坤，说言乎兑，战乎乾，劳乎坎，成言乎艮。"解释八卦对应的动物说："乾为马，坤为牛，震为龙，巽为鸡，坎为豕，离为雉，艮为狗，兑为羊。"解释八卦所代表的自然现象说："乾为天""坤为地""震为雷""巽为木""坎为水""离为火""艮为山""兑为泽"，等等，这是八卦之原始卦象。

从卦的性质、功能、属性、意义出发，解说卦、爻、辞与卦、爻、象，这种方法肇始了后来解卦的重要方法，这就是取义法。与取象方法不同，不是从具体的物象、事象出发，而是从抽象的性质、功能特点出发。《说卦传》将八卦的功能、属性进行了总结，说："乾，健也；坤，顺也；震，动也；巽，入也；坎，陷也；离，丽也；艮，止也；兑，说也。""健""顺"等指称性情，是不可见的、无形无象的，是对卦义的直接揭示。如《说卦传》云：乾"为寒，为冰"；坤"为吝啬，为均"；震"为玄黄，为旉……其于马也，为善鸣"；巽"为绳直，为工，为白，为长，为高，为进退"；坎"其于人也，为加忧，为心病"，等等。

《易传》中逐句解《易经》的《彖》《象》《文言》三篇，大量地运用取义的方法。上述八卦性情说是其主要依据，此外还引申出一些相关的义项。如乾、坤二卦，《彖》解释云："大哉乾元，万物资始，乃统天。""大哉坤元，万物资生，乃顺承天。"乾主"始"，坤主"生"；乾为统领，地为顺承。这些都是从取义角度解释的。《象》的解释为："天行健，君子以自强不息。""地势坤，君子以厚德载物。"乾为"健"，坤为"顺"；乾主"自强不息"，坤主"厚德载物"，也是取义方法的应用。

王弼《周易略例》云："夫象者，出意者也。言者，明象者也。尽意莫若象，尽象莫若言。言生于象，故可寻言以观象。象生于意，故可寻象以观意。意以象尽，象以言著。故言者所以明象，得象而忘言；象者所以存意，得意而忘象。犹蹄者所以在兔，得兔而忘蹄；筌者所以在鱼，得鱼而忘筌也。然则，言者，象之蹄也；象者，意之筌也。是故存言者，非得象者也；存象者，非得意者也。象生于意而存象焉，则所存者乃非其象也；言生于象而存言焉，则所存者乃非其言也。然则，忘象者，乃得意者也；忘言者，乃得象者也。得意在忘象，得象在忘言。故立象以尽意，而象可忘也；重画以尽情，而画可忘也。"

读《易》要注意卦象与卦名，这是纲领，这是给卦定性、定位的基础。名、义之间的联系是很重要的。如咸卦，《彖》曰："咸，感也。柔上而刚下，二气感应以相与。止而说，男下女，是以'亨利贞，取女吉'也。天地感而万物化生，圣人感人心而天下和平。观其所感，而天地万物之情可见矣。"《象》曰："山上有泽，咸；君子以虚受人。"《象传》说，《咸卦》的卦象是泽山咸，上兑下艮，为山上有泽之象，即在上的水泽滋润在下的山体，在下的山体承托在上的水泽并吸收其水分的形象，因而象征感应；正像长白山的天池，如果没有山顶之上的低洼之地，就不可能有那一汪池水。所以君子要学习和效法这一自然之象，做到以虚怀若谷的精神去包容他人。同时，咸卦之所以有"感"之义，是源于卦象下艮（山、少男）上兑（泽、少女），山上有泽才使交感成为可能。反之水在下、山在上，水往低处流，就不可能产生交感。交感很重要，如泰卦与否卦，为什么说否极泰来、为什么说三阳开泰，很值得思考。更何况少男少女，泽山咸，兑上艮下。兑为少女，艮为少男。女为阴，位居上，但阴之性本当下降，此乃必然趋势；男为阳，位居下，但阳之性本当上升，这也是必然之势。这样一来，阴阳二者就将发生交感，这是自然的规律。

因此，《易传》在解释卦爻象与卦爻辞时往往是取义、取象与爻位分析等方法的综合运用。《周易》中的每一个卦，就像一篇专题论文，卦名就像论文的题目，卦画、卦象是主题形成的基础，而其中的爻象和爻辞都是对主题的论证，或演绎，或归纳，或层层递进，或多元汇聚。《大象传》则是主题的升华。如《咸卦》从"咸其拇"，到"咸其腓"，到"咸其股"，到"咸其脢"，再到"咸其辅颊舌"，就是一个由低到高、由浅入深、由表及里的渐进过程。而《泰卦》的各爻则分别从战争中军事将领的汇聚人心，到对外关系的统一战线，到邻里之间的和睦相处，再到"帝乙归妹"等不同侧面、不同角度论证一个中心论点，即"交"的意义，正如《泰卦·象》所说："天地交而万物通也，上下交而其志同也。"《归妹卦》的《象传》也说："归妹，天地之大义也。天地不交而万物不兴。"

6.《序卦传》

《序卦传》亦称《序卦》，用以解说《易经》六十四卦的排列次序。以前后两卦为一组，用简洁的语言指出各卦的大义，并指出其间的逻辑联系。如开头"有天地，然后万物生焉。盈天地之间者唯万物，故受之以《屯》。屯者，盈也。屯者，物之始生也。物生必蒙，故受之以《蒙》。蒙者，蒙也，物之稚也。物稚不可不养也，故受之以《需》。"结尾"有过物者必济，故受之以《既济》。物不可穷也，故受之以《未济》，终焉。"《周易·序卦》揭示了卦序排列的因果逻辑联系，孔颖达在《周易正义·序卦传·序》中说："今验六十四卦，二二相耦，非覆即变。覆者，表里视之，遂成两卦，屯、蒙、需、讼、师、比之类是也。变者，反覆唯成一卦，则变以对之；乾坤、坎离、颐、大过、中孚、小过之类是也。"所谓"非覆即变"是指六十四卦共为三十二组，每组两卦构成相反或相对关系。其中五十六个卦（二十八组）为"覆"，八个卦（四组）为"变"。所谓"覆"，即两卦的卦象上下翻转颠倒，如屯卦☲☲与蒙卦☲☲、泰卦☲☲与否卦☲☲等，这样的卦也互称综卦。所谓"变"，即两卦卦象六爻的阴阳属性完全相反，六十四卦中有八个卦，颠倒过来仍没变化，如乾卦☰☰与坤卦☷☷、坎卦☲与离卦☲、颐卦☷与大过卦☱、中孚卦☲与小过卦☶。这样的卦也互称错卦。

7.《杂卦传》

《杂卦传》又称《杂卦》，用以说明《易经》六十四卦卦名的含义和特点，将意义相对或相关的两卦放在一起进行解释。因杂取六十四卦，不依原来顺序加以解说，所以叫《杂卦传》。晋·韩康伯注："杂卦者杂揉众卦，错综其义，或以同相类，或以异相明也。"如"《乾》刚《坤》柔，《比》乐《师》忧。""《损》《益》盛衰之始也。""《萃》聚而《升》不来也。""《兑》见而《巽》伏也。""《否》《泰》反其类也。""《离》上而《坎》下也。"

第二节　易学文化的核心内容

谈及《周易》的内容，人们都认为其博大精深，奥妙无穷。对同一个问题，不同的人从不同的立场或角度有不同的看法。有人认为《周易》是历史书，是西周时期为周厉王而作，主要是为了帮助周厉王复国中兴，因此提出了一些理论和方法：诸如以退为进、以柔克刚，以武为主、以文为辅、两手并用，宽大政策，严明赏罚，重视贤才，重视人民，注意德化等。有人认为《周易》是哲学书，蕴含着丰富的哲学思想，如阴阳、吉凶、得失、动静、刚柔、治乱、安危、中行（不偏不倚、无过无不及）、孚（诚信）、道、无为以及循环论思想（小往大来），等等。正所谓"仁者见之谓之仁，知者见之谓之知"。

《周易·系辞上》说："易与天地准，故能弥纶天地之道。"所谓"弥纶天地之道"，就是说涵盖了天地之间的所有一切。《周易·系辞下》说："《易》之为书也，广大悉备，有天道焉，有人道焉，有地道焉，兼三材而两之，故六。六者，非它也，三材之道也。"这就是说，《周易》这部书的内容之所以广大而完备，博大而精深，就因为它专门系统地研究了天、地、人三才之道；六画卦之所以成其为六画卦，就是由于它兼备了天、地、人三才之道而两两相重而成。所以说，六画卦并非是别的什么东西，而是天、地、人三才之道的象征。

《周易·正义序》说："夫易者，象也；爻者，效也。圣人有以仰观俯察，象天地而育群品；云行雨施，效四时以生万物。若用之以顺，则两仪序而百物和；若行之以逆，则六位倾而五行乱。故王者动必则天地之道，不使一物失其性；行必协阴阳之宜，不使一物受其害。故能弥纶宇宙，酬酢神明，宗社所以无穷，风声所以不朽。非夫道极玄妙，孰能与于此乎？斯乃乾坤之大造，生灵之所益也。"这就是说，《周易》之意在于仿效天地、化育万物，"不使一物失其性""不使一物受其害"。冯友兰先生1984年在致"中国《周易》学术会"的祝词中这样说："《周易》本身并不讲具体的天地万物，而是只讲一些空套子，但任何事物都可以套进去，这就叫作'神无方而易无体'。"南怀瑾《易经杂说》说："《易经》的法则随便用在哪里都是相通的，以现在的科学来看，用在化学上亦通，用在物理上亦通，所以《易经》的法则，真正是人类智慧的结晶。"对于中国文化来说，《周易》就像宇宙中的太极，它有着一种博大的显仁藏用的恩德，孕育了中国文化，成为中国文化的根源。

一、开物成务

《周易·系辞上》记载，子曰："夫《易》何为者也？夫《易》开物成务，冒天下之道，如斯而已者也。是故圣人以通天下之志，以定天下之业，以断天下之疑。"《周易》是干什么用的？孔子明确指出是"开物成务"。"开物成务"即揭示自然之物理（规律）以成就社会之事业（事务）。《周易·系辞上》说："是以明于天之道而察于民之故。"《周易·系辞下》："《易》之为书也，广大悉备，有天道焉，有人道焉，有地道焉，兼三才而两之，故六。"郭店竹简："易所以会天道、人道也。"不论是"弥纶天地之道"还是"冒天下之道"，不论是"会天道、人道也"还是"有天道焉，有人道焉，有地道焉"，其目的都是为了"开物成务"，正如纪昀所说："《易》之为书，推天道以明人事者也。"就是说，《周易》的用意在于学习天道以指导人道，从天道自然中得到人生启迪。子曰："《易》其至矣乎！夫《易》圣人所以崇德而广业也。知崇礼卑，崇效天，卑法地。天地设位，而《易》行乎其中矣。成性存存，道义之门。"司马光说："易道始于天地，终于人事。"（《温公易说》）

宋代项安世说："《易》之意，凡以为君子谋也。"张载《正蒙》："《易》为君子谋，不为小人谋。"所以，《周易》可以说是一部讲"君子之道"的书。在每卦之中都有"大象"以总结其卦义，升华其主题。《周易》六十四卦，有64个大象，其中53个大象都是"君子以……"李觏认为，《周易》的主旨在于"急乎天下国家之用"，"君得之以为君，臣得之以为臣"。欧阳修指出："六经皆载圣人之道，而《易》尤明圣人之用。吉凶得失动静进退，《易》之事也。"唐朝宰相虞世南说："不读《易》，不可以为将相。"《周易·乾·文言》："君子进德修业，欲及时也，故无咎。"孔颖达疏："德谓德行，业谓功业。九三所以终日乾乾者，欲进益道德，修营功业，故终日乾乾匪懈也。"实际上，每个人（当然是指君子）终其一生所做的一切无非就是"进德"与"修业"两个方面的事情。

如果只是把《周易》看成是算卦的书，那就太肤浅、太庸俗了。世俗之人往往只是关注其神神秘秘的神道，实际上，在神道的背后有着所以然的理据。《周易·系辞上》曰："知变化之道者，其知神之所为乎！""神之所为"中含藏着"变化之道"，所谓的"神之所为"实际上就是"变化之道"，如果理性地理解了"变化之道"，把握了变化的规律，一切的神秘都会变得昭然若揭。

正像乾坤两卦的大象，"天行健，君子以自强不息。""地势坤，君子以厚德载物"。又如第三卦屯卦《象》曰："云雷，屯。君子以经纶。"第十一卦泰卦《象》曰："天地交，泰。后以财成天地之道，辅相天地之宜，以左右民。"第十二卦否卦《象》曰："天地不交，否。君子以俭德辟难，不可荣以禄。"第十四卦大有卦《象》曰："火在天上，大有。君子以遏恶扬善，顺天休命。""火在天上"之象，即天上光辉之象，之所以能"遏恶扬善"，就好像乾清宫里的正大光明匾，朗朗乾坤，昭昭日月；也正像古代县衙大堂的明镜高悬，下面是海浪日出，水清日明，还有清正廉明的匾额等，都表现出一种品格和气度，以及以正义垂范天下的意蕴。又如第十八卦蛊《象》曰："山下有风，蛊。君子以振民育德。"《论语·颜渊篇》记载，孔子对曰："子为政，焉用杀？子欲善，而民善矣。君子之德风，小人之德草。草上之风，必偃。"就是说君子具有引领社会风尚的重要作用。又如第三十一卦咸卦《象》曰："山上有泽，咸。君子以虚受人。"又如第四十八卦井卦的卦辞"无丧无得"，程《传》说："汲之而不竭，存之而不盈。"《序卦》曰："井道不可不革，故受之以革。"程《传》说："井之为物，存之则秽，易之则清洁，不可不革者也，故井之后受之以革者也。""革者，变其故者也。"又如第六十三卦既济卦《象》曰："水在火上，既济。君子以思患而豫防之。"这都是从天地自然的事理、物理中学习到了人生的道德行为准则。

《周易·系辞下》第五章引用卦中意义相关的爻辞，然后拓展、引申、发挥，集中表现其思想。如《易》曰"憧憧往来，朋从尔思"。子曰："天下何思何虑？天下同归而殊途，一致而百虑。天下何思何虑？日往则月来，月往则日来，日月相推而明生焉。寒往则暑来，暑往则寒来，寒暑相推而岁成焉。往者屈也，来者信也，屈信相感而利生焉。尺蠖之屈，以求信也；龙蛇之蛰，以存身也。精义入神，以致用也；利用安身，以崇德也。过此以往，未之或知也；穷神知化，德之盛也。""憧憧往来，朋从尔思"出自咸卦九四爻，泽山咸，山泽通气，旨在说明少男少女，阴阳交感。由此，孔子提出"天下同归而殊途，一致而百虑"，抓住"往来"一词，由男女之往来沟通，展开丰富的想象，联想到日月的往来、寒暑的往来、屈伸的往来。尤其是最终提出了"屈信相感而利生焉"。为了高远的志向，为了远大的目标，不妨采用权宜之计，暂忍委屈，志存高远，能屈能伸。并且举例说："尺蠖之屈，以求信也；龙蛇之蛰，以存身也。"尺蠖这样的小肉虫，一会儿弯曲其身体，一会儿伸直其身体，其目的不是为了弯曲和伸直，而是为了前进。龙蛇的蛰伏冬眠是为了保全自身的存在。其中的精妙之意在于"致用""安身"。为了"利"，为了"用"，为了最终的远大的目标，一定要学会能屈能伸，绝不能伸而不屈。

又如《易》曰："困于石，据于蒺藜，入于其宫，不见其妻，凶。"子曰："非所困而困焉，名必辱。非所据而据焉，身必危。既辱且危，死期将至，妻其可得见耶！""困于石，据于蒺藜，入于其宫，不见其妻，凶"出自泽水困卦的六三爻。水在泽下，泽中无水，这是《易经》四大难卦之一。孔子由此引申说："非所困而困焉，名必辱。非所据而据焉，身必危。"也就是说，为所不当为，做所不当做。不识时务，不能把握时机，不是顺势而为，而是随意妄为，这是陷入困境的根本原因，这样做的结果是"名必辱""身必危"，"既辱且危，死期将至"。

再如《易》曰："公用射隼于高墉之上，获之，无不利。"子曰："隼者，禽也；弓矢者，器也；射之者，人也。君子藏器于身，待时而动，何不利之有？动而不括，是以出而有获，语成器而动者也。""公用射隼于高墉之上，获之，无不利"出自雷水解卦的上六爻，孔子由"公用射隼"，引申出"藏器于身，待时而动"。同样是在这一章，孔子通过对噬嗑卦初九爻"屦校灭趾，无咎"的领悟，指出："善不积不足以成名，恶不积不足以灭身。小人以小善为无益而弗为也，以小恶为无伤而弗去也，故恶积而不可掩，罪大而不可解。"意在说明，"小惩而大诫"这才真正是人生的大智慧。同样是在这一章，通过对天地否卦九五爻"其亡其亡，系于苞桑"（就像把东西系在树的嫩芽上一样的危险，时刻用"其亡其亡"来警醒自己）的感悟，拓展、引申出居安思危、安不忘危、思患而豫防之的忧患意识。子曰："危者，安其位者也；亡者，保其存者也；乱者，有其治者也。是故君子安而不忘危，存而不忘亡，治而不忘乱，是以身安而国家可保也。"从天道自然中学习为人处世的原则方法，以提高人生的智慧是易学文化最核心的内容，这也是我们学习《周易》应该树立的观念和应该端正的态度。

《周易》认为，"盈天地之间者唯万物"（《序卦》）。意思是说，充满于天地之间的只有万物，也就是说万物是天地之间的本体，而万物都可以分属阴阳。如"阴阳之义配日月"（《系辞上》），"乾，阳物也；坤，阴物也"（《系辞上》），等等。阴阳是宇宙大化流行的根本。《系辞上》说："一阴一阳谓之道。"又说："阖户谓之坤，辟户谓之乾，一阖一辟谓之变。"乾为阳，坤为阴，故一阖一辟也就是一阴一阳。易道就是讲阴阳的变化，是宇宙万物运动变化的过程和规律。《系辞上》言："圣人设卦观象，系辞焉而明吉凶，刚柔相推而生变化。是故吉凶者，失得之象也；悔吝者，忧虞之象也；变化者，进退之象也；刚柔者，昼夜之象也。"所谓"刚柔相推"就是指阴阳的消长变化；所谓"进退"就是指旧物的消失和新物的产生过程，而"道"的意思正是表示进退的轨迹；所谓"刚柔者，昼夜之象也"，就是说"刚柔"跟"昼夜"一样，都是阴阳的变化。"乾，健也""坤，顺也"，《易传》用刚健和柔顺概括乾坤，乾坤就是阴阳之理和天地之道。所以说，"一阴一阳之谓道"，"阴阳者天地之道也"。大家都知道《周易》言吉凶得失，而吉凶得失是变化的，得而复失，失而复得，这同样是阴阳之理、天地之道。《易》之明辨吉凶得失，并非让人一味求吉而贪得。《易》之最终目的只是让人们把握中正之道，不失中正之位。《系辞下》说："《易》之兴也，其当殷之末世，周之盛德耶？当文王与纣之事耶？是故其辞危。危者使平，易者使倾。其道甚大，百物不废。惧以终始，其要无咎，此之谓《易》之道也。""惧以终始，其要无咎"这是《易》之道也"。把握住了中正之道，也就守住了天地之道，就能实现天人合一，以致"百物不废"，也就是《中庸》所谓"致中和，天地位焉，万物育焉"。

二、阴阳之理

帛书《衷》篇记载，子曰："《易》之义萃阴与阳。"《庄子·天下》篇说："易以道阴阳。"乾、坤是《周易》开头的两卦，之所以如此，是因为乾卦是纯阳之体，坤卦是纯阴之体。《系辞上》说："乾坤，其易之缊邪？乾坤成列，而易立乎其中矣。乾坤毁，则无以见易。易不可见，则乾坤或几乎息矣。"这就是说，没有乾坤就没有易，没有阴阳就没有易。又说："是故阖户谓之坤，辟户谓之乾，一阖一辟谓之变，往来不穷谓之通。"也就是说，《周易》的核心是讲乾坤，也就是阴阳的无穷变化。"夫乾，其静也专，其动也直，是以大生焉。夫坤，其静也翕，其动也辟，是以广生焉。广大配天地，变通配四时，阴阳之义配日月，易简之善配至德。"就是说，乾坤亦即阴阳，是"广""大"生命的根源。《系辞下》说："子曰：'乾坤，其《易》之门耶？'乾，阳物也；坤，阴物也。阴阳合德，而刚柔有体，以体天地之撰，以通神明之德。"《周易·乾凿度》中说："乾坤者，阴阳之根本，万物之祖宗也。"《周易参同契》说："乾坤者，易之门户，众卦之父母。"《说卦传》说："乾，天也，故称乎父。坤，地也，故称乎母。震一索而得男，故谓之长男。巽一索而得女，故谓之长女。坎再索而得男，故谓之中男。离再索而得女，故谓之中女。艮三索而得男，故谓之少男。兑三索而得女，故谓之少女。"对此，《东坡易传》阐释说："凡易之所谓刚柔相易者，皆本诸乾坤也。乾施一阳于坤，以化其一阴，而生三子，皆一阳而二阴。凡三子之卦有言刚来者，明此本坤也，而乾来化之。坤施一阴于乾，以化其一阳，而生三女，皆一阴而二阳。凡三女之卦有言柔来者，明此本乾也，而坤来化之。"程颐在《周易程氏传》说："卦之变皆自乾坤。""乾坤变而为六子，八卦重而为六十四，皆由乾坤之变也。"凡此等等，都说明乾坤两卦居于首位在于突出阴阳的重要地位。董仲舒说："天地之大者在阴阳。""天地之常，一阴一阳。阳者天之德也，阴者天之刑也。"司马光说："阴阳者，易之本体，万物之所聚。""万物莫不以阴阳为体。"并进一步解释说："光闻一阴一阳之为道，然变而通之，未始不由乎中和也。阴阳之道在天为寒燠雨旸，在国为礼乐刑赏，在心为刚柔缓急，在身为饥饱寒热。此皆天人之所以存，日用而不可免者也。虽稍过其分，未尝不为灾……善为之者损有余而益其不足，抑其太过，举其不及，大要归中和而已矣。"阴阳作为宇宙之本体，作为万物存在的依据，在自然、社会、人心、人身等方面一以贯之。朱熹也说："天地之间，无往而非阴阳，一动一静，一语一默，皆是阴阳之理。"《周易》的根本宗旨是讲阴阳的，抓住了阴阳就能够把握万物，这正是论《周易》者所谓"简易"的根源所在。阴阳是易学的根本，也是中国古代哲学的基本问题。阴阳是《周易》最核心、最基础的概念，所有的易理都是建立在阴阳之道的基础之上的。《周易》以此来揭示宇宙自然万物之规律。

阴阳作为中国古代哲学的一对范畴，经历了一个从具体到抽象的过程。阴阳最初的含义是很具体的，我们可以看到，阴阳两个字的偏旁是"阝"，在汉字结构中，汉字左边的"阝"本来是"阜"，意思是山，山南为阳，山北为阴。表示阳光的向背，向日为阳，背日为阴，山南水北为阳，山北水南为阴。陕西有一个地方叫咸阳，因为它处在渭水之北，九嵕山之南。无论从山来看，还是从水来说，都是阳，故称咸阳。后来不断地被抽象，气候的寒暖，方位的上下、左右、内外，光线的明暗，状态的动静，季节的春夏与秋冬等都是阴阳的表现。阴和阳，既可以表示相互对立的事物，又可用来分析一个事物内部所存在着的相互对立的两个方面。一般来说，凡是运动的、外向的、上升的、温热的、明亮的，都属于阳；静止的、内守的、下降的、寒冷的、晦暗的，都属于阴。以天地而言，天气轻清为阳，地气重浊为阴；以水火而言，水性寒而润下属阴，火性热而炎上属阳。中国古代的哲学家们进而体会到自然界中的一切现象都存在着相互对立而又相互作用的关系，就用阴阳这个概念来解释自然界两种对立和相互消长的一切现象，并认为阴阳的对立和消长是事物本身所固有的，进而认为阴阳的对立和消长是宇宙的基本规律。阴阳学说认为，世界是物质性的整体，自然界的任何事物都包含阴和阳相互对立的两个方面，而对立的双方又是统一的。明代张景岳《类经图翼·真阴论》说："阴不可以无阳，非气无以生形也；阳不可以无阴，非形无以载气也。"《道德经》第 42 章中指出："万物负阴而抱阳，冲气以为和。"负阴抱阳，冲气以为和，是对阴阳对立统一规律的最好概括。阴阳的对立统一运动，是自然界一切事物发生、发展、变化及消亡的根本原因。正如《素问·阴阳应象大论》所说："阴阳者，天地之道也，万物之纲纪，变化之父母，生杀之本始。"阴阳是天地间的一般规律，是一切事物的纲领，是万物变化的根源，是生长毁灭的基础。所以说，阴阳的矛盾对立统一运动规律是自然界一切事物运动变化固有的规律，世界本身就是阴阳二气对立统一运动的结果。

阴阳学说源于《周易》，《易经》虽然没有明确提出"阴""阳"的概念，但它使用阴爻、阳爻两个符号，揭示了万事万物的变化规律。在《周易》六十四卦中，乾卦是纯阳之体，坤卦是纯阴之体，其他六十二卦都是阴阳变化的具体表现。所以庄子概括地说："易以道阴阳。"《慎子·外篇》谓："气之挈敛而有质者为阴，舒散而有气者为阳。"到了汉代的董仲舒，他在《春秋繁露·基义》中说："凡物必有合……物莫无合，而合各有阴阳。"就是说，所有的事物都有对立面的存在，没有对立面的事物是不存在的，而对立的双方都可以用阴阳来概括和表述。具体来说，天地为一合，天为阳，地为阴；君臣为一合，君为阳，臣为阴；父子为一合，父为阳，子为阴；夫妻为一合，夫为阳，妻为阴。《春秋繁露·基义》中说："阴者阳之合，妻者夫之合，子者父之合。"一切对立统一的双方都可以用阴阳来表述，阴阳相互依存，对立转化。司马光认为，"阳非阴则不成，阴非阳则不生，阴阳之道，表里相承"，而且更明确地指出："易者，阴阳之变也。""阴阳之交际，变化之本原也。"这就是说，《周易》的根本在于揭示阴阳的变化，也正是由于阴阳的消长变化才形成了天地万物变化发展的不竭的动力源泉。天地万物的生生不息，其实就是阴阳消长变化的结果。

《黄帝内经·灵枢》有"阴阳者，有名而无形"之说，就是说，阴阳是被抽象了的概念，没有固定的形态。但"九野"的划分、"四时"的变化、"月份"的大小、"日夜"的长短都是阴阳变化的具体体现。朱丹溪在《局方发挥》中说："阴阳二字，固以对待而言，所指无定在，或言寒热，或言血气，或言脏腑，或言表里，或言虚实，或言清浊，或言上下，或言邪正，或言生杀，或言左右。"就一年四季来看，春夏为阳，秋冬为阴，冬至和夏至是阴阳转化的交点，冬至一阳生，夏至一阴生；就一天昼夜来看，白昼为阳，黑夜为阴。午时和子时是阴阳转化的交点，子时一阳生，午时一阴生。"孤阴则不生，独阳则不长"，"无阳则阴无以生，无阴则阳无以化"。阴阳互根，始终处在不断消长之中。

中医的时间观念实际上是阴阳观念。从一年的十二月到一日的十二辰实际上都是阴阳消长变化的过程，是阴阳消长有规律的曲线运动。所以《素问·四气调神大论》在分别论述了春夏秋冬四季以后总结说："夫四时阴阳者，万物之根本也。所以圣人春夏养阳，秋冬养阴。"也正是在这一篇里提出了"是故圣人不治已病治未病，不治已乱治未乱"。这都为我们养生防病奠定了认识论的基础。中国古代有两个表现时空的系统，一个是阴阳系统，另一个是五行系统。既然一切对立统一的双方都可以用阴阳来表述，那么对立统一双方的相互依存和相互转化便都包含于其中。

三、生生之道

《周易·系辞上》说"生生之谓易"，说明《周易》的精髓在于论述"生生之道"。《周易·系辞下》说："天地之大德曰生。"天地自然的最大恩德是化育生成万物，使万物生生不息。

1.《周易》这本书的命名意味深长

前边讲"周易"释名，已经讲得很清楚，所谓"周易"就是讲一切事物周而复始的运动变化规律，周而复始就是永不停息。《说文解字》释"易"："日月为易，象日月也。"《周易·系辞下》说："日往则月来，月往则日来，日月相推而明生焉。""日往月来""月来日往"就是阴阳不断消长的过程，也是生生不息的过程。《尚书大传·虞夏传》说："日月光华，旦复旦兮。"复旦大学的校名就来源于"旦复旦兮"所表现的生生不息的精神。这些都深刻地诠释了阴阳变化、矛盾运动、日新月异、生生不息的易学文化的精神。对于"生生之谓易"，王弼注释说："阴阳变转，以成化生。"孔颖达疏曰："生生，不绝之辞。阴阳变转，后生次于前生，是万物恒生谓之易也。"

2. 六十四卦顺序的排列非常耐人寻味

始于乾坤，一个纯阳之体，一个纯阴之体，这是阴阳之根本，阴阳和而万物生，所以乾坤两卦被称为众卦之父母，万物之祖宗。终于既济、未济，既济卦表示已经成功，未济卦表示没有成功，在六十四卦最后结束的卦是未济卦，意味深长。《序卦传》说："物不可穷也，故受之以《未济》，终焉。"郭沫若谓之"完了还没有完"。就是说，一个周期结束了，下一个周期开始了。孔颖达《周易正义·序》说："乾坤者，阴阳之本始，万物之祖宗，故为上篇之始而尊之也。离为日，坎为月，日月之道，阴阳之经，所以始终万物，故以坎、离为上篇之终也。咸恒者，男女之始，夫妇之道也。人道之兴，必由夫妇，所以奉承祖宗，为天地之主，故为下篇之始而贵之也。既济、未济为最终者，所以明戒慎而全王道也。"这就是说，《易经》六十四卦分上经和下经，上经三十，是阴阳之本始，万物之祖宗，变化之根源，被称为《易》之门户；下经三十四，是男女之始，夫妇之道。《序卦传》说："有天地然后有万物，有万物然后有男女，有男女然后有夫妇，有夫妇然后有父子，有父子然后有君臣，有君臣然后有上下，有上下然后礼义有所错。夫妇之道不可以不久也。"男女之事、夫妻之合在家庭、社会、国家的形成过程中具有重要的地位，自古就有"夫妇，人伦之本""夫妇，人伦之始、王化之本"的说法。《中庸》说："君子之道，造端乎夫妇。"《荀子·大略》说："夫妇之道，不可不正也，君臣父子之本也。"这里，我们可以姑且不考虑夫妇之道在人类文明进程和社会伦理政治中的重要地位，仅从生生之道来说，无论上篇的阴阳之始，还是下篇的男女之始，阴阳合和而化生万物，男女婚配而繁衍子嗣，均以生生为第一要义。还有，在十二消息卦中的复卦乃一元复始之象。《彖传》说："复，其见天地之心乎。"对于其中所谓的"天地之心"，"二程"解释说："天地之心，以复而见。"张载说："大抵言天地之心者，天地之大德曰生，则以生物为本者，乃天地之心也。地雷见天地之心者，天地之心惟是生物，天地之大德曰生也。"胡宏也说："天地之心，生生不穷者也。"

3. 乾卦的卦辞充分体现了生生不息的思想

乾卦是《易》之第一卦，具有提挈全书的纲领性意义。《周易·乾卦》的卦辞"元、亨、利、贞"，《易传·乾文言》谓之"乾之四德"，有人说表示朝、昼、夕、夜，有人说表示春、夏、秋、冬，有人说表示生、长、收、藏，不论哪一种说法，实际上都揭示了循环往复、周而复始、永无穷期的生生之理。从培元固本、发展亨通，到获得成功，再到贞下起元，像滚雪球似的越滚越大，不断地再造辉煌。

4. 乾卦的爻辞也同样体现着生生不息的思想

乾卦多出一个爻题和爻辞："用九：见群龙无首吉。""用九"是对乾卦六个阳爻画龙点睛的概括，也是对卦辞"元、亨、利、贞"的呼应。"群龙"就是指乾卦中六个阳爻所代表的潜龙、见龙、惕龙、跃龙、飞龙、亢龙，"无首"就是永无穷期，没有尽头。总结起来就是说，乾卦所具有的健运不息的刚健精神永无尽头、永无休止、永不停息。所以，乾卦的大象传"推天道以明人事"，指出："天行健，君子以自强不息。"

阴阳的消长变化正是万物生生不息的基础和根源。所以，《素问·宝命全形论》说："人以天地之气生，四时之法成。"《周易》论述的阴阳之理就是天地万物的生生之道，太极就是益之而损、损之而益的阴阳消长规律的体现。

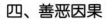

四、善恶因果

人们都知道用《周易》可以算卦，《周易》在早期确实是一部算卦的书。如宋代朱熹说："《易》本卜筮之书。"现当代也有一些学者认为《周易》不过是占卜算命、远古巫术的资料汇编。郭沫若、高亨等也都持这种观点。又如李镜池说："《周易》是一部占筮书却是毋容置疑的。"刘大钧也说："归根到底，《周易》是一部筮书。"算卦无非是推算过去，预知未来。如何看待这一问题，这正是我们要深入思考的关键。

有人说，《周易》是哲学书。如庄子认为"《易》以道阴阳"。阴阳问题又是中国哲学的基本问题，据此，《周易》成了中国哲学著作。现代易学家李景春、黄寿祺等都认为《周易》是哲学著作。李景春说："《周易》不仅是中国古代一部最早的有系统的哲学著作，而且也是在世界上最早的有系统的哲学著作之一。"黄寿祺说："冠居群经之首的《周易》，是我国古代现存最早的一部奇特的哲学专著。"孔子就不把《易经》当成算卦的书，马王堆帛书《要》篇记载，子曰："《易》，我后其祝卜矣！我观其德义耳也。"他把《易经》从与鬼打交道变成与人打交道，使之从算卦的书变为哲学的书。《荀子·大略》说："善为诗者不说，善为易者不占，善为礼者不相。"这就是说，尽管《周易》可以用来算卦，但研究《周易》的最高境界却不是用来算卦的。

《周易》的卦给人带来两套信息系统，一是算卦的，二是哲理的。应该说，《易经》是卜筮之书，《易传》使之提升为哲学著作，而算卦与哲理两者之间是相通的。

前边我们讲了，《周易》是讲一切事物周而复始的运动变化规律。易者，易也，说明事物是运动的。既然事物是运动的，运动又是有规律的，规律是可以认知的，那么事物的发展就是可以预测的。如果运动没有规律，那就不可能预测。认知规律是可以预测未来的，预测未来是为了指导现实。算卦实际上就在于揭示出过去、现在与未来的善恶因果关系。所以说："知变化之道者，其知神之所为乎！"

首先，积少成多，见微知著。《周易·坤卦》初爻"履霜，坚冰至"，当开始脚踩寒霜的时候，就应该意识到更加严寒的冬天要来临了。这提出了一个看似简单而实际上非常深刻的问题，而且耐人寻味。《易传·坤·文言》解释说："积善之家，必有余庆，积不善之家，必有余殃。"《周易·系辞下》云："善不积不足以成名，恶不积不足以灭身。小人以小善为无益而弗为也，以小恶为无伤而弗去也，故恶积而不可掩，罪大而不可解。"所以，无论做什么，都要见微以知著，慎始而善终。

其次，卦爻吉凶的转化。泰卦，地天泰。天地交泰，三阳开泰，泰本来是和顺的意思。其卦辞是"小往大来，吉，亨"。泰卦对应的是正月，阴气不断地消退，阳气不断地生发，这就是"小往大来"。过了冬季，春天来了，万物充满生机，所以三阳开泰是对新年伊始的美好祝愿。其初爻的爻辞是"拔茅茹以其汇，征吉。""征吉"就是征战吉利，利于打仗。需要注意的是，"征吉"的前提是"汇"，"汇"就是要汇聚人心，用今天的话说，就是要建立最广泛的统一战线，否则，"勿用师"，不要动用军队。所以泰卦的"大象"说："天地交，泰。后以财成天地之道，辅相天地之宜，以左右民。"以天道启迪人道，汇聚人心，而凝聚人心要靠"交"，只有交流沟通才能统一思想。泰卦从"征吉"到"城复于隍"，从好变坏，由吉到凶，关键在于条件因素的变化，这就是能否做到汇聚人心。

蛊卦本来是一个不好的卦，不吉利的卦。《东坡易传》说："器久不用而虫生之，谓之蛊。人久宴溺而疾生之，谓之蛊。天下久安无为而弊生之，谓之蛊。"意思是说，器皿长期不用，里面就会生虫；人一直沉湎于安逸，身体就会生病；国家长期安宁无所事事，就会败亡。古人解释说："蛊者，事也。""蛊"之所以为"事"，之所以用"事"解释"蛊"，因为语言中的"事"本来就有不吉利的意思，比如说"坏了，出事了"，还有成语"东窗事发"，其中的"事"肯定是坏事。蛊卦讲的是匡正父辈的过失，力挽狂澜，做中兴之主。而蛊卦的"大象"说："山下有风，蛊。君子以振民育德。""山下有风"是什么意思？《论语》说："君子之德风，小人之德草。"风吹草动，风对草有引领其方向的作用。生逢乱世，境界高的人，即便不能兼济天下，但至少要独善其身，做中流砥柱，恪守和引领社会的道德，恪守和引领社会的风尚。这样蛊卦从坏变好，由凶到吉。

解读《易经》六十四卦的卦爻有一个通例，叫作："初难知，上易知，二多誉，五多功，三多凶，四多惧。"然而《乾》："九三：君子终日乾乾，夕惕若，厉无咎。"第三爻本来多凶险，但在乾卦的第三爻却"虽危无咎"。为什么？因为有了"君子终日乾乾，夕惕若"这个重要的条件。在危险而不吉利的环境中，只要积极努力，就可以化险为夷，逢凶化吉。

"一阴一阳之谓道"就是指"一阴一阳"的彼此消长、相互推移、相互转化、周而复始的规律。《系辞上》说："知变化之道者，其知神之所为乎！"史书上有许多记载占卜的内容，在《国语》和《左传》中也确实都有占卜灵验的史实，如《国语·晋语一》有如下记载：

献公卜伐骊戎，史苏占之，曰："胜而不吉"……公弗听，遂伐骊戎，克之。获骊姬以归，有宠，立以为夫人。公饮大夫酒，令司正实爵与史苏，曰："饮而无肴。夫骊戎之役，女曰'胜而不吉'，故赏女以爵，罚女以无肴。克国得妃，其有吉孰大焉！"史苏卒爵，再拜稽首曰："兆有之，臣不敢蔽。蔽兆之纪，失臣之官，有二罪焉，何以事君？大罚将及，不唯无肴。抑君亦乐其吉而备其凶，凶之无有，备之何害？若其有凶，备之为瘳。臣之不信，国之福也，何敢惮罚。"饮酒出，史苏告大夫曰："有男戎必有女戎。若晋以男戎胜戎，而戎亦必以女戎胜晋，其若之何！"里克曰："何如？"史苏曰："昔夏桀伐有施，有施人以妹喜女焉，妹喜有宠，于是乎与伊尹比而亡夏。殷辛伐有苏，有苏氏以妲己女焉，妲己有宠，于是乎与胶鬲比而亡殷。周幽王伐有褒，褒人以褒姒女焉，褒姒有宠，生伯服，于是乎与虢石甫比，逐太子宜臼而立伯服。太子出奔申，申人、鄫人召西戎以伐周。周于是乎亡。今晋寡德而安俘女，又增其宠，虽当三季之王，不亦可乎？且其兆云：'挟以衔骨，齿牙为猾，'我卜伐骊，龟往离散以应我。夫若是，贼之兆也，非吾宅也，离则有之。不跨其国，可谓挟乎？不得其君，能衔骨乎？若跨其国而得其君，虽逢齿牙，以猾其中，谁云不从？诸夏从戎，非败而何？从政者不可以不戒，亡无日矣！"

从史苏为晋献公算卦的过程可以看出，夏桀伐有施，有施国送之以妹喜，夏桀宠之以亡国；纣王伐有苏国，有苏国送之以妲己，纣王宠之以亡国；幽王伐有褒国，有褒国送之以褒姒，幽王宠之以亡国。史苏基于对晋献公的了解，运用既有的历史经验教训，总结其规律而做出了"胜而不吉"的推断。这就是说，算卦实际上是对既有经验和规律的运用。

又如《左传·昭公元年》记载的医和为晋平公治病的故事：晋侯求医于秦，秦伯使医和视之，曰："疾不可为也，是谓近女室，疾如蛊"……赵孟曰："何谓蛊？"对曰："淫溺惑乱之所生也。于文：皿虫为蛊。谷之飞亦为蛊。在《周易》：女惑男、风落山谓之蛊。皆同物也。"其中，医和引用了《周易·蛊卦》的卦象☶☴，山风蛊，上艮下巽，正如《象传》所说"刚上而柔下，巽而止"，以少男和长女的关系和"风落山"的自然之象来解释晋平公的病情，委婉地指出晋平公沉溺女色、荒淫无度，以揭示导致疾病的病因。

所以，大可不必相信算卦，即便是相信算卦，也不能只是一味地相信结果的是吉是凶，重要的是要看形成这一结果的原因、因素和条件。搞明白因果关系，着眼于因，就可以趋利避害。改变现在就是改变未来，改变未来必须从现在开始。所以《周易》教导人们要"进德修业"，不断地完善自我。

五、忧患意识

《周易·系辞下》说："《易》之兴也，其于中古乎？作《易》者，其有忧患乎！"意思是说，创作《周易》的人，大概有着一种忧患的意识吧。又说：

《易》之兴也，其当殷之末世，周之盛德耶？当文王与纣之事耶？是故其辞危。危者使平，易者使倾。其道甚大，百物不废。惧以终始，其要无咎，此之谓《易》之道也。"忧患意识的意义在于"惧以终始，其要无咎"，就是说自始至终都要保持警惕、警觉，慎重对待，为的是避免过失和灾祸。这是一种生存的智慧。《周易》一书的确充满着浓郁的忧患意识，书中反映了古圣先贤对自然灾害、国家存亡、兴衰治乱、人生祸福、得失吉凶、伦理道德等许多方面的忧患意识。忧患意识作为一种文化精神贯穿着《周易》的始终。《周易》中的忧患意识，对于人们安身立命、人生事业、齐家治国都具有重要的现实意义。《周易·系辞下》说："危者，安其位者也；亡者，保其存者也；乱者，有其治者也。是故君子安而不忘危，存而不忘亡，治而不忘乱，是以身安而国家可保也。"既济卦的"大象传"说："既济，君子以思患而豫防之。""思患而豫防之"就是忧患意识。

《既济》卦辞："既济：亨小，利贞。初吉，终乱。"一开始很好，但最终出现混乱。这是一种由吉到凶的转化。忧患意识产生的基础就在于吉与凶的转化。《既济》卦中，"初九：曳其轮，濡其尾，无咎。""曳其轮，濡其尾"，车轮陷进泥坑，过河的小狐狸的尾巴浸泡在水里，但结果却"无咎"，却没有什么不好，因为身处逆境，他们会拼搏，会努力，这就是生于忧患。《既济》卦中，"九五：东邻杀牛，不如西邻之禴祭，实受其福。"杀牛是丰厚的祭品，禴祭是微薄的祭品，而后者比前者有福，为什么？生活要"为之计深远"，过日子要"细水长流"，不能"今朝有酒今朝醉，不管明日喝凉水"，更不能杀鸡取卵，寅食卯粮。经济建设也不能以牺牲生态与破坏资源为代价，要有生态文明意识，要注意可持续发展，绿水青山就是金山银山。古人告诫远行者要"饱带干粮，热带衣裳"，告诫养生者要"先寒而衣，先热而解"。中医更强调"不治已病治未病，不治已乱治未乱"。《既济》的大象传概括地揭示了本卦的核心意义在于"思患而豫防"，即居安思危、安不忘危、防患未然的忧患意识。

《韩非子·解老》曰：人有祸，则心畏恐；心畏恐，则行端直；行端直，则思虑熟；思虑熟，则得事理。行端直，则无祸害；无祸害，则尽天年。得事理，则必成功。尽天年，则全而寿。必成功，则富与贵。全寿富贵之谓福，而福本于有祸。故曰："祸兮福之所倚。"人有福，则富贵至；富贵至，则衣食美；衣食美，则骄心生；骄心生，则行邪僻而动弃理。行邪僻，则身夭死；动弃理，则无成功。夫内有死夭之难而外无成功之名者，大祸也。而祸本生于有福，故曰："福兮祸之所伏。"

韩非子也是研究老子《道德经》的第一人，《韩非子·解老》是中国文化史上第一篇注释《道德经》的文献，从正反两方面讲祸与福产生的根源，讲祸福的转化，给我们以重要的人生启迪，祸福并非无从把握，关键的是要有忧患意识。当身处逆境和危难境地的时候该如何把握人生，当身处富贵的时候又该如何把握，如何避祸得福，值得我们深入思考。这是一个"莫不知，莫能行"的问题，人们都知道，但都做不到。正是因为如此，所以《周易》才突出地强调和倡导这种忧患意识。

六、天人合一

天人合一是中国传统文化中最古老、最广泛的概念，它不但是儒家的基本概念，而且是一切其他思想体系如道家、法家、阴阳家、兵家、农家、医家等学派的思想基础和思维路径。董仲舒《春秋繁露·深察名号》则清楚地提出"天人之际，合而为一""天有阴阳，人亦有阴阳……以类合之，天人一也"。到宋明理学家张载在《正蒙》中指出："儒者则因明致诚，因诚致明，故天人合一。"随着儒家思想的发展，天人合一的观念不断得以强化。天人合一思想也是易学中表现人与自然的一个核心命题，它强调人与自然之间的协调统一。天人合一的观念在《周易》中得到了明确的阐释。"易之为书也，广大悉备，有天道焉，有人道焉，有地道焉。兼三材而两之，故六。六者，非它也，三材之道也。"（《周易·系辞下》）天人合一就是要找到天与人的相似性和相关性。

其实，所谓天人合一的思想最初来源于八卦。《易传》中早有论述："古者包牺氏之王天下也，仰则观象于天，俯则观法于地，观鸟兽之文，与地之宜，近取诸身，远取诸物，于是始作八卦，以通神明之德，以类万物之情。"试图构建一个系统，把天地万物纳入一个统一的系统之中。

1. 周期循环律

《周易》书名的含义是一切事物周而复始的运动变化规律。《系辞》所谓"变动不居，周流六虚"与《韩非子·解老》所谓"圣人观其玄虚，用其周行"是一致的。实际上，"周"字即有圆周、循环之意。《周易》的"易"字，"日月为易"，因此，《周易》的含义暗含"日月循环周期律"之意，说明事物的发生都是周期性的循环发生的。从一天一天的"旦复旦兮"到一月一月的朔望晦明，从昼夜更替到月亮圆缺，从春夏秋冬到生长收藏，从四季更替到年复一年，都是周期循环。随着自然的生、长、化、收、藏，人也经历着生、长、壮、老、已。所以《素问·宝命全形论》说："人以天地之气生，四时之法成。"

2. 阴阳同构律

阴阳最初的含义是山的南北，后来经过抽象其内涵进一步扩展，如阴为暗，阳为明；阴为柔，阳为刚；阴为辅，阳为主；阴为被动，阳为主动；阴为死，阳为生；阴为偶，阳为奇；阴为器质，阳为功能；阴为静，阳为动……不同事物尽管各有不同，但其阴阳结构相同，因此带有相同的阴阳结构信息。阴阳同构，同气相求，同类相感。《周易·乾》曰："九五：飞龙在天，利见大人。"《乾·文言》解释说："子曰：同声相应，同气相求；水流湿，火就燥；云从龙，风从虎。圣人作，而万物睹，本乎天者亲上，本乎地者亲下，则各从其类也。"《素问·阴阳应象大论》说："水火者，阴阳之征兆也。"以水火而言，水为阴，火为阳，因为水性寒而润下属阴，火性热而炎上属阳。也就是说，水和火很能代表阴和阳的含义。

3. 象数统一律

世界是统一的整体，整体观念是如何构建的呢？古人发现，许多事物在"象"或者"数"上存在着相似性。于是人们用象数来构建事物的系统。《素问·阴阳离合论》说："阴阳者，数之可十，推之可百，数之可千，推之可万，万之大不可胜数，然其要一也。"通过阴阳，可以构建一个庞大的系统。同样，以五行为系统论和方法论，将五脏、六腑、五官、五体、五声、五志与自然界五方、五季、五色、五味、五气进行归类，也可以建立一个庞大的系统，把看似"本不相干"的事物联系起来。实际上，我们可以通过阴阳与时间、阴阳与空间，五行与时间、五行与空间这一系列的关系来看阴阳和五行统摄了时空，也就统摄了一切。

《礼记·乐记》曰："大乐与天地同和，大礼与天地同节。""乐者，天地之和也；礼者，天地之序也。和，故百物皆化；序，故群物皆别。乐由天作，礼以地制。过制则乱，过作则暴。明于天地，然后能兴礼乐也。"所有的艺术都源于对自然世界和社会现实的模仿，一切的美都源于对自然的模仿。

天人合一的实质就是以天道规定人道，以人道体认天道。天道规定人道，人道效法天道，感悟自然，提升智慧，指导实践。人们不仅从自然界获取生活资料，而且从自然界获取生活和生命的智慧，这就是中国传统文化的智慧。如阴阳观念下的祈雨仪式、婚丧礼仪、秋后问斩等社会行为法则都是一以贯之的系统和体系。现在如果久旱无雨，人们可以使用科技手段，人工降雨，过去的先民只能祈雨。在参加祈雨仪式的时候，人们只能穿黑色或者青灰色的衣服，肯定不能穿红色的衣服。秋后问斩，是在春生、夏长、秋收、冬藏自然天道指导下的社会行为规范。

第三节　易学文化对中医的影响

《周易》作为中华文化的源头与代表，是中国文化的元典，对中国各门学科都有着深刻的影响，与中医的关系尤为密切。自古以来就有"医源于易""医易同源""医易相通"的说法。唐代医家孙思邈说"不知《易》，便不足以言知医"，说明学习《周易》是学习中医的基础。清代医书《医门棒喝》曰："是以《易》之书，一言一字毕藏医学之指南。"这都说明《周易》与中医有着密切的关系，说明《周易》对中医的重要影响，二者之间相得益彰，《易》肇医之始，医蕴《易》之秘。

一、《周易》与中医有着相同的理论基础

《庄子》说："易以道阴阳。"而支撑中医理论体系的阴阳学说，就直接来源于《周易》。明代著名医家张景岳说："宾尝闻之孙真人曰：'不知易，不足以言太医。'每窃疑焉。以谓《易》之为书，在开物成务，知来藏往。而医之为道，则调元赞化，起死回生。其义似殊，其用似异。且以医有《内经》，何借乎《易》？舍近求远，奚必其然？而今也年逾不惑，茅塞稍开，学到知羞，方克渐悟。乃知天地之道，以阴阳二气而造化万物；人生之理，以阴阳二气而长养百骸。易者，易也，具阴阳动静之妙；医者，意也，合阴阳消长之机。虽阴阳已备于《内经》，而变化莫大乎《周易》。故曰天人一理者，一此阴阳也；医易同源者，同此变化也。岂非医易相通，理无二致，可以医而不知易乎？"其中，把"天地之道"和"人生之理"进行对比论述，最终得出结论："天人一理""医易同源"。

"天人一理""医易同源"的根本在于阴阳。它们都研究阴阳，《周易》研究天地自然的阴阳，中医研究人体生命的阴阳。或者说，《周易》研究的是广义的阴阳，中医研究的是狭义的阴阳。中医是《周易》阴阳理论的具体化。所谓"易具医之理，医得易之用"，"医不可无易，易不可无医"。

《黄帝内经》把阴阳学说作为方法论，用阴阳论述一切事物。《素问·阴阳应象大论》说："天地者，万物之上下也；阴阳者，血气之男女也；左右者，阴阳之道路也；水火者，阴阳之征兆也；阴阳者，万物之能始也。"杨继洲在《针灸大成·诸家得失策》中说："天地之道，阴阳而已矣。夫人之身，亦阴阳而已矣。阴阳者，造化之枢纽，人类之根柢也，惟阴阳得其理则气和，气和则形亦以之和矣。如其拂而戾焉，则赞助调摄之功，自不容已矣。否则，在造化不能为天地立心，而化工以之而息；在夫人不能为生民立命，而何以臻寿考无疆之休哉。此固圣人赞化育之一端也，而可以医家者流而小之耶？"他又引用《周易》的内容说："愚尝观之易曰：'大哉乾元元，万物资始；至哉坤元，万物资生。'是一元之气，流行于天地之间，一合一辟，往来不穷，行而为阴阳，布而为五行，流而为四时，而万物由之以化生，此则天地显仁藏用之常，固无庸以赞助为也。然阴阳之理也，不能以无愆，而雨旸寒暑，不能以时若，则范围之

功，不能无待于圣人也。故《易》曰：'后以裁成天地之道，辅相天地之宜，以左右民，此其所以人无夭札，物无疵厉，而以之收立命之功矣。'"把《周易》的阴阳理论运用到医学领域来解释生命现象。《医源》说："天地之道，阴阳而已矣；阴阳之理，升降而已矣。"把升降与阴阳统一起来，植根于阴阳学说，依附于人体的脏腑功能，阐明了人的生理、病理，运用于疾病的治疗和遣方用药等方面。升降理论源于《黄帝内经》"地气上为云，天气下为雨"等自然现象和《素问·六微旨大论》"气之升降，天地之更用也……升已而降，降者为天；降已而升，升者为地。天气下降，气流于地；地气上升，气腾于天。故高下相召，升降相因，而变作矣"。这是对升降运动基本过程的论述。通过取类比象，进一步引申到人体来阐明人体气机的升降变化。从自然界的升降出入运动化生了万物，类比到人体的气血化生，脏腑功能活动产生了生理和病理变化，等等。《素问·六微旨大论》又说："出入废则神机化灭，升降息则气立孤危。故非出入则无以生长壮老已，非升降则无以生长化收藏。是以升降出入，无器不有，故器者生化之宇，器散则分之，生化息矣。故无不出入，无不升降。化有大小，期有近远，四者之有而贵常守，反常则灾害至矣。故曰无形无患，此之谓也。"进一步探讨升降出入理论在人体生理和病理方面的重要性。其中"化之大小、期之近远、常守之贵、反常之害"是后世医家对升降出入理论发挥的重点所在。

二、《周易》与中医有着相同的思维方式

《周易》和中医最为主要的思维方式是意象思维。《周易》的意象思维，前面已经讲过"立象以尽意"，中医的意象思维体现在中医的藏象学说。有关"藏象"之说，现在可以见到的最早的文献是《黄帝内经》，其中的"藏"是人体内的脏器，"象"是自然外在的气象。内在的脏腑是看不见、摸不着的，以外应之"象"为媒介来表现脏腑，就是把看不见、摸不着的无形变为可见的有形，使人们根据可见的外应之"象"去洞见不可见的内在之"藏"。这是基于五脏六腑的功能与四时阴阳之气的通应关系，利用五行相生相克的关系，建构五脏的功能系统。概括地说，就是用外应之"象"来论述内在之"藏"，以建构五脏的功能系统。此外还有直觉思维、整体思维、辩证思维和中和思维，见于"中医文化的思维方式"。

三、《周易》与中医有着共同的认知方法

这里所说的《周易》与中医有着共同的认知方法是指"同声相应、同气相求"，就是一种通过同类事物之间的相互感应来进行推理判断的认知方法。这种方法源自《乾·文言传》对乾卦九五爻"飞龙在天，利见大人"的解释。

九五曰："飞龙在天，利见大人。"何谓也？子曰："同声相应，同气相求。水流湿，火就燥。云从龙，风从虎。圣人作，而万物睹。本乎天者亲上，本乎地者亲下，则各从其类也。"

这里的"相应""相求"是指同类事物之间的感应关系。古代思想家相继对此进一步加以阐释。《庄子·徐无鬼》说："鼓宫宫动，鼓角角动，音律同矣。"这是关于声音共振现象最早的描述。《庄子·渔父》又指出："同类相从，同声相应，固天之理也。"庄子认为，这种同类相应的现象是固有的规律。《乐记》说："凡奸声感人而逆气应之，逆气成象而淫乐兴焉。正声感人而顺气应之，顺气成象而和乐兴焉。"就是说邪恶的声音影响人，就会产生逆乱的风气；逆乱之风在社会上形成，邪恶的浮乐就兴起。正直的风气感染人，平心顺气之风就产生了；平顺的风气在社会上形成，和乐就兴起。这是一种整体观念之下的系统反映。《吕氏春秋·精通》说："月望则蚌蛤实，群阴盈；月晦则蚌蛤虚，群阴亏。夫月形乎天，而群阴化乎渊。""群阴"是指所有的水生之物。董仲舒的《春秋繁露》有一篇《同类相动》专门论述同类相感，他进一步具体地解释《周易》的内容说："今平地注水，去燥就湿；均薪施火，去湿就燥；百物去其所与异而从其所与同，故气同则会，声同则比……美事召美类，恶事召恶类，类之相应而起也，如马鸣则马应之，牛鸣则牛应之。"之所以会出现"平地注水，去燥就湿；均薪施火，去湿就燥"，是因为水、火要寻找和追随其同类。在此基础上概括出"百物去其所与异而从其所与同"这一普遍规律。然后又进一步论及阴阳，"天有阴阳，人亦有阴阳，天地之阴气起，而人之阴气应之而起；人之阴气起，而天地之阴气亦宜应之而起，其道一也。"如大家熟知的风湿性关节炎患者对天气变化的反应非常明显，可以说是可靠的天气预报员。董仲舒在《春秋繁露》还概括地说："阴阳之气，因可以类相益损也。"在同类之中，真可谓一损皆损，一荣皆荣。董仲舒之后，对天人感应提出怀疑的不乏其人，而比较彻底地否认了天人感应思想的是王充。王充是西汉最著名的唯物主义哲学家和无神论者，他提出："气性异殊，不能相感动也。"他认为同类相感的现象只适用于物与物之间，而不适用于天与人之间。"故人在天地之间……夫人不能动地，而亦不能动天"（《论衡·变动》）。王充还指出："涛之起也，随月盛衰，大小满损不齐同。"

《黄帝内经》汲取了"同气相求"的认知方法，用自然界的变化来类比人体经脉运行的变化。如《素问·离合真邪论》指出："天地温和，则经水安静；天寒地冻，则经水凝涩；天暑地热，则经水沸溢；卒风暴起，则经水波涌而隆起。夫邪之入脉也，寒则血凝涩，暑则气焯泽，虚则因而入容，亦如经脉之得风也，经之动脉，其至也时起。"由此论证了人体的病理变化与自然界的运动变化。

《素问·阴阳应象大论》说："水火者，阴阳之征兆也。"以水火而言，水为阴，火为阳，因为水性寒而润下属阴，火性热而炎上属阳。也就是说水和火很能代表阴和阳的含义。据此，则凡具有火的特征，如色红、炎上、趋动、温热、灼津等特征的症状属阳；凡具有水的特征，如色暗、向下、趋静、寒冷、凝结、抑火等的症状属阴。根据"有诸内者，必形于外"的原理，结合五行特征，中医学将五脏、六腑、五官、五体、五声、五志与自然界五方、五季、五色、五味、五气进行归类，并用于诊法等。

中医从辨证到用药都贯彻着同气相求的方法和理念。如通过梦境来帮助辨证，通常人们说"日有所思，夜有所梦"，而《素问·脉要精微论》却有一段关于梦境的精妙论述："阴盛则梦涉大水恐惧，阳盛则梦大火燔灼，阴阳俱盛则梦相杀毁伤，上盛则梦飞，下盛则梦堕，甚饱则梦予，甚饥则梦取。肝气盛则梦怒，肺气盛则梦哭，短虫多则梦聚众，长虫多则梦相击毁伤。"水为阴，火为阳，据此进行阴阳辨证。

具体到同气相求在中医用药的表现，清代医家徐灵胎《神农本草经百种录》指出："凡药之用，或取其气，或取其味，或取其色，或取其形，或取其质，或取其性情，或取其所生之时，或取其所成之地，各以其所偏胜而即资之疗疾，故能补偏救弊，调和脏腑。深求其理，可自得之。"

古代医家运用取象比类，推导演绎，寻求新知，将药物的功效与药物的形色联系在一起进行类比，认为药物同形相趋，同气相求。如认为肺在色为白，白色入肺，故白色的百部、百合等入肺治肺疾。李时珍《本草纲目》说："豆有五色，各治五脏，惟黑豆属水性寒，可以入肾。""黑豆入肾功多。"这是就黑豆与肾的形状与黑色来取类。如当归被称为"妇家之要药"，具有补血养血、调节经血之功效，李时珍《本草纲目》云："当归调血，为女人要药，有思夫之意，故有当归之名。"还有蛤蚧，李时珍《本草纲目》"释名"："蛤蚧，因声而名……雷敩以雄为蛤，以雌为蚧，亦通。""集解"引："广西横州甚多蛤蚧，牝牡上下相呼。累日，情洽乃交，两相抱负，自堕于地。人往捕之，亦不知觉，以手分劈，虽死不开……炼为房中之药甚效。"这属于就性情来取类。再如黑色属水，红色属火，水能克火，黑能胜红，所以炒炭类的药物具有止血之功效。

朱丹溪《阳有余阴不足论》说："人身之阴气，其消长视月之盈缺，故人之生也，男子十六岁而精通，女子十四岁而经行。"又说："若上弦前、下弦后、月廓月空，亦为一月之虚……苟值一月之虚，亦宜暂远帷幕，各自珍重，保全天和，期无负敬身之教，幸甚。"由此可见，"花好月圆"这个成语包含着深刻的中医学道理。

四、《周易》与中医有着共同的价值取向

《周易》和中医共同的价值取向是生生不息。在前面我们已经讲过了《周易》的生生之道。孔子、庄子都对《周易》的内容进行了高度概括，说"《易》之义萃阴与阳"，"《易》以道阴阳"，"一阴一阳之谓道"，阴阳是《周易》的核心内容，而"阴阳者，天地之道也"，且"天地之大德曰生"，所以说："生生之谓易。"李鼎祚《周易集解》引荀爽说："阴阳相易，转相生也。"李道平《周易集解纂疏》说："阳极生阴，阴极生阳，一消一息，转易相生，故谓之易。"大千世界的万事万物都是在阴阳的消长变化中得以化育和滋生的，故而中医有4种境界：下医医病、中医医人、上医医国、至医赞天。至医赞天，是说医之最高境界是赞天化育，就是帮助天地造化生成万物。进一步概括出中医药文化的核心价值，这就是"生生之道"。"生生"的终极目标是使生命繁衍不息，孳育不绝，代代相传，永无止期，以至无穷。关于中医文化的核心价值，已有专篇论述。

五、《周易》与中医有着共同的忧患意识

前面在《周易》的核心内容中已经阐述了忧患意识。忧患意识是中华民族的精神瑰宝，忧患意识是为长远之计而做的预判、警觉与事先谋划，是基于辩证思维、善恶因果和中和思维而形成的生存智慧，是一种理智清醒的自觉意识，是一种居安思危的危机意识，是一种世界观，也是一种方法论，深刻反映了中华民族为了图谋生存和发展的文化自觉和民族精神。这种精神源远流长，成为中国古代思想家的共识。《道德经》说："为之于未有，治之于未乱。"《论语·卫灵公》记载，子曰："人无远虑，必有近忧。"《礼记·中庸》说："凡事豫则立，不豫则废。"《孟子·告子下》说："然后知生于忧患，而死于安乐也。"《孟子·离娄下》说："是故君子有终身之忧，无一朝之患也。"司马相如《上书谏猎》说："盖明者远见于未萌，而智者避危于无形，祸多藏于隐微，而发于人之所忽者也。"陈寿《三国志·吕蒙传》说："明者防患于未萌，智者图患于将来。知得知失，可与为人；知存知亡，足别吉凶。"葛洪《抱朴子》说："先忧为后乐之本，暂劳为永逸之始。""明君治难于其易，去恶于其微。"凡此等等，无不闪耀着忧患意识的思想精灵。正是由于中华民族这一文化精神的深厚积淀，所以中医文化也表现出浓厚的忧患意识。《素问·四气调神大论》提出了"治未病"的思想，说："是故圣人不治已病治未病，不治已乱治未乱，此之谓也。夫病已成而后药之，乱已成而后治之，譬犹渴而穿井，斗而铸锥，不亦晚乎？""治未病""治未乱"是圣人之所为，是至高的境界。《淮南子·说山训》说："良医者，

常治无病之病，故无病；圣人者，常治无患之患，故无患也。"孙思邈在《备急千金要方·诊候卷》中写道："古之善为医者，上医医国，中医医人，下医医病。"又曰："上医听声，中医察色，下医诊脉。"又曰："上医医未病之病，中医医欲病之病，下医医已病之病。"葛洪《抱朴子·地真》曰："圣人消未起之患，治未病之疾。"朱丹溪在《丹溪心法》特设专论《不治已病治未病》，说："与其救疗于有疾之后，不若摄养于无疾之先，盖疾成而后药者，徒劳而已。是故已病而后治，所以为医家之法；未病而先治，所以明摄生之理。夫如是则思患而预防之者，何患之有哉？此圣人不治已病治未病之意也。尝谓备土以防水也，苟不以闭塞其涓涓之流，则滔天之势不能遏；备水以防火也，若不以扑灭其荧荧之光，则燎原之焰不能止。其水火既盛，尚不能止遏，况病之已成，岂能治欤？"明代医论《证治心传》说："欲求最上之道，莫妙于治其未病。""治未病"实际上就是忧患意识在中医文化中的具体体现，一方面表现了中医文化的至高境界，引领着人类医学的发展方向；另一方面也是中医文化的高妙智慧，正如《孙子兵法·军形篇》所说："古之所谓善战者，胜于易胜者也。"用今天的话说，这是对高性价比的追求，要尽可能做到以最小的投入获得最大化的收益。

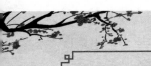

第十章　中医与儒家文化

班固《汉书·艺文志》说："儒家者流，盖出于司徒之官，助人君，顺阴阳，明教化者也。游文于六经之中，留意于仁义之际，祖述尧舜，宪章文武，宗师仲尼，以重其言，于道最为高。"就是说，儒家是以六经为经典，继承和遵循尧舜之道，以周文王、周武王的典章为典范，以孔子为宗师，对社会宣明教化的思想流派。儒家文化源远流长，对中国传统社会影响非常深远。儒家学派由孔子创立，后来经过汉代的"独尊儒术"和宋明理学的"接续道统"，儒家文化的地位得到不断的强化和提高，成为中国传统文化的主流、主干和主导。

第一节　儒家的渊源与流变

春秋战国时期是中国历史上发生重大变革的时期，社会生产关系的变革，促生了文化思想的变革，出现了诸子百家的文化繁荣，这是中国文化的元典时代，在继承尧、舜、禹、汤、文、武、周公的基础上，孔子整理夏、商、周三代思想创立了儒家学派，后来经过汉代董仲舒的改造和宋明时期融合道教与佛教而形成完整的儒家思想体系。源远流长的儒家文化，其发展过程可以分为四个重要的历史时期。

一、先秦儒学

春秋战国时期，诸子蜂出，百家争鸣，儒墨两家各领风骚。《韩非子·显学》说："世之显学，儒墨也。"儒家文化一经形成就基于独特的功能和作用，而具有显赫的学术地位。代表人物有儒家的创始人孔子、孟子、荀子。

孔子是伟大的教育家、思想家，他打破学在官府的教育垄断，兴办私学，教授弟子，删定六经，以仁礼为基石，创立了儒家学说和儒家学派。孔子在中国文化史上可谓承先启后、继往开来。孔子被誉为"千秋仁义之师，万世人伦之表"，甚至说："天不生仲尼，万古如长夜。"元武宗为其立碑，赞曰："先孔子而圣者，非孔子无以明；后孔子而圣者，非孔子无以法。"王船山说："法备于三王，道著于孔子。"柳诒徵说："孔子者，中国文化之中心也。无孔子则无中国文化。自孔子以前数千年之文化，赖孔子而传；自孔子以后数千年之文化，赖孔子而开。"孔子提出了诸如有教无类、因材施教、和而不同等一系列重要理论以及正名思想和道德体系。

孟子是继孔子之后先秦儒家的重要代表，被尊称为"亚圣"。孟子非常崇拜孔子，以继承孔子的事业为自己的责任。他说："圣人之于民，亦类也。出于其类，拔乎其萃，自生民以来，未有盛于孔子者也。"（《孟子·公孙丑上》）司马迁《史记·孟子荀卿列传》说："退而与万章之徒序《诗》《书》，述仲尼之意，作《孟子》七篇。"孟子发展儒学，使之系统化，使儒学至孟子而始著，使儒学成为当时的显学。孟子创造性地将"仁"发展到"义"，将"仁德"发展到"仁政"。"二程"（程颢、程颐）说："孟子有功于圣门，不可胜言。仲尼只说一个仁字，孟子开口便说仁义。仲尼只说一个志，孟子便说许多养气出来。只此二字，其功甚多。""孟子性善、养气之论，皆前圣所未发。"（《四书集注·孟子序说》）自孟子开始，"义"在中国道德哲学体系中具有了特别重要的地位，从而形成了儒家以仁义为核心和标识的道德哲学体系。特别值得注意的是，孟子将"羞恶之心"提高到"义之端也"，即"义"的根源的地位，也就将羞耻心与道德相统一，将它当作道德的现实性与道德的合理性的基础。所以，孟子特别强调"耻"对于德行人格的根本性意义。"耻之于大人矣！为机变之巧者，无所用耻焉，不耻不若人，何若人有？""人不可以无耻矣，无耻之耻，无耻矣。"（《孟子·尽心上》）孟子深化了孔子思想，为孔学提供了理论根据，并首开儒学哲学化先河，使之成为宋明理学探讨的中心问题。

荀子在继承孔子思想的同时，批判地改造了正统儒家，形成了自己的思想特色。在人性问题上，他提倡性恶论，主张人性有恶，否认天赋的道德观念，强调后天环境和教育对人的影响。荀子将"天""天命""天道"自然化、客观化与规律化，否认了天的神秘性，继而提出了"制天命而用之"的思想。他将"大儒"与"俗儒"对立，视孟子学派为俗儒。就儒学本身而言，从孔子重视内心情感（仁）到孟子重视意志力量和道德行为（义），再到荀子重视社会制度（礼、法），是先秦儒学由注重内圣之道到注重外王之道的发展演变，在此意义上，可以把荀子视为早期儒家向战国后期法家过渡的中间环节。被他赋予新义的"礼"是标志这一过渡的重要范畴。荀子还综合了先秦各家学说，批判地吸收了其他学派的观点，建立起宏大的兼容儒、法、道各家思想的学术体系，体现出战国后期思想的大融合特点。

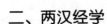

二、两汉经学

两汉经学是指汉代研究儒家经典并阐明其含义的学问。两汉是儒家文化的变革时期，儒家文化进入了新的发展阶段，汉武帝采纳董仲舒的建议，"罢黜百家，表彰六经"，标志着中国文化子学时代的结束和经学时代的开始，也标志着儒家从诸子百家中脱颖而出成为官学而取得独尊的地位。为了适应封建统治的需要，董仲舒对儒学进行了神学化的改造，把儒家学说与阴阳五行说结合起来，用阴阳五行来诠释儒家伦理，为儒家伦理寻求理论依据，使儒家文化政治化、神秘化甚至宗教化，建立了一套帝制神学体系。这是董仲舒在新的历史条件下建立的以阴阳五行为框架的新的儒学体系。

经学包括对经典的文字释读、词义训诂、语法分析、修辞说明、名物探源、典制考证、义理阐释以及文献的源流考辨等，在汉代经学研究中，由于经典的文本不同、认识的方法不同、研究的目的不同，而出现了许多纷争。

汉代经学分古文经学和今文经学，两者的区别不只是文本书写的字体不同，在字句、篇章、解释以及对古代的制度、人物、事件等的评价上也不尽相同，甚至大相径庭。今文经学盛行于西汉，说经偏重于微言大义，讲究经世致用，研究一部经书，就要发挥其能为当世所用的政治观点，或者为政治寻求理论依据，董仲舒的思想就是典型代表。阴阳五行化的今文经学充斥着具有神秘主义色彩的天人感应和灾异谴告思想，存在着许多穿凿附会的内容。古文经学盛行于东汉，东汉说经注重名物、章句训诂，许多古文经学大师都是训诂大师，尤其是许慎、马融、郑玄在经义训诂方面都取得了重大的成就，后来人们把名物、训诂之学称之为汉学，原因就在于东汉时期的古文经学大师在训诂上取得的成就为后世训诂树立了典范。另外，今文经学家视孔子为政治家，称之为"素王"，说孔子虽无王者之位，但有王者之道、王者之德，作六经是为"后世立法"。古文经学家则视孔子为史学家、文献学家，称孔子为"至圣先师"，说孔子"述而不作，信而好古"，说"六经皆史"。可见，经学兴于汉，西汉今文荣显，东汉古文盛行，今文经学和古文经学既是两种不同的思想派别，也是两种不同的治学方法。周予同先生在《经学历史》序言中说："因经今文学的产生而后中国的社会政治、哲学以明；因经古文学的产生而后中国的文字学、考古学以立。"就是说，今文经学的方法，对中国后世的社会政治、哲学、宋明理学、变法维新都产生了深远的影响；古文经学的方法，对中国后世的文字学、训诂学、考据学等汉语言学以及清代实学都产生了深远的影响。

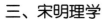

三、宋明理学

宋明理学是儒学发展的新形态，是儒学在新的历史条件下思想体系的完善和集成，也是儒、释、道三家在经历了此起彼伏的发展和争论之后最终融合的结果，是中国古代博大精深、完备而缜密的思想体系。陈寅恪先生曾说："华夏民族之文化，历数千年之演进，造极于赵宋之世。"

理学的产生，首先发端于唐代的韩愈。钱穆先生在所著《中国近三百年学术史》中曾特别指出，研究近代学术，必须从宋代开始；研究宋学，则必须从唐代开始，从研究唐代韩愈的思想开始。他说："然则治宋学当何自始，曰必始于唐，而昌黎韩氏为之率。何以治宋学必始于唐，而以昌黎韩氏为之率耶，曰寻水者必穷其源，则水之所自来者无迹隐。韩氏论学虽疏，然其排释老而返之儒，昌言师道，确立道统，则皆宋儒之所滥觞也……独昌黎韩氏，进不愿为富贵功名，退不愿为神仙虚无，而昌言乎古之道。曰为古之文者，必有志乎古之道，而乐以师道自尊，此皆宋学精神也。治宋学者首昌黎，则可不昧乎其所入矣。"

韩愈说："周道衰，孔子没，火于秦，黄老于汉，佛于晋、魏、梁、隋之间。其言道德仁义者，不入于杨，则入于墨，不入于老，则归于佛。"（《原道》）而且认为"释老之害过于杨墨，韩愈之贤不及孟子，孟子不能救之于未亡之前，而韩愈乃欲全之于已坏之后。呜呼！其亦不量其力，且见其身之危，莫之救以死也。虽然，使其道由愈而粗传，虽灭死万万无恨！"（《与孟尚书书》）韩愈以孟子距杨墨为榜样，力主排除佛教与道教，并主张对佛教"人其人，火其书，庐其居"。韩愈《原道》首先指出："斯道也，何道也？曰：斯吾所谓道也，非向所谓老与佛之道也。尧以是传之舜，舜以是传之禹，禹以是传之汤，汤以是传之文、武、周公，文、武、周公传之孔子，孔子传之孟轲，轲之死，不得其传也。荀与杨也，择焉而不精，语焉而不详。"苏轼在其所作"潮州韩文公庙碑"中，独推尊韩愈"匹夫而为百世师，一言而为天下法"，盛赞韩愈为"文起八代之衰，而道济天下之溺"。

韩愈之后，经过"宋初三先生"（孙复、石介、胡瑗），到"北宋五子"（周敦颐、张载、邵雍、程颢、程颐），再到南宋朱熹、陆九渊和明代的王阳明，逐渐构筑起博大精深的理学思想体系。

四、清代实学

清代儒学是中国传统儒学的重要历史阶段，既是力矫宋明理学空谈义理的产物，也是发扬汉代朴学章句训诂的产物，因其重新诠释儒家经典，重振儒家经世致用的学风，故名清代实学。

清代学术提倡治学要经世致用，把治学与道德培养联系起来，强调"六经之旨与当世之务"的结合，认为治学和道德培养都是为了经世济民。这一时期的中国文化表现出三大特点：一是启蒙思想的兴起，代表人物主要有黄宗羲、顾炎武和王夫之三人，被称之为"三先生"。他们反对"家天下"而主张"公天下"，反对"重农抑商"而主张"工商皆本"，在学术上提倡"经世致用"，痛斥"空谈性理"。黄宗羲倡导经世致用，开创一代求实学风，批判宋代理学空谈性命和不以六经为根底的治学态度，说"儒者之学，经纬天地"；"必破一分程朱，始入一分孔孟"。他们认为只有弘扬传统儒学才是真正的救国之方，抨击新学、西学为"功利倡而廉耻丧，科学尊而礼义亡，以放荡为自由，以攘夺为责任，斥道德为虚妄，诋圣贤为国愿"。他们还反对宋明理学的空谈性理，在治学方法上，主张"每一事必详其始末，参以证佐而后笔之于书"（《四库全书总目提要》），同时又从宋学中继承了辨疑的优点，既提倡"考查一字之义，必本六书，群经以为定诂"（《清儒学案》）的求是精神，又提倡学与思相结合的辨疑精神。

二是在文学艺术上表现出了强烈的反叛意识，诸如《红楼梦》《聊斋志异》等都表现了对封建伦理纲常、封建秩序、科举制度、人生态度的批评。三是对传统文化的总结。无论是出于对清朝政府的不满，还是出于对空泛理学的反对；无论是出于对传统文化的留恋，还是因为清朝政府以文治装点门面，这一切都在客观上促使当时的知识分子潜心于对先秦以降的全部文献进行整理与研究，尤其是对儒家经典进行了全面而系统的梳理，无论是从古文字及音韵入手以求经义，还是调动巨大的人力、物力编纂类书和辞书，这些都是中华文化史上的盛事。清代《四库全书》的纂修，尤其是与之相辉映的大型目录书《四库全书总目》的编纂，"辨章学术，考镜源流"，探求中国传统文化的渊源流变，对中国传统文化进行了全面而系统的清理和总结。盛极一时的乾嘉学术，在训诂、考据、音韵、文字诸方面所取得的成就是空前的，其治学方法也是缜密严谨的，对后世的语言学、文献学产生了深远的影响。

然而，思想上的封闭、科学上的保守、知识上的复古、教育上的僵化，导致对传统汉学的整理再整理、研究再研究。从汉学到汉学，从训诂到训诂，眼界不能开阔，知识不能更新，科学不能发展。尤其是清朝封建专制制度扼杀了明末清初出现的早期启蒙思想，从而使得在关内已经趋于腐朽的封建制度又延续了近三百年之久，这不能不说是中国近代文化停滞和落后的一个重要原因。

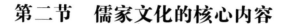

第二节　儒家文化的核心内容

儒家文化是以孔子、孟子为代表的注重敬德与保民、推崇仁义与道德、关心礼乐与教化、重视忠孝与伦理、强调正名与秩序、倡导忠恕与中庸、主张仁政和礼制的思想体系。

一、正名思想

正名思想是孔子思想的重要组成部分，是孔子思想的出发点和落脚点。孔子认为，他所生活的春秋时代是"礼坏乐崩"的时代，当时，君不君、臣不臣、父不父、子不子，甚至出现臣弑其君、子弑其父这样恶劣而惨烈的现象。针对天下伦理失衡的混乱，孔子认为拨乱世而反之正的最好办法就是"正名"。《论语·子路》载：子路曰："卫君待子而为政，子将奚先？"子曰："必也正名乎！"子路对孔子说："卫国国君要您去治理国家，您要做的首务是什么呢？"孔子说："首先必须正定名分。"《庄子·天下》篇说："《春秋》以道名分。"在六经之中，《诗》《书》《礼》《乐》《易》五经都是整理删订的，唯有《春秋》是孔子写的。而孔子写的《春秋》是讲名分的，讲述的是合乎社会道德的名分，是维持社会秩序的根本。

孔子讲"正名"，法家讲"定分"，商鞅的《商君书》中有一篇就叫《定分》。"正名"和"定分"合起来就是"正定名分"。在以"正定名分"来治理国家这一点上，儒、法两家并无二致。《管子·枢言》说："有名则治，无名则乱，治者以其名。""名正则治，名倚则乱，无名则死。故先王贵名。"《管子·白心》说："正名自治，奇名自废。名正法备，则圣人无事。"《申子·大体》说："昔者尧之治天下也以名，其名正则天下治。桀之治天下也亦以名，其名倚而天下乱。"《商君书·定分》说："名分不定而欲天下之治也，是犹无饥而去食也，欲无寒而去衣也。"并举例说："一兔走，百人逐之，非以兔可分以为百也，由名分之未定也。夫卖兔者满市，盗不敢取，由名分已定也。"一只兔子在田野里跑而很多人都去追，等到最后兔子被逮住了，并不意味着参与追兔子的人人有份，而是谁逮住是谁的。由于名分未定，谁都可以来争。卖兔者满市，却没有人敢随意不给钱就拿走的，是因为兔子有主，名分已定。所以定名分，才能天下大治；名分不定，必将天下大乱。可见，"正定名分"是治理社会使之和谐稳定的基础和根本。

用现在的话说，名分就是法律所赋予人的权利范围。有了名分，就有了相应的权利；没了名分，就没有对应的权利。所有权的问题是很重要的，所有权不确定，是社会纷争的重要原因。儒家和法家所讲的"正定名分"，实质上是为维护社会秩序服务的，孔子说得很清楚。《论语·颜渊》记载，齐景公问孔子如何治理国家，孔子回答说："君君、臣臣、父父、子子。"国君要像国君的样，臣子要像臣子的样，父亲要像父亲的样，儿子要像儿子的样。生活在社会中的每一个成员都只能在自己的权利范围内，各安其分，各司其职，说自己该说的话，做自己该做的事，尽自己该尽的责任和义务，享有和行使自己应该具有的权利，这就叫"安分守己"。《论语·颜渊》说："非礼勿视，非礼勿听，非礼勿言，非礼勿动。"《论语·泰伯》说："不在其位，不谋其政。"这实际上都是正名思想的体现。

孔子曾经严厉地批评两个人，一个是鲁国的大夫官员季氏，一个是孔子的弟子子路，都是因为他们越权、越位、超越名分。

《论语·八佾》记载，鲁国的大夫官员季氏在庭院里观赏八佾舞。古代舞女八人为一行，一行为一佾。八佾即八行，共六十四人，唯有天子方能享用。诸侯只能享用六佾，四十八人。大夫只能享用四佾，三十二人。季氏作为大夫官员，只能享用四佾，然而，他却过于张扬，不自量力地僭越名分，享用了天子的八佾舞。孔子认为这种不安分的行为是最不能容忍的，于是说："是可忍，孰不可忍也。"

《孔子家语·观思》记载：子路在卫国做官时，曾经有一次发水灾，民不聊生，死人无数。子路看到百姓饿死很多，于是就拿出自家的家产来赈灾。孔子知道后，就批评他。《孔子家语·观思》中记载孔子是这样说的："汝以民为饿也，何不白于君，发仓廪以赈之？而私以尔食馈之，是汝明君之无惠，而见己之德美矣。"意思是说，你看到百姓受灾饿死了，为什么不禀报国君，让国君出面打开国家的粮仓来救济百姓呢？为什么私下里拿出自己的粮食送给百姓？你这不是在老百姓面前显示国君对他们如何没有恩惠，而表现你自己多么有美德吗？你搞得国君多没面子嘛！孔子讲正名，就是给社会中不同地位的人们以相应的权利、责任和义务，使社会成员都在规定的权利范围内做事，做好自己分内的事，各安其分，以达到维护社会秩序的目的。《尹文子·大道上》："定此名分，则万事不乱。"董仲舒《春秋繁露·玉英》："治国之端在正名。"

二、仁礼学说

仁礼学说是孔子思想的核心内容，是孔子对中国文化的重要贡献。它既是政治范畴，也是道德观念。仁主要是道德体系，礼主要是制度体系。

（一）仁是孔子构建的道德体系

根据杨伯峻先生《论语译注》统计，"仁"在《论语》中出现高达109次，可见"仁"是孔子思想的核心所在，也可以看出，"仁"是一个庞大的思想体系。孔子从来没有给"仁"以确定的定义或者说固定的定义，他总是根据不同弟子和不同人的询问，有针对性地做出巧妙的解释和回答，体现出孔子因材施教的教育思想。从中也可以看到，孔子对不同弟子的态度及其对不同弟子要求的境界是不一样的。

《论语·颜渊》记载："樊迟问仁。子曰：'爱人'。"这是孔子对"仁"最简单的解释，后来孟子在《离娄》篇说："仁者爱人，有礼者敬人。爱人者人恒爱之，敬人者人恒敬之。"这就是"仁者爱人"的来历，从此也就有了仁爱的说法。也许是因为孔子对樊迟这个弟子要求不高，所以孔子对樊迟讲"仁"就非常简单。恐怕这也是孔子所谓"仁"的最基本、最低层次的道德标准。然而，我们千万不能因为这是最基本、最低层次的道德标准而有所忽略，一切美德的基础都是根源于"爱人"的，一切美好的道德都是从"爱人"开始的。如果没有对人的爱，就不会有美好的道德。如师德是基于对学生的爱，医德是基于对病人的爱，为政之德是基于对人民的爱。

《论语·子路》篇还记载，樊迟又一次问仁，孔子说："居处恭，执事敬，与人忠。虽之夷狄，不可弃也。"日常起居要遵规守礼，处事做人要严肃认真，与人交往要忠诚信实。即使到了未开化的蛮夷地区，也不能背弃这些做人的原则。

《论语·雍也》篇记载，子贡说："如有博施于民而能济众，何如？可谓仁乎？"子曰："何事于仁，必也圣乎！尧、舜其犹病诸！夫仁者，己欲立而立人，己欲达而达人。能近取譬，可谓仁之方也已。"孔子不仅对子贡讲了"仁"是"己欲立而立人，己欲达而达人"，而且还进一步地讲了实行"仁"的方法是"能近取譬"，就是就近拿自己打比方。

子贡是孔子非常喜欢的弟子，所以说得就多、就详细、就具体。《论语·颜渊》篇记载，司马牛向孔子询问什么是仁，可能是针对司马牛"多言而躁"的性格特点，孔子说："仁者，其言也讱。"司马牛说："其言也讱，斯谓之仁已乎？"孔子说："为之难，言之得无讱乎？"事情做起来难，说的时候能不保持木讷一些、慎重一些吗？

《论语·颜渊》篇还记载，颜渊向孔子询问什么是仁，孔子回答说："克己复礼为仁。一日克己复礼，天下归仁焉。为仁由己，而由人乎哉？"这里对颜渊讲"克己复礼"比对司马牛讲"其言也讱"，比对樊迟讲"仁者爱人"境界要高得多。颜渊接着说："请问其目？"请孔子说具体一些，孔子说："非礼勿视，非礼勿听，非礼勿言，非礼勿动。"就是说，视听言动，一言一行，一举一动，都要依礼而行。《论语·卫灵公》记载，子贡问为仁，子曰："工欲善其事，必先利其器。居是邦也，事其大夫之贤者，友其士之仁者。"

尽管孔子从来没有给"仁"以确定的概念，但不难发现他所讲的"仁"都是具体的美德，每一种美德都是"仁"的表现，一切美德的总和构成了"仁"的全部内涵。孔子的仁学思想实际上就是把所有的道德规范汇聚一体，为世人构建了道德体系，我们称之为"万善之德"，包括孝悌之义、忠恕之道、见利思义、杀身成仁、修己以敬，等等，这体现了孔子对完善完美人格的不懈追求。所以曾子说："士不可以不弘毅，任重而道远。仁以为己任，不亦重乎？死而后已，不亦远乎？"（《论语·泰伯》）

（二）礼是孔子构建的制度体系，是孔子思想的另一个重要组成部分

孔子提出"克己复礼"，他以恢复周礼为己任，不辞辛劳，席不暇暖，周游列国，游说诸侯，目的就是传扬其思想。

"礼"源于原始时期的祭祀仪式，举行仪礼，祭神求福。许慎《说文解字》说："礼，履也。所以事神致福也。"随着社会生活的发展，"礼"引申为宗法制度中的行为规范，形成了一整套以区别尊卑贵贱亲疏为内涵的意识形态。后来"礼"由宗族内部扩展到国家的政治领域，"礼"就形成了严格的社会等级制度，进一步发展成为维护社会秩序的核心政治思想。"礼"在中国古代是社会的典章制度和道德规范。作为典章制度，它是社会政治制度的体现，是维护上层建筑以及与之相适应的人际关系的礼节仪式；作为道德规范，它是君王和贵族的一切行为的标准和要求。在封建时代，礼是维持社会政治秩序、巩固封建等级制度、调整社会成员关系和权利义务的规范和准则。孔颖达《礼记正义》说："礼者，理也。其用以治，则与天地俱兴。"在这里，礼被说成是自然而然形成的用以治理国家的原则和规范。礼是永恒的普世的天道，礼是自然法则的体现。

《管子》说："礼者，因人之情，缘义之理，而为之节文者也。""礼"是根据人之常情，遵循道义之理而制定的行为规范。《庄子》说："礼以道行。""礼"的核心宗旨就是讲行为规范的。古代有"三礼"，《周礼》偏重政治制度，《仪礼》偏重行为规范，《礼记》则偏重对具体礼仪的解释和论述。其可谓繁文缛礼，包括冠、昏、丧、祭、朝、聘、燕享等各种典礼。"三礼"是我国古代政治制度的三部儒家经典，是中国古代礼仪制度的百科全书。"周之政法，即为之礼"。周礼是用以规范人们行为的规矩和法度，其中有君臣尊卑之礼、父子长幼之礼、夫妇夫妻之礼，等等，就是人与人相处的规矩和法度。礼就其实质而言，是用以维护宗法制度下森严的等级秩序的东西。因此，"礼"首先是指社会政治制度，其次才是伦理道德规范。

《礼记·仲尼燕居》记载，孔子说："夫礼所以制中也。""礼"是制度规范，其背后隐含的精神是让人们做事要恰当适中。孔子说："敬而不中礼谓之野，恭而不中礼谓之给，勇而不中礼谓之逆。"敬重而不符合礼是粗野，恭顺而不符合礼是谄媚，奋勇而不符合礼是逆乱。"礼"就是使人恰当做事的规范和原则。

孔子非常重视礼，并规定"非礼勿视，非礼勿听，非礼勿言，非礼勿动"（《论语·颜渊》）。人们的视听言动都必须依礼而行。礼是治理国家的根本大法。《礼记·经解》说："有治民之意而无其器则不成。礼之于正国也，犹权衡之于轻重也，绳墨之于曲直也，规矩之于方圆也。"有了治理民众的思想却没有治理民众的工具，那是不行的。治理民众的工具是什么？就是礼。《礼记·仲尼燕居》说："治国而无礼，譬犹瞽之无相与！"治理国家如果没有礼，就好像盲人没有拐杖。"礼之所兴，众之所治也；礼之所废，众之所乱也。"礼制兴则民安定，礼制废则民混乱。礼有"经国家，定社稷，序人民，利后嗣"的功能，礼是"社稷之卫""无礼必亡"。《礼记·礼运》云："坏国、丧家、亡人，必先去其礼。"以上充分说明了礼在治国安民中所起的重大作用。《孝经·广要道》记载，子曰："教民亲爱，莫善于孝；教民礼顺，莫善于悌；移风易俗，莫善于乐；安上治民，莫善于礼。"

孔子还认为，礼是个人修养和立身处世的根本，"不学礼，无以立"；"不知礼，无以立也"。《礼记·曲礼上》云："鹦鹉能言，不离飞鸟；猩猩能言，不离禽兽。今人而无礼，虽能言不亦禽兽之心乎？"就是说，人如果没有礼，虽然能说话，也跟禽兽没什么两样。《礼记·冠义》说："凡人之所以为人者，礼义也。"由于有礼无礼是人有无修养甚至是人区别于禽兽的分水岭，所以孔子本人对礼仪是身体力行的。《论语·乡党》不惜笔墨着力刻画了孔子在交谈、坐卧、站立、行走、乘车、寝食、服饰、出使外国、接待宾客、朋友交往、馈赠礼品等方面严格遵循礼仪的形象，从中我们可以感受到孔子确实是一个彬彬有礼、气质不凡、潇洒倜傥的仁人君子。

孔子的礼学观念，概括起来有几个方面的特征或者原则。第一是尊重。要求人与人交往的双方要相互尊重和礼让，所谓"礼者，敬人也"，这是礼的基本精神。第二是遵守。礼既然是规范和法度，就要求社会成员共同遵守。第三是适度。对人的尊重和礼让要做到得体适度，把握分寸，不卑不亢。第四是自律。礼是约束人的行为规范的，但要求个人的自觉遵守。第四是一种精神修养，《孝经》说："礼者，敬而已矣。"就是说，"礼"真正的本质是一种"敬"的精神，是发自内心的庄重、严肃、认真、审慎，不轻慢，不苟且，慎重地对待。这是一种责任和担当，用今天的话说就是敬人、敬事、敬业，包括对长者的敬重、对事业的忠诚、对天地的敬畏。

孔子注重仁与礼的结合，体现了道德与政治的统一。从仁与礼之间的关系来看，仁是礼的内在精神，礼是仁的表现形式；仁是礼的最高境界，礼是仁的实现途径。《论语》记载，子曰："人而不仁，如礼何？人而不仁，如乐何"（《论语·八佾》）？就是说，仁是礼的基础，失去仁的礼是没有意义的，也是不能成立的。"礼云礼云，玉帛云乎哉；乐云乐云，钟鼓云乎哉"（《论语·阳货》）！就是说，礼不只是器物层面的礼器，而是要有精神层面的内容。子曰："质胜文则野，文胜质则史，文质彬彬，然后君子"（《论语·雍也》）。"礼，有质有文。质者，本也。礼无本不立，无文不行，能立能行，斯谓之中"（清代刘宝楠《论语正义》）。孔子此言"文"，指合乎礼的外在表现；"质"，指内在的仁德，只有具备"仁"的内在品格，同时又能合乎"礼"的表现出来，方能成为"君子"。文与质的关系，亦即礼与仁的关系。

三、中庸之道

（一）中庸的内涵

"中庸"一词最早见于《论语·雍也》，而且是作为道德的概念提出来的。孔子说："中庸之为德也，其至矣乎！民鲜能久矣。"就是说，中庸是最高境界的道德，很长时间以来人们很少能够做到了。《礼记·中庸》提出了"尊德性而道问学，致广大而尽精微，极高明而道中庸"的君子人格。那么，到底什么是"中庸"？汉代经学家郑玄说："庸，常也。用中为常道也。"即"以中为常"。郑玄又说："名曰中庸者，以其记中和之为用也。庸，用也。"即"以中为用"。从这些解释中不难看出，关于"庸"的解释是有分歧的，而把"中庸"的落脚点放在"中"上面却是没有异议的。孔子中庸思想的内涵大致包括中正、时中和中和。

1. 中正

中正是中庸思想的基本理念，就是不偏不倚，无过无不及，恰到好处。从《论语》及相关典籍中不难看出，"中"是孔子品评人物、选才交友的标准之一，也是其自我修养的行为准则。如《论语·先进》记载，子贡问："师与商也孰贤？"子曰："师也过，商也不及。"曰："然则师愈与？"子曰："过犹不及。"师，颛孙师，即子张。商，卜商，即子夏。二人均为孔子弟子。子贡问孔子，子张和子夏谁更强一些，孔子评价说，子张有些太过，子夏有些不及。子贡以为，子张有些太过，自然要比有些不及的子夏强些，而孔子却说，太过和不及是一样的，同样不好。在这里，孔子衡量弟子孰优孰劣的标准是"中"，即"无过无不及"。河南方言习惯说"中"（zhǒng），这个"中"就是对事物的肯定性评价和对请求的肯定性应诺，凡是好、行、成就是"中"，不好、不行、不成就是"不中"。

2. 时中

时中就是"随时以处中"，是一种动态的与时俱进的"中"。孔子将"时"

与"中"联系起来，形成了"时中"的观念。《礼记·中庸·章句》载，仲尼曰："君子中庸，小人反中庸。君子之中庸也，君子而时中；小人之中庸也，小人而无忌惮。""时中"，即"随时以处中"，用孔子的话说，就是"无可无不可"。如何理解孔子的"无可无不可"，《孟子·万章下》说："可以速而速，可以久而久，可以处而处，可以仕而仕，孔子也。"由孟子的评论可知，孔子的"无可无不可"就是"可以仕则仕，可以止则止，可以久则久，可以速则速"。不能死板地规定什么是对，应该的就是对的。评价是非的标准关键在是不是合乎道义。朱熹说："执中而无权，则胶于一定之中而不知变，是亦执一而已矣。"并提出："道之所贵者中，中之所贵者权。"（《孟子·尽心上》）所谓"权"就是符合实际的变通，就是"时中"。朱熹还注释"时中"说："盖中无定体，随时而在，是乃平常之理也。"所谓"中无定体"，就是说"中"并不一定是两端之间的二分之一的位置，而可能是两端之间的任何一个点。"中"始终是动态的平衡点，而不是一个不变的固定点。凡能摆平两端的那个点就是"中"。就好像玩跷跷板，要想使跷跷板的两端平衡，其中有两个办法，一是增减两端的质量，二是移动中间的支点。能够使两端平衡的支点就是"中"。所以说"中"是摆平，能够摆平二元和多元关系的那个点就是"中"。

"时中"主要有两方面的含义：一是要"合乎时宜"，二是要"随时变通"。中医理论讲春生、夏长、秋收、冬藏，万物生命的生、长、收、藏与春、夏、秋、冬的相应关系就是"时中"的表现。《素问·四气调神大论》说："春夏养阳，秋冬养阴，以从其根。"这种与时消息的理念也是"时中"的体现。

3. 中和

中和强调的是一种和谐的境界。《礼记·中庸》曰："仲尼祖述尧舜，宪章文武；上律天时，下袭水土。""上律天时，下袭水土"就是说，上与天道和，下与地道和。也就是说不论干什么事情都要遵循自然规律，与自然相和谐。"礼之用，和为贵"。可见孔子非常注重与天地自然的和谐。《礼记·中庸》说："喜怒哀乐之未发谓之中，发而皆中节谓之和；中也者，天下之大本也；和也者，天下之达道也。致中和，天地位焉，万物育焉。"喜怒哀乐的情感没有表现出来的时候，说明心中没有受到外物的侵扰，是平和自然的，这样的状态就是"中"。在处理各种事情的时候，不可避免地要在心理上产生反映，发生各种各样的情绪变化，并且在表情、行动、语言等方面表现出来，如果表现出来的情绪适度得体，与身份、情理、场合相符合，这样就达到了"和"。中是天下的根本，和是天下的通则。只有达到了中和，天地才能存在，万物方能化育。由此可见中庸意义之重大。

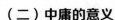

（二）中庸的意义

1. 中庸是道德的最高标准

"中庸"一开始就是作为道德概念提出来的，前边我们已经讲过，孔子说："中庸之为德也，其至矣乎！"中庸是最高境界的道德，"君子中庸，小人反中庸"，中庸就是处理事情要不偏不倚，无过无不及，做到恰到好处，做到刚刚好。

人的一切行为都可分为过度、不及和适中三种状态，如鲁莽、怯懦和勇敢等。过度和不及都是不好的，只有适中、适度才是美好的，才是美德。《毛诗·周南·关雎》前的序文，通常称为《诗大序》，其中指出："故变风发乎情，止乎礼义。发乎情，民之性也；止乎礼义，先王之泽也。""发乎情，止乎礼义"就是一种合乎中庸的美德。然而，作为最高标准的"中和"是很难做到的。《礼记·中庸》记载，孔子说："天下国家可均也，爵禄可辞也，白刃可蹈也，中庸不可能也。"天下国家江山社稷都可以跟大家共享，爵禄也可以不要，甚至白刃也可以踩上去，但唯独中庸做不到。所以孔子说："中庸之为德也，其至矣乎！民鲜能久矣。"作为道德的最高境界，的确是很难达到的。从孔子赞扬"其至矣乎"到孔子为"民鲜能久矣"感到惋惜，可以看出，在孔子心目中，中庸之德是非常完美的境界。

2. 中庸是艺术的最高境界

人体和相貌的高与低、胖与瘦、白与黑、美与丑，眼睛的大与小等都必须合乎中庸才是尽善尽美的。宋玉的《登徒子好色赋》对人体美作了具体的阐述："天下之佳人，莫若楚国；楚国之丽者，莫若臣里；臣里之丽者，莫若臣东家之子。东家之子，增之一分则太长，减之一分则太短；著粉则太白，施朱则太赤；眉如翠羽，肌如白雪，腰如束素，齿如含贝。嫣然一笑，惑阳城，迷下蔡。"其中体现了不偏不倚、恰到好处的和谐的美学原则。而且应当注意到一个问题，凡是定格了的美，都是有限的美。而中国古代诗文中的美女都因为没有定格而呈现出超时空的永恒的美。像"东家之子"这样的美女，到底多高，并没有具体说出，只是说"增之一分则太长，减之一分则太短"。还有汉乐府《陌上桑》中描写的"自名为罗敷"的"秦氏好女"到底有什么样的姿色容颜也没有直接写出，而是通过"耕者忘其犁，锄者忘其锄。来归相怨怒，但坐观罗敷"而展示出来。这种超越时空的美女的美是符合"时中"原理的，什么时候都那么美。如果是定格了的美，必然会随着审美的时代差异性和审美的个体差异性而变得不美。

3. 中庸是科学遵循的法则

这也是现代科学所必须遵循的原则，科学上总要讲到一个"阈值"的问题，阈值又叫临界值，是指一个效应能够产生的最低值或最高值。这一名词广泛用于各个方面，包括建筑学、生物学、物理学、化学、电信、电学、心理学等，如磁悬浮、气悬浮技术和航天技术都不能离开这一原则。

中医理论把中和、中庸的思维方式运用到人的养生、生理、病理、方药、治疗等各个环节，强调人与自然的和谐、肌体内外的平衡、脏腑的协调、气血的和顺。《素问·生气通天论》中有一句非常经典的话叫"阴平阳秘，精神乃治；阴阳离决，精气乃绝"。阴与阳在相互对抗、相互制约和相互排斥中以求其统一，取得阴阳之间相对的动态平衡，称为"阴平阳秘"，这是健康的根本。中医学认为，一切疾病的产生都根源于阴阳不和，而对一切疾病的治疗也都是恢复和重构阴阳和，因为生命的根源是阴阳和。

四、敬德保民

敬德保民既是儒家文化倡导的精神，也是儒家文化产生的基础，也是儒家之所以源远流长而成为中国文化主干和主导的重要根源。

远古时代存在着两种类似宗教式的崇拜：一是祖先崇拜。祖先崇拜又来源于生殖崇拜和性崇拜。中国的易学哲学系统和阴阳哲学系统都是在上古生殖崇拜的启发下诞生并发展起来的。同时由生殖崇拜而形成的祖先崇拜影响到中国古代的伦理、家庭和政治。因为祖先崇拜带有浓厚的血缘家族关系的性质。祖先崇拜的功能在于孝道和由孝道推衍出来的忠君。忠孝成为中国伦理道德的核心。二是天神崇拜。由于认识水平的低下，人们对自然界的一些现象感到不可理解，他们推想应该有一种神秘的力量在冥冥之中支配着一切，而这种神秘的力量是来自天或者说是上帝，于是便把人力所无可奈何的一切都归之于天神的意志，从而形成了天命的概念。所谓天命，就是天帝的意图和指令。天命观念早在原始社会就已经产生，在夏、商、周三代特别盛行。在原始的先民看来，天帝支配着自然界和人类社会，甚至夏、商、周三代的天下也都是天帝赐予的，这些王朝的灭亡与更替也都是由天帝决定的。在天命观念产生的同时，原始的先民还具有了鬼神的观念。鬼神的观念同样也盛行于夏、商、周三代。《礼记·表记》说："夏道尊命，事鬼敬神而远之……殷人尊神，率民以事神，先鬼而后礼……周人尊礼尚施，事鬼敬神而远之。"

然而，随着社会的发展和人们认识水平的提高，人的自我意识也从宗教的羁绊中挣脱出来。在这种情况下，西周时期人们对天命的态度发生了重大转变。人们从夏、商两个王朝的先后覆灭，尤其是从夏、商两朝各自由盛而衰和西周代殷的过程，开始对天命产生怀疑，认为"天命靡常"（《诗经·大雅·文王》），即天命是没有一定规律的，认识到"我生不有命在天"，"天命不可信", 即我的生命和命运并不是由上天所决定的。那么, 在这种情况下如何才能得到天的保佑呢? 周公在"不可不监于有夏, 亦不可不监于有殷"的情况下, 提出了"敬德"的观点: "不可不敬德。"夏商两朝都是因为"不敬厥德, 乃早坠厥命", 所以说: "惟王其疾敬德! 王其德之用, 祈天永命"(《尚书·召诰》)。在这里, 周公并没有否认天命的存在, 而是强调人之"德"对天命的反作用, 只有"敬德", 才能"祈天永命"。尤其是清醒地认识到"皇天无亲, 惟德是辅; 民心无常, 惟惠之怀"(《尚书·蔡仲之命》)。就是说, 上天对于所有的子民没有亲疏之别, 都是一视同仁, 上天只辅佐有道德的人; 百姓对于君王的拥戴之心也不是恒定不变的, 他们只眷念那些对自己有恩惠的君王。老子《道德经》也说: "天道无亲, 常与善人。"

从"敬天"到"敬德", 是天命观念发展的一个飞跃。夏朝末年, 夏桀由于"不敬德"而"虐于民"(《尚书·多方》), 引发了"成汤革夏"。商朝的开国君主成汤, "轻赋薄敛, 以宽民氓。布德施惠, 以振困穷。吊死问疾, 以养孤孀", 从而"百姓亲附, 政令流行"(《淮南子·修务训》)。到了殷纣王统治时期, 则"劳民力, 夺民财, 危民死, 冤暴之令, 加于百姓"(《管子·形势解》), 致使民怨沸腾。殷纣王的灭亡, 完全是"大臣不亲, 小民疾怨, 天下叛之而愿为文王臣, 纣自取之也"。周公从殷亡的教训中看到了民众的力量和作用, 故而提出了"敬德保民"的主张。在他看来, 民意是上帝意志的一种反映, 天命可以在民意上得到体现, 所以《尚书·夏书·五子之歌》说: "皇祖有训, 民可近, 不可下, 民惟邦本, 本固邦宁。"

从西周开始的这种人文思潮, 到了春秋时期有了进一步的发展, 民本思想得以确立。如子产就曾指出: "天道远, 人道迩, 非所及也, 何以知之"(《左传·昭公十八年》)? 与此相应, 人们对鬼神的态度也开始有了转变, 将人事看作鬼神的依据: "夫民, 神之主也, 是以圣王先成民而后致力于神"(《左传·桓公六年》)。"国将兴, 听于民; 将亡, 听于神。神, 聪明正直而壹者也, 依人而行"(《左传·庄公三十二年》)。"民之所欲, 天必从之。""天视自我民视, 天听自我民听"(《尚书·泰誓》)。从敬天、敬德到保民的思想发展历程, 是政治的觉醒。《管子·牧民》说: "政之所兴, 在顺民心。政之所废, 在逆民心。"《说苑·建本》记载, 齐桓公问管仲曰: "王者何贵?"曰: "贵天。"桓公仰而视天。管仲曰: "所谓天者, 非谓苍苍莽莽之天也。君人者, 以百姓为天。百姓与之则安, 辅之则强, 非之则危, 背之则亡。"这就使得以"明教化"为己任的儒家形成并不断发展其政教观念, 魏晋之际的傅玄说: "夫儒学者, 王教之首也"(《晋书·傅玄传》)。而且在儒家的政教观念中, 敬德和保民是统一的。孔子提出"为政以德""政者正也"的政治主张，就是要求君王要强化道德修养，以正义垂范天下。《论语》记载，子曰："为政以德，譬如北辰，居其所而众星共之"（《论语·为政篇》）。季康子问政于孔子。孔子对曰："政者，正也。子帅以正，孰敢不正"（《论语·颜渊篇》）？子曰："其身正，不令而行；其不正，虽令不从。"子曰："苟正其身矣，于从政乎何有？不能正其身，如正人何"（《论语·子路篇》）？孟子在此基础上提出"民为贵"的思想，主张"以德行仁""以德服人""保民而王"。《孟子》记载，孟子曰："得天下有道：得其民，斯得天下矣；得其民有道：得其心，斯得民矣；得其心有道：所欲与之聚之，所恶勿施尔也"（《孟子·离娄上》）。孟子曰："以力假仁者霸，霸必有大国；以德行仁者王，王不待大。汤以七十里，文王以百里。以力服人者，非心服也，力不赡也；以德服人者，中心悦而诚服也，如七十子之服孔子也"（《孟子·公孙丑上》）。孟子曰："仁言，不如仁声之入人深也。善政，不如善教之得民也。善政民畏之，善教民爱之；善政得民财，善教得民心"（《孟子·尽心上》）。曰："保民而王，莫之能御也"（《孟子·梁惠王上》）。"乐民之乐者，民亦乐其乐；忧民之忧者，民亦忧其忧"（《孟子·梁惠王下》）。荀子认为，"得百姓之力者富，得百姓之死者强，得百姓之誉者荣"（《荀子·王霸》）。更提出了"君舟民水"之喻，说："君者舟也，庶人者水也，水则载舟，水则覆舟"（《荀子·王制》）。汉代贾谊《新书·大政》说："故夫民者，至贱而不可简也，至愚而不可欺也。故自古至于今，与民为仇者，有迟有速，而民必胜之。"汉代大儒董仲舒基于"天道之大者在阴阳，阳为德，阴为刑，刑主杀而德主生"的思想，提出了"任德教而不任刑""圣人多其爱而少其严，厚其德而简其刑，以此配天"的主张。梁启超在其《先秦政治思想史》说："民本思想为吾国政治哲学之一大特色。"

五、性善与仁政

孟子是孔子思想的忠实继承者，所以他被称为亚圣，儒家思想也被称为孔孟之道。韩愈评价说："惟孟轲师子思，而子思之学出于曾子。自孔子没，独孟轲氏之传得其宗。故求观圣人之道者，必自孟子始。"思孟学派是孔学之正宗。孟子思想的重要内容体现在他的人性本善论与仁政思想。

（一）人性本善论

性善论是孟子最早提出的一种人性论，所谓"人之初，性本善"。程颐说："孟子有大功于世，以其言性善也。""孟子性善、养气之论，皆前圣所未发。"

孟子在《孟子·尽心上》说："仁也者，人也。"在《孟子·告子上》说："仁，人心也。"他用"人"和"人心"来诠释"仁"这种美德，在其间建立了对等的关系。孟子明确指出，"仁、义、礼、智根于心"，并提出了"四

155

心""四端"说："无恻隐之心，非人也；无羞恶之心，非人也；无辞让之心，非人也；无是非之心，非人也。恻隐之心，仁之端也；羞恶之心，义之端也；辞让之心，礼之端也；是非之心，智之端也。"换句话说，但凡是人，就肯定有恻隐之心、羞恶之心、辞让之心和是非之心。这"四心"是人所必备的，而且是仁、义、礼、智的开端和基础，没有"四心"就不会有仁、义、礼、智。孟子说："人之有是四端也，犹其有四体也。""四端"就像人的四肢，是与生俱来的，是与人不可分离的。仁、义、礼、智这些善端都是人的心性的本然状态，是天所赋予的先验认识，孟子又称之为"本心"。

孟子还提出了著名的"良知"的概念。《孟子·尽心上》说："人之所不学而能者，其良能也；所不虑而知者，其良知也。""不虑而知"的"良知"几乎就是一种人性本能的反映。《孟子·公孙丑上》讲了这样一个事情："今人乍见孺子将入于井，皆有怵惕恻隐之心，非所以纳交于孺子之父母也，非所以要誉于乡党朋友也，非恶其声而然也。"就是说，一个人突然看到一个孩子将要掉进水井里，就会本能地产生恐惧和恻隐的心理而把孩子救上来，其中没有任何的功利性，没有任何的想法，也容不得有任何想法。并没有想通过救这个孩子而能跟孩子的父母结交，并没有想通过救这个孩子而在乡党朋友中获得赞誉，也并不是因为厌恶孩子惨叫声而这样去做。什么都不为，什么都不想，就做了这样的善事，这就说明人性之善良是本来就有的。

在《孟子·告子上》中，孟子还从反面论证了人性本善的论题。他说："人性之善也，犹水之就下也。人无有不善，水无有不下。今夫水，搏而跃之，可使过颡；激而行之，可使在山。是岂水之性哉？其势则然也。人之可使为不善，其性亦犹是也。"意思是说，人性善就如同水往低处流一样，是自然而然的。但在一定情况下也可以为不善，就像水在一定形势下"可使过颡""可使在山"一样。但是必须注意：水之"过颡"或者"在山"都不是水的本性，是"搏而跃之"或者"激而行之"的结果，因而人之为不善也不是人的本性。

总之，孟子从不同的层面论证了人性本善。人性包括自然本能性和社会伦理性，而孟子讲人性是着眼于人的社会伦理性，因为只有社会伦理性才是人所特有的能够区别于动物的本质属性。

（二）仁政思想

孟子讲人性本善的目的就是要为他的政治思想寻求理论依据。孟子和孔子一样，都有一种政治精神和政治情怀。孟子曾说："如欲平治天下，当今之世，舍我其谁也？"孟子平治天下的理想政治是仁政思想。

所谓仁政思想就是通过争取民心以达到治国之目的的政治主张，就是通常所说的王道仁政，与之相反的则是霸道暴政。王道仁政是以德服人，霸道暴政是以力服人。孟子认为实行"仁政"是"平治天下"的方法和手段。《孟子·离娄上》说："离娄之明，公输子之巧，不以规矩不能成方圆。师旷之聪，不以六律，不能正五音。尧舜之道，不以仁政不能平治天下。"仁政对于治天下的意义，就像规矩对于画方圆，就像六律对于正五音。孟子的"仁政"思想是在继承孔子德治思想和仁学思想的基础上提出来的。从孔子主张"德治"到孟子提出"仁政"，这是儒家政治学说的重大发展。孔子主张的"德治"和"仁"，其内容基本上属于道德伦理的范畴，还不是政治学说，孟子进一步把"仁"的思想发展为系统的"仁政"学说。他认为"人皆有不忍人之心。先王有不忍人之心，斯有不忍人之政矣"。"不忍人之政"就是仁政。这就是说，在孟子看来，依靠道德使人民服从，人民就会心悦诚服，是发自内心的服从。

与"仁政"密切相连的是"王道"。孟子主张"王道仁政"，反对"霸道暴政"。他说："以德行仁者王。"认为"制民之产"，使人民有一小块土地，能"养生丧死无憾"，就会"无敌于天下"。孟子反对"以力服人"的霸道，主张"以德服人"的王道，目的是劝诫诸侯君王要"以德王天下"，着眼于争取民心，做到"保民而王"。

仁政思想首先体现在民本思想。孟子的王道仁政思想发展了古代的"民本"思想，据《尚书》中的"民为邦本，本固邦宁"，孔子提出"节用而爱人，使民以时"的思想，孟子的老师子思提出了"社稷所以为民，不可以所为民者亡民"，就是说，社稷是为人民的，不能用为人民的社稷把人民逼上绝路。民本思想是中国传统文化中极其重要的思想资源，古代的民本思想经历了从敬天敬鬼到敬德保民，再由重民轻天到民贵君轻这样的发展历程。孟子就旗帜鲜明地提出了"民为贵，社稷次之，君为轻"的思想，告诫统治者要"爱民""利民"，轻刑薄赋，施惠于民，听政于民，与民同乐。这标志着民本思想的真正形成。

仁政思想其次体现在推恩。孟子继承发展了孔子的忠恕之道，尤其发展了孔子的推己及人的思想，主张推恩以治理天下。《孟子·梁惠王上》说："古之人所以大过人者无他焉，善推其所为而已矣。"并提出了"老吾老，以及人之老；幼吾幼，以及人之幼，天下可运于掌"的独特观念。《孟子·梁惠王上》说："故推恩足以保四海，不推恩无以保妻子。""推恩"就是施惠于人。如果能真真切切做到"推恩"，就能赢得百姓的拥戴，就能保证把天下治理好；如果不能"推恩"，恐怕连自己的老婆和孩子都不敢保证能得到他们的爱。看来，处理好人与人之间关系的最好办法就是"推恩"，争取民心以达到治理天下之目的也是"推恩"。

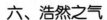

六、浩然之气

浩然之气，现在已经是一个成语，深入考察其出处，我们发现孟子所谓的浩然之气有着更为丰富和深刻的内涵。养浩然之气，树君子之风。

《孟子·公孙丑上》记载，公孙丑问曰："敢问夫子恶乎长？"曰："我知言，我善养吾浩然之气。""敢问何谓浩然之气？"曰："难言也。其为气也，至大至刚，以直养而无害，则塞于天地之间。其为气也，配义与道；无是，馁也。是集义所生者，非义袭而取之也。行有不慊于心，则馁矣。"

孟子的弟子公孙丑问孟子说："请问老师，您的长处是什么？"孟子说："我善于培养我的浩然之气。"公孙丑又问什么叫浩然之气？孟子说这很难说明白。大致说来，就是一种十分浩大而刚健的可以顶天立地的气。这种气的形成必须由正义和道义存在其中，否则，就干瘪无力了。这种气是由正义和道义的长期蓄养而慢慢养成的，不是靠虚假的正义和道义的炫耀来获取的。如果你的行为造成内心的愧疚和不满意，这种气也就干瘪无力了。

由此可见，所谓浩然之气，就是一种刚正大气、光明磊落、堂堂正正、痛快淋漓、敢于拍着胸脯做人的男子汉大丈夫之气，这是一种浩气长存的精神力量，是一种气场强大的人格魅力。联系《孟子》的其他论述，贯通起来，孟子所谓的浩然之气应当包括以下内容。

（一）道义和正义

宋明理学家程颐说："孟子有功于圣门，不可胜言。仲尼只说一个仁字，孟子开口便说仁义。仲尼只说一个志，孟子便说许多养气出来。只此二字，其功甚多。"什么是义？义者，宜也。义就是应该的，应该的就是义。比如在君臣关系上，孟子就表现出坦荡磊落的英才之气。《孟子·离娄下》记载：孟子告齐宣王曰："君之视臣如手足，则臣视君如腹心；君之视臣如犬马，则臣视君如国人；君之视臣如土芥，则臣视君如寇仇。"《孟子·万章下》说："君有大过则谏，反复之而不听则易位。"其中，对君臣关系的处理，尤其凸显了道义和正义的精神。

（二）勇力和豪气

有了道义感和正义感，还得有勇气和豪气，敢于担当。《孟子·离娄上》记载了孟子和淳于髡的一段对话。淳于髡曰："男女授受不亲，礼与？"孟子曰："礼也。"曰："嫂溺则援之以手乎？"曰："嫂溺而不援，是豺狼也。男女授受不亲，礼也；嫂溺援之以手者，权也。"曰："今天下溺矣，夫子之不援，何也？"孟子认同男女授受不亲的礼教，但他认为"嫂溺援之以手"这是具体问题应具体分析。如果小叔子为了标榜自己恪守"男女授受不亲"的周礼，却

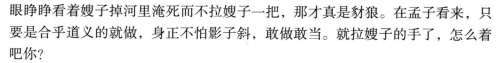

眼睁睁看着嫂子掉河里淹死而不拉嫂子一把，那才真是豺狼。在孟子看来，只要是合乎道义的就做，身正不怕影子斜，敢做敢当。就拉嫂子的手了，怎么着吧你？

（三）意志和毅力

《孟子·告子下》说："天将降大任于斯人也，必先苦其心志，劳其筋骨，饿其体肤，空乏其身行，拂乱其所为，所以动心忍性，增益其所不能。""然后知生于忧患而死于安乐也。"人需要在逆境中磨炼，这是意志的磨炼，正如孔子所说"岁寒然后知松柏之后凋也"，温室里的花草总是经不起风霜雪雨的吹打。同时，浩然之气还包含对名利、地位、权势的超越，既能抵抗名利的诱惑，又不屈从权势的压力，这同样是一种毅力的表现。《孟子·滕文公下》说："居天下之广居，立天下之正位，行天下之大道；得志与民由之，不得志独行其道；富贵不能淫，贫贱不能移，威武不能屈，此之谓大丈夫。"金钱和地位不能使之迷惑腐化，贫苦穷困、地位低下不能改变其志向，权势武力不能使之屈服变节，这就是所谓的男子汉大丈夫。

七、性恶与礼法

荀子是战国末期著名思想家、文学家、教育家，时人尊称"荀卿"，章太炎称之为"儒家后圣"，素有"诸子大成"的美称。他的弟子韩非随之学习"诸子百家"，最终成为集先秦法家之大成的思想家；李斯"乃从荀卿学帝王之术"，最终成为中国历史上第一位丞相；张苍跟荀子学《左氏春秋》，后来成为汉文帝的丞相。荀子学问之大，可见一斑。郭沫若评价说："荀子是先秦诸子中最后一位大师，他不仅集了儒家的大成，而且可以说是集了百家的大成的。公正地说来，他实在可以称为杂家的祖宗，他是把百家的学说差不多都融会贯通了。"

关于荀子到底是儒家还是法家，学界有所争议。韩愈序道统就把荀子排除在外，"二程"说："圣人之道，至卿不传。"朱熹告诫弟子说："不须理会荀卿，且理会孟子性善。"或言荀子是儒家到法家的过渡者，或言荀子融儒法为一体。刘向《荀卿叙录》云："如人君能用孙卿，庶几乎王；然世终莫能用，而六国之君残灭，秦国大乱卒以亡。观孙卿之书，其陈王道甚易行，疾世莫能用；其言凄怆，甚可痛也。"谭嗣同《仁学》说："二千年来之政，秦政也，皆大盗也；二千年来之学，荀学也。"梁启超又在《清代学术概论》中说："汉代经师，不问为今文家古文家，皆出荀卿，二千年间，宗派屡变，壹皆盘旋荀学肘下。"

（一）性恶论

人性善恶的问题是先秦学术争论的一个重要问题。荀子从现实社会的实践出发，提出了与孟子相对立的"人性恶"的理论。荀子认为，人的本性就是"饥而欲食，寒而欲暖，劳而欲息，好利而恶害"，人的本性就是"目好色，耳好声，口好味，心好利，骨体肤理好愉佚"。仔细想想，也的确如此，如果不这样的话，那人可能有些傻。荀子在《性恶篇》写道："人之性恶，其善者伪也。"并且在后边又强调说："人之性恶明矣，其善者伪也。"人性恶是明摆着的事实，人性中善的一面都是虚伪的或者说是人为的，"伪"的写法就是"人"和"为"的会意。在荀子看来，凡是有价值的、善的东西都是经过人为的产物，善是来自文化的，文化是人创造的。荀子说："今人之性，饥而欲饱，寒而欲暖，劳而欲休，此人之情性也。今人饥，见长而不敢先食者，将有所让也；劳而不敢息者，将有所代也。夫子之让乎父，弟之让乎兄；子之代乎父，弟之代乎兄，此二行者，皆反于性而悖于情也。而孝子之道，礼义之文理也。"按照与生俱来的人的本性，饿了就想吃饱，冷了就想穿暖，累了就想休息，这是人的本性的真实表露。然而，现在人们饿了，看见长辈却不敢先吃，要有所礼让；劳累了本来应该休息，可是还要为长辈代劳。这些都不是人的真实的本性。所谓孝子之道、孝悌之义都是一种人为的礼义制度、道德规范所致。

荀子提出性恶，并非提倡性恶，而是教人知荣辱（"先义而后利者荣，先利而后义者辱"），主张"化性起伪"。荀子所谓的"恶"，并非就是邪恶，而是先天本能；所谓的"伪"，也并非是虚伪，而是后天人为。唐·杨倞注释说："伪，为也。凡非天性而人作为之者谓之伪。"《荀子·礼论》云："性者，本始材朴也；伪者，文理隆盛也。""生之所以然者谓之性。"荀子提出"性伪合"的主张："无性则伪之无所加，无伪则性不能自美。性伪合，然后成圣人之名，一天下之功于是就也。故曰：天地合而万物生，阴阳接而变化起，性伪合而天下治。"

荀子在《性恶》篇批判了孟子的性善论。"孟子曰：'人之学者，其性善。'曰：是不然！是不及知人之性，而不察乎人之性伪之分者也。凡性者，天之就也，不可学，不可事。礼义者，圣人之所生也，人之所学而能，所事而成者也。不可学，不可事而在人（当作'天'）者，谓之性；可学而能，可事而成之在人者，谓之伪。是性伪之分也。"

荀子主张"性恶"论，反对孟子的"仁义礼智根于心"，指出道德规范、礼义制度是人为的后天才有的，这种思想也是符合实际的，并且具有一定的进步的历史意义。基于黑格尔曾经认为主张性恶比主张性善要深刻得多，恩格斯指出，在黑格尔那里，恶是历史发展的动力借以表现出来的形式。正是人的恶劣的情欲——贪欲和权势欲成了历史发展的杠杆。通常人们都虚伪地标榜什么淡泊名利，而实际上人们总是在名利的驱动下去追名逐利。而这种好利恶害、

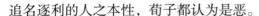

追名逐利的人之本性，荀子都认为是恶。

（二）隆礼重法

荀子讲人性是着眼于自然本能性来论证人性恶的本质，其目的就是要为他的治国理念寻找理论依据。荀子的治国理念就是隆礼重法。

荀子认为，人性有"性"和"伪"两部分。"性"（本性）是恶的动物本能，"伪"（人为）是善的道德教化。"生之所以然者谓之性，不事而自然谓之性"，与生俱来的自然而没有人为干预的为"性"；"心虑而能为之动谓之伪，虑积焉、能习焉而后成谓之伪"，经过深思熟虑然后为之改变的是"伪"。"不可学、不可事而在天者谓之性，可学而能、可事而成之在人者谓之伪，是性伪之分也。"不可学、非人为而完全是与生俱来的是"性"；可以通过学习、可以通过人为做到的是"伪"。"圣人之所以同于众其不异于众者，性也；所以异而过众者，伪也。"圣人与民众没有什么不同的那是"性"，不同于民众而超越民众的是"伪"。荀子在充分论述"性""伪"之分以后，主张"化性而起伪"，就是要改变先天的恶的本性，兴起后天的善的人为。孔孟在政治思想方面，注重仁义道德，强调为政以德和王道仁政。荀子在继承孔孟政治思想的基础上，提出隆礼重教，以礼教为主；但也吸收法家思想，主张礼法并重。这是荀子政治思想学说的基本纲领。

首先是礼乐教化。《荀子·礼论》特别讲到礼的起源："礼起于何也？曰：人生而有欲，欲而不得，则不能无求，求而无量度分界，则不能不争。争则乱，乱则穷。先王恶其乱也，故制礼义以分之，以养人之欲，给人之求，使欲必不穷乎物，物必不屈于欲，两者相持而长，是礼之所起也。"荀子认为，礼起源于人生来就有的欲望，欲望得不到满足，就不得不去寻求，而对欲望的追求又是没有限度的，这样就不可能不发生争斗。争斗就会引起混乱，混乱国家就会穷困。先王厌恶这种混乱的局面，所以制定礼义以划分界线，在欲望与财物两者之间起到协调制衡作用。这就是礼的起源。

《荀子·富国》分析说："欲恶同物，欲多而物寡，寡则必争矣。"如果人之所欲和人之所恶不是同一事物，比方说，有人只想当主人，有人甘愿做仆人，那就相安无事，世界太平。或者人们想要的东西非常丰富，就像空气可以让人自由呼吸一样，那也不会出现争夺，人们也会相安无事。可是，社会的实际并不是如此令人满意。人们必须在同一蓝天下生活，物质财富又不可能丰富到使每个人的欲望都得到满足的程度，这样人的欲望就必须受到一定的限制，而礼所具有的功能正是对人们欲望的限制。有了礼，就有道德，遵礼而行就是合乎道德，违礼而行就是不道德的行为。更何况荀子认为人性的本质是恶，所以用礼义道德来对人们进行约束以维系社会的安定和谐就显得非常必要。正如《荀子·修身》所说："人无礼则不生，事无礼则不成，国家无礼则不宁。"

其次是隆礼重法。法源于礼，礼流为法。从礼到法是从源到流的自然发展过程。《韩非子》就说得非常明白："凡治天下，必因人情。人情者，有好恶，故赏罚可用；赏罚可用，则禁令可立而治道具矣。"韩非子作为法家思想的代表人物，精于"刑名法术之学"，"而其归本于黄老"，所以他从道家的"道法自然"中悟出了立法治国也必须因循人情之自然。人之常情是好利恶害，基于此而制定赏善罚恶的法制来治理天下，也就是顺理成章的事了。

荀子立论的基点是"性恶"。既然人性的本质是恶，人的天然本性是人心不足，欲壑难填，而礼的作用则是对人们无限的欲望追求进行限制，二者之间难免会有冲突。为了确保社会秩序的正常运转，礼的遵循不免要诉诸一种强制性。由此礼演变为法。

"礼者，治之始也"；"法者，治之端也"。礼和法都是治理国家的基础，"听政之大分，以善至者，待之以礼；以不善至者，待之以刑"。国家政治的重要纲领是以礼待善，以刑制恶，礼法并重，才能长治久安，所谓"隆礼重法则国有常"。"故人之命在天，国之命在礼。君人者，隆礼尊贤而王，重法爱民而霸"。荀子的礼法兼施、王霸统一，是对礼法、王霸之争的总结，开创了后世儒法合流的先河。所谓"隆礼尊贤而王，重法爱民而霸"，既有王道仁政，又有霸道暴政，是王道与霸道的统一。就治理天下而言，荀子的思想是最实用的，所以谭嗣同说："二千年之政，皆秦政也；二千年之学，皆荀学也。"

八、天人合一与天人相分

说到天人合一与天人相分，人们往往会想到这是中西方文化的问题，甚至有的学者将中国哲学和西方哲学的基本精神分别概括为天人合一与天人相分，并以此来论述它们之间的差异。他们认为天人合一观念在中国哲学中具有普遍意义，而天人相分观念在西方哲学中具有普遍意义；中国哲学的天人合一为的是人与自然生态的和谐统一，西方哲学的天人相分为的是征服自然和掠夺自然。实际上，天人关系是中国文化和传统儒学的重要议题，天人合一和天人相分都是儒家文化的重要思想。

（一）天人合一

天人合一是易学、儒家、道家、佛学共同的思想，只是各自理解的内涵和外延及其相互关系不同。古人言"天"或"天地"，多指自然，讲天人合一也就多指人与自然的和谐统一。人与天地有着息息相关的联系，人是天地宇宙的反映，天地宇宙也决定了人的存在。《周易·系辞》说：《易》与天地准，故能弥纶天地之道。仰以观于天文，俯以察于地理。"而且说："《易》之为书也，广大悉备，有天道焉，有地道焉，有人道焉。"同时确立了天人合一的基本思想，说："夫大人者，与天地合其德，与日月合其明，与四时合其序，与鬼神合其吉凶。"所以纪晓岚《四库全书总目提要》说："《易》之为书也，推天道以明人事者也。"《周易》以六十四卦模拟自然界万事万物构建了一个宇宙模型，以此来理解和揭示事物的变化发展规律。它将天道作为人事的合理性依据和准绳，由天道推出人道的法则，主张人要效法天地自然，实现天人合一的和谐境界。《周易》强调"法天则地"，以自然法则作为人们行为的依据，但并不主张消极被动地顺从，而是主张发挥人的主观能动性，以实现"保合太和"的理想目标。《泰卦·大象传》曰："天地交，泰。后以财成天地之道，辅相天地之宜，以左右民。"认为人应该充分发挥潜在的能动性，掌握自然法则，依照自然法则行事。《庄子·山木》说："无受天损易，无受人益难。无始而非卒也，人与天一也。"董仲舒提出："天人之际，合而为一。""天亦有喜怒之气，哀乐之心，与人相副，以类合之，天人一也。"张载提出了"万物一体""天人合一"的思想，程颢则认为："天人本无二，不必言合。""道未始有天人之别，但在天则为天道，在人则为人道。"天人合一的思想尤为中医所重视，《素问·举痛论》说："善言天者，必有验于人。"《灵枢·刺节真邪》说："与天地相应，与四时相副，人参天地。"《素问》中《四气调神大论》《异法方宜论》分别从时空论述了天人合一的思想，《宝命全形论》说："人以天地之气生，四时之法成。"中医治病讲究三因制宜，实际上都是天人合一思想的体现。

（二）天人相分

天人相分是荀子思想的重要内容。

首先是天道自然。这是天人相分的思想基础。荀子把"天""天命""天道"这些概念自然化、客观化与规律化，他在《荀子·天论》中说："列星随旋，日月递照，四时代御，阴阳大化，风雨博施，万物各得其和以生，各得其养以成，不见其事而见其功，夫是之谓神；皆知其所以成，莫知其无形，夫是之谓天功。"在荀子看来，天为自然，它没有理性、意志、善恶和好恶之心。天是自然的天，而不是人格的神。他把日月星辰、阴阳风雨、春夏秋冬等潜在的功能叫作神，万物都是因为得到了这些自然现象的和化与滋养而生成。因"其无形"且"不见其事"则人们只能看到最终功成的结果，这种自然界的功劳叫作天功。宇宙的生成不是神造，而是万物自身运动的结果。"不为而成，不求而得，夫是之谓天职"。这种没有人为和不假虑求就可以实现的东西，这正是"天职"所为。正所谓"大巧在所不为，大智在所不虑"。

其次是天行有常。荀子以为，自然界的日月星辰、阴阳风雨、春夏秋冬的变化不是神秘莫测的，而是有其自身不变的规律。自然界的一切变异现象都有其发生的原因，即便有些原因可能还不能得到圆满的解释，也不应当用神秘主义的观念来对待，更不应与人事相联系。他的名言是："天有常道矣，地有常数矣。"天地各有自身的不以人的意志为转移的规律。这一规律不是神秘的天道，而是自然的必然，它不依赖于人间的好恶而发生变化。人不可违背这一规律，而只能严格地遵循。"天行有常，不为尧存，不为桀亡"。天道不会因为人的情感或者意志而有所改变，不会因为尧是明主而存在，也不会因为桀是暴君而消失。荀子对传统的宗教迷信持批判的态度，认为自然的变化与社会的治乱吉凶没有必然的联系。

其三是明于天人之分。荀子认为自然界有自身的规律，人类社会也有自身的特点，天道不能干预人道，人道也不能干预天道。天在行使天职之时对人的行为是不加考虑的。天职有着自然之意，非人为所能改变。天归天，人归人，治乱吉凶，在人而不在天，所以说天人相分。并且天人各有不同的职能，"天能生物，不能辨物；地能载人，不能治人"。《荀子·天论》说："天有其时，地有其才，人有其治。"天有自己的时令季节，地有自己的材料资源，人有自己的治理方法，三者并行而不同。《天论》还说："天不为人之恶寒也辍冬，地不为人之恶辽远也辍广。"天绝不会因为人们厌恶天气寒冷而停止其冬天到来的脚步，地也不会因为人们害怕路途遥远而停止了它的广袤无垠。所以荀子认为，人事的吉凶和社会的治乱，完全决定于人类自身，与自然界的变化没有必然的联系。荀子还在《天论》中说："上明而政平，则是虽并世起，无伤也。上暗而政险，则是虽无一至者，无益也。"就是说，如果政治清明，即便是各种怪异现象同时出现，也不会对社会造成伤害；如果政治黑暗，即便没有一点自然界的怪异现象，也不会对社会带来裨益。他又从反面指出："强本而节用，则天不能贫；养备而动时，则天不能病；修道而不贰，则天不能祸。故水旱不能使之饥渴，寒暑不能使之疾，妖怪不能使之凶……故明于天人之分，则可谓至人矣。"他还进一步提出，"治乱非天也""治乱非时也""治乱非地也"。社会的一切都事在人为。这种对自然现象的理性解释，表现出中国传统文化在天人关系问题上的极大进步。

其四是制天命而用之。在荀子看来，与其迷信天的权威，去思慕它，歌颂它，等待"天"的恩赐，不如利用自然规律以服务于人们的生活和生产劳动。他强调"敬其在己者"，而不要"慕其在天者"，应当重视人类自己能够决定的东西，而不要幻想天赐祥瑞、天降鸿福。他强调人在自然面前的主观能动性，明确宣称："大天而思之，孰与物畜而制之！从天而颂之，孰与制天命而用之！"就是说，与其尊崇天而期待它的恩赐，还不如像畜养万物那样将天驯服；与其顺从天而歌颂它，还不如掌握自然规律而利用它，认识天道就是为了能够支配天道而主宰自然世界。人只要按照这些规律办事，就可以"制天命而用之"，人就可以成为自然界的主人。

天人合一和天人相分这两种思想并非矛盾对立，而是不同层面的两个问题。其立论的目的不同，适用的对象不同，意义也不相同。天人合一强调的是人与自然的整体统一性，人是自然的一部分，在处理人类与自然的关系上追求和谐统一的境界，强调树立生态文明意识和绿色发展理念，尊重自然，顺应自然，保护自然，利用自然，人与自然和谐共生。天道规定人道，人道效法天道。天人相分则认为"天"与"人"是两个互相独立而不相关涉的个体，都具有自身的客观运行规律。天人相分思想旨在批判把自然现象、自然灾害与社会政治相联系。这种思想由来已久。《尚书·太甲》说："天作孽，犹可违；人作孽，不可活。"然而，统治者往往把政治的失误归之于天灾，这是推卸责任和不负责任的表现。董仲舒更是提出了"灾异谴告说"。他在《春秋繁露·必仁且智》中说："凡灾异之本，尽生于国家之失。国家之失乃始萌芽，而天出灾害以谴告之；谴告之而不知变，乃见怪异以惊骇之；惊骇之尚不知畏恐，其殃咎乃至。以此见天意之仁，而不欲陷人也。"《后汉纪·桓帝纪上》曰："上天不言，以灾异谴告。"这些自然是荒诞的无稽之谈。同时，天人相分凸显了人的主观能动性，可以"制天命而用之"。但是如果因此而过分夸大人的能动作用，同样是错误的。当然，人类如果过分地掠夺自然、破坏生态，也必然会遭到自然的报复。深入研究天人合一和天人相分二者的关系，可以发现自然科学与社会科学二者之间的深层问题，从自然科学角度探求天人关系和从社会科学角度探求天人关系，其结果和意义有着本质的不同，不能因为天人合一的合理性就否认天人相分，也不能因为天人相分的合理性就否认天人合一。

九、天理与良知

如果概括起来通俗地说，宋明理学的核心内容就是"天理良心"，再进一步概括就是"天良"。天理，代表程朱理学；良心，代表陆王心学。

（一）天理论的提出及其意义

程颢、程颐作为宋明理学的主要奠基者和开创者，是因为他们提出天理论这一重要命题。程颢说："吾学虽有所授，天理二字却是自家体贴出来。"实际上，"天理"一词最早出自《庄子》。《庄子·养生主》说："依乎天理，批大郤，导大窾，因其固然。"《庄子·天运》说："夫至乐者，先应之以人事，顺之以天理，行之以五德，应之以自然，然后调理四时，太和万物。"《韩非子·大体》也论及天理，说："寄治乱于法术，托是非于赏罚，属轻重于权衡；不逆天理，不伤情性。"这里所谓的"天理"，完全是客观存在的自然法则，是"莫之为而为、莫之致而致"的，是不以人的主观意志为转移的。"存天理，灭人欲"之说可以追溯到《礼记》，基于如下的思想认识。"乐者，天地之和也；礼者，天地之序也"。"大乐与天地同和，大礼与天地同节"。"乐者，乐也。君子乐得其道，小人乐得其欲。以道制欲，则乐而不乱；以欲忘道，则惑而不乐"。《礼记·乐记》指出："是故先王之制礼乐也，非以极口腹耳目之欲也，将以教民平好恶而反人道之正也。人生而静，天之性也；感于物而动，性之欲也。物至知知，然后好恶形焉。好恶无节于内，知诱于外，不能反躬，天理灭矣。夫物之感人无穷，而人之好恶无节，则是物至而人化物也。人化物也者，灭天理而穷人欲者也。"

由此可见，"天理"一词虽然不始于"二程"，但"二程"在前贤的基础上，给"天理"这个词注入了新的内涵，成功地实现了创造性转化和创新性发展，使之由一个词语提升到理论和学说的层面，这才是最好的继承和创新。程颢提出"天者，理也"的命题，说："天理云者，这一个道理，更有甚穷已？不为尧存，不为桀亡。人得之者，故大行不加，穷居不损。这上头来，更怎生说得存亡加减？是它元无少欠，百理具备。"尤其是他们把道家的"天理"和儒家的"天理"融为一体，说："万物皆只是一个天理。""人伦者，天理也。"更准确地说是把道家的"道"和儒家的伦理道德联系在一起。这就是说，"二程"的天理论中所谓的天理，既包含了自然之理，又包含了人伦之理。

在理与物的关系上，他们认为先有理后有物，有理然后有物。《二程遗书》说："天下物皆可以理照，有物必有则，一物需有一理。"实际上，就理与物的关系而言，"二程"天理论除了接受道家所谓"无所不在"的"道"的思想之外，还接受了佛教的影响，引入了佛学关于"一即一切""一切即一"和"月映万川"的观念，提出了"理一分殊"的重要理论，说天地万物由一个共同的"理"所统摄，这个"理"渗透在万物之中，就像天上那一个月亮把月影投射到所有的江河里，使得"千江有水千江月"，从而使万物都具有这个"理"。他们把天理独立于物质世界之上，认为天理是万物的主宰，是万物之所以然，并把天理作为理学的最高范畴，把天理提升为宇宙的本体，使天理成为其哲学的最高范畴，具有重要的意义。

1. 启迪科学发展的新思路

程朱理学认为，天理是宇宙万物的本源。万物之所以然，必有一个"理"，这个"理"就是天理。从某种意义上说，"二程"是以天理论"道"。"二程"认为，天理至高无上、无处不在，渗透在一切具体的事物之中，就像道家所说的"道"，"无所不在""目击道存"，但又是看不见、摸不着的东西，是超现实的永恒存在。道家的"道"，"视之不见""听之不闻""搏之不得"，程颐基于这样一种认识，提出了理学研究的方法论，这就是"格物致知""格物穷理"。

"格物致知"的说法最早源于《礼记·大学》。曰："古之欲明明德于天下者，先治其国；欲治其国者，先齐其家；欲齐其家者，先修其身；欲修其身者，先正其心；欲正其心者，先诚其意；欲诚其意者，先致其知，致知在格物。物格而后知至，知至而后意诚，意诚而后心正，心正而后身修，身修而后家齐，家齐而后国治，国治而后天下平。"由远及近，又由近及远，论述了"八条目"：格物、致知、诚意、正心、修身、齐家、治国、平天下，内在的逻辑联系还是比较清楚的。宋代把《大学》《中庸》从《礼记》中独立出来，于是有了"四书"（《论语》《孟子》《大学》《中庸》），对"格物致知"的解释也开始有了分歧。

明代湛若水著《圣学格物通》，书序中说道："夫《圣学格物通》何为者也？明圣学也。明圣学，何以谓之'格物通'也？程子曰：'格者至也，物者理也，至其理乃格物也。'""致知在所养，养知莫过于寡欲。""夫通有四伦焉：有总括之义焉，有疏解之义焉，有贯穿之义焉，有感悟之义焉。""伏睹我太祖高皇帝谕侍臣曰：'《大学》一书，其要在修身。'而《大学》古本以修身释格致，曰'此谓知本，此谓知之至也。'经文两推天下国家身心意，皆归其要于格物，则圣祖盖深契古者《大学》之要矣乎！由是言之，圣人之学通在于格物矣，故曰'有总括之义焉'。"湛若水是明代的哲学家、教育家，与王阳明比肩，其学说并立，时称"王湛"之学。湛若水认为，天理"即吾心本体之自然者也"，因此提出了"随处体认天理"的学问宗旨，实际上就是说时时处处都要"正心"。湛若水认为，"格物"的"格"是"至"的意思，"物"指的是"天理"，那么"格物"就是"至其理"，就是"造道"，到达"道"，"格物"的目的就是"体认天理"。湛若水说："格物云者，体认天理而存之。"意思是说，所谓格物，就是体认天理并存养它。

"格物"是中国人的一种思维方式，其方法是"观天象悟人事"。"格物"的目的是致知、诚意、正心、修身，最终是要从自然的"天之道"中来感悟和提升"人之道"，这就是"格物、致知、诚意、正心、修身、齐家、治国、平天下"八条目的内在逻辑关系。其中"格"的意思就是感悟。中国人从天入手，把天与人相联系，推天道以明人事，这是从《周易》到《道德经》的一贯思路。中国人"格物"的思维方式是形成中西文化差异的重要原因，西方文化重点在解释对象的本质，中国文化重在感悟对象的意义。一事一物都可以观照和观想到人，从竹节感悟人的气节，从松柏感悟人的意志，从扫一室观想扫天下。

《大学》第6章解释说："所谓致知在格物者，言欲致吾之知，在即物而穷其理也。盖人心之灵莫不有知，而天下之物莫不有理，唯于理有未穷，故其知又不尽也，是以《大学》始教，必使学者即凡于天下之物，莫不因其已知之理而益穷之，以求至乎其极。至于用力之久，而一旦豁然贯通焉，则众物之表里精粗无不到，而吾心之全体大用无不明矣。此谓物格，此谓知之至也。"获得知识的途径在于认识、研究万事万物。要想获得知识，就必须接触事物而彻底研究它的原理。法国启蒙思想家狄德罗说："知道事物应该是什么样，说明你是聪明的人；知道事物实际是什么样，说明你是有经验的人；知道怎样使事物变得更好，说明你是有才能的人。"

程颐在汲取《大学》"欲致吾之知，在即物而穷其理也"和"用力之久，而一旦豁然贯通焉"的基础上说："格，至也。穷理而至于物，则物理尽。"又说："物理最好玩。"又说："格犹穷也，物犹理也。""格物"就是"穷理"。对于"格物致知"，现在社会上流行的解释是根据南宋朱熹学说的观点，认为它是研究事物而获得知识和真理，而朱熹的观点是从程颐来的。《二程遗书》记载："或问：格物须物物格之，还只格一物而万理皆知？曰：怎得便会贯通？若只格一物，便通众理，虽颜子亦不敢如此道。须是今日格一件，明日又格一件，积习既多，然后脱然自有贯通处。"朱熹非常推崇"二程"，说："格物之说，程子论之详矣。而其所谓格至者，格物而至于物，则物理尽者，意句俱到，不可移易。"《朱子语类》说："万物各具一理，万理同出一源，此所以可推而通也。""格物者，穷事事物物之理；致知者，知事事物物之理。"而通过对具体事物的研究（格物），可以达到认识真理的目的（致知）。

在推崇理学的社会背景和文化思潮的影响下，研究理学、格物致知成为当时的时尚，不论什么学科和技术都是格物致知之一事，都是在格物致知这一方法论引领下的学术研究，受其影响，学者的著述多以"格致"命名，朱丹溪的医学著作命名为《格致余论》，而且朱丹溪在《格致余论·自序》中说："古人以医为吾儒格物致知一事，故名其篇。"《四库全书图书总目提要》也说："震亨本儒者，受业于许谦之门，学医特其余事，乃性之所近。""格致"就是"格物致知"，就是理学研究，"余论"就是在剩余时间里所做的研究。真可谓"格物以穷理，余事做医生"。刘完素的医学著作有《伤寒直格》，还有一部博物学著作叫《格物粗谈》。传教士利玛窦于明代万历年间来到中国传教，利玛窦传教有一个特点，就是以科技为开路先锋，来满足中国人对科技知识的好奇和需求。他用中国传统文化中的"格物致知"（"格致"）定义西方的自然科学，为了使中国的知识分子接受西方的科学思想，他巧妙地借用了经学中"格物致知"这个旧瓶子来灌装西方自然科学诸如天文、数学、地理等科学技术知识的新酒。尽管传统意义的"格致"与西方科技之间存在着明显的不同，但是他之所以借用这个中国知识分子熟知的词汇，是因为这个词汇中确实包含着"科技"的成分。

到了清中叶以后，科技著作以"格致"为书名的就更多了，如《格致草》《空际格致》《格致镜原》《格致入门》《格致汇编》《格致探原》等。直至后来，我国近代科学和教育的先驱徐寿先生创办的中国第一所培养科技人才的新型学堂就命名叫"格致书院"，这个书院出版了一本科学杂志叫《格致汇编》，还有上海格致中学是我国近代科学和教育的先驱，使"格物致知"具有了近代自然科学的意义。

中国近代称基础科学为格致学，格致学即物理学。大量史料表明，"格物学"或"格致学"就是"physics"的早期汉语意译。1900年以前，我国译述西方物理学著作没有采用"物理学"的译法，而是多译为"格物学"或"格致学"，如1879年美国人林乐知将罗斯古编写的一本物理书翻译成汉语名为《格致启蒙》。而使"格物致知"具有"物理"之义的当首推程颐。程颐说："格，至也。穷理而至于物，则物理尽。"探究理要落实到物，这样物之理才能真正搞清楚。

尽管"格致学"与后来真正的自然科学有着很大差异，但"格物致知"作为方法论，确实启迪了中国近代科学发展的新思路。人们不再一味地取类比象，不再一味地"数之可十，推之可百；数之可千，推之可万"这样无限地推演和演绎，而是开始具体地、深入地探求事物的实质和本质问题，如科学家沈括的科学方法可以概括为四个字——验、迹、原、理。所谓"验"，就是观察、调查、检验、验证；所谓"迹"，就是寻求事物的形迹和现象；所谓"原"，就是探索、辨析；所谓"理"，就是归纳总结事物发展的规律。他的《梦溪笔谈》内容涉及天文、历法、气象、地质、地理、物理、化学、生物、农业、水利、建筑、医药、历史、文学、艺术、人事、军事、法律等诸多领域，就医药来说，他编著了《良方》。他在《良方·自序》中说："余尝论治病有五难：辨疾、治疾、饮药、处方、别药，此五也。"其中说道："而水泉有美恶，操药之人有勤惰。如此而责药之不效，非药之罪也。"这是说服用药物的困难，并考虑到煎药的水质问题。他还说："方书虽有使佐畏恶之性，而古人所未言，人情所不测者，庸可尽哉！""水银得硫黄而赤如丹，得矾石而白如雪。人之欲酸者，无过于醋矣，以醋为未足，又益之以橙，二酸相济，宜甚酸而反甘。巴豆善利也，以巴豆之利为未足，而又益之以大黄，则其利反折。"这是说处方配伍的困难，其中可以明显看到有关化学反应问题，表现出近代科学的思想。

2. 提升人伦道德的新境界

"二程"把道家的"道"与儒家的伦理道德联系在一起，也就是说，其"天理论"中所谓的天理，既包含了自然之理，又包含了人伦之理。天理既是天地万物的自然法则，也是人类社会的自然法则。尽管其中吸收了道家和佛学的思想，但宋明理学以"为天地立心，为生民立命，为往圣继绝学，为万世开太平"为核心宗旨，以接续道统为最终目的，因而宋明理学的根本和核心是儒家的，可以说宋明理学是儒家发展的第三个高峰。儒家重视的父子君臣之伦常关系自然是"天理"的体现，所谓"父子君臣，天下之定理，无所逃于天地之间"，而且人伦之理是"二程"之"天理论"的重中之重，他们认为天理是公平、正义和道义之所在。

人伦之理是天理，这是"二程""天理论"的重要含义。"人伦者，天理也"。何谓人伦？孟子指出："教以人伦：父子有亲，君臣有义，夫妇有别，长幼有叙，朋友有信。""二程"把人伦之理作为天理，把人类社会特有的伦理道德原则上升为整个宇宙的普遍规律，使之成为"天理"。这实际上是对董仲舒思想的吸收。

董仲舒在新的历史条件下建立了以阴阳五行为框架的具有神学内容的新儒学体系。董仲舒总喜欢拿天来说事儿，他说："天者，为神之大君也。""群物之祖也。"人也是天地创造的，人从形体到精神都是天定的，人间的尊卑关系也都是天定的秩序。《春秋繁露·基义》云："凡物必有合……有美必有恶，有顺必有逆，有喜必有怒，有寒必有暑，有昼必有夜，此皆其合也……物莫无合，而合各有阴阳。"具体来说，天地为一合，天为阳，地为阴；君臣为一合，君为阳，臣为阴；父子为一合，父为阳，子为阴；夫妻为一合，夫为阳，妻为阴。《春秋繁露·基义》还说："阴者阳之合，妻者夫之合，子者父之合。"董仲舒就是这样，认为矛盾的双方有一方永远处在主要的地位，并起着主要的主导的作用。矛盾双方不是可以相互转化的，而是固定不变的，阴性的只能从属于阳性。并且他在《春秋繁露·对策》中说："道之大原出于天，天不变，道亦不变。"君臣、父子、夫妻，"王道之三纲，可求于天"。并且说："阴阳，理人之法也。阴，刑气也；阳，德气也。"在政治上，他主张以儒家的仁义道德礼仪教化为主，兼收刑名思想。值得注意的是，董仲舒的阴阳观不同于《周易》的阴阳合和，以为阴阳之间不得平列，而是阳尊阴卑，阳主阴从，阴从属于阳，进而对人类社会的君臣、父子、夫妻之间的关系也用阴阳的观点进行解释，为"三纲"找到理论根据。毛泽东同志曾指出："在中国，则有所谓'天不变，道亦不变'的形而上学的思想，曾经长期地为腐朽了的封建统治阶级所拥护。"董仲舒在《春秋繁露·五行相生》说："天有五行：一曰木，二曰火，三曰土，四曰金，五曰水。木，五行之始也；水，五行之终也；土，五行之中也。此其天次之序也。"这明明是他规定的顺序，却说是"天次之序"，然后说："五行者乃孝子忠臣之行也。"

宋代理学的最终确立，在于"二程"把儒家伦理原则与哲学本体论统一在天理之中，这在中国哲学发展史上具有划时代的意义。"二程"详细论证了儒家伦理就是天理的思想，进一步提倡做圣人，以实践人伦之至。"圣人，人伦之至。伦，理也"。程颐说："仁，理也；人，物也。以仁合在人身言之，乃是人之道也。""以仁合人"，就是把天理与人结合起来，这是"二程"提出"人伦者，天理也"思想的核心与目的。

讲程朱理学不得不说到"存天理，灭人欲"的问题。这一说法有个形成过程，首先是源于《礼记·乐记》。其中说道："人化物也者，灭天理而穷人欲者也。"这里所谓"灭天理而穷人欲者"就是指泯灭天理而为所欲为者。"二程"指出："人心私欲，故危殆。道心天理，故精微。灭私欲则天理明矣。"这里所谓"灭私欲则天理明"，就是要"存天理，灭人欲"。所以说，"存天理，灭人欲"的说法是"二程"提出来的。后来朱熹说："孔子所谓'克己复礼'，《中庸》所谓'致中和''尊德性''道问学'，《大学》所谓'明明德'，《书》曰'人心惟危，道心惟微，惟精惟一，允执厥中'，圣贤千言万语，只是教人明天理、灭人欲。""存天理，灭人欲"这句话，在相当长一段时间被很多人曲解和误解，认为是不讲人性、扼杀人性、禁锢自由，甚至说它杀人不见血。实际上，"二程"是反对佛教的禁欲主义的，他们指出："耳闻目见，饮食男女之欲，喜怒哀乐之变，皆其性之自然。今其言曰'必尽绝是，然后得天真'，吾多见其丧天真矣。"（《程氏粹言·论道》）要想真正理解这句话，就必须先搞明白他们对所谓"天理"和"人欲"的具体界定。

《朱子语类·卷十三》说得非常清楚："问：'饮食之间，孰为天理，孰为人欲？'曰：'饮食者，天理也；要求美味，人欲也。'""饮食，天理也；山珍海味，人欲也。夫妻，天理也；三妻四妾，人欲也。"由此可知，"天理"是人的正常的基本欲望需求，是应当存留而且受到保护的；"人欲"不是正常的基本欲望需求，而是奢欲、淫欲、贪欲，属于该灭之列。

程朱理学倡导"存天理，灭人欲"的宗旨和目的在于提升人的道德境界。《朱子语类·卷十一》说："圣人千言万语只是教人存天理，灭人欲。"因为"盖天理者，此心之本然，循之则其心公而且正；人欲者，此心之疾疢，循之则其心私且邪。"（《朱子文集·延和奏札二》）"循天理，则不求利而自无不利；殉人欲，则求利未得而害己随之。"（《四书集注·孟子》）《朱子语类·卷十三》说："人之一心，天理存，则人欲亡；人欲胜，则天理灭。未有天理人欲夹杂者。学者须要于此体认省察之。"《礼记·乐记》说："是故先王之制礼乐也，非以极口腹耳目之欲也，将以教民平好恶而反人道之正也。人生而静，天之性也；感于物而动，性之欲也。"圣王制礼作乐的目的是"教民平好恶而反人道之正"，教育人们摆平"好恶"之欲望，不使之过度，而并非根绝人们的"好恶"之欲。

"乐者，乐也。君子乐得其道，小人乐得其欲。以道制欲，则乐而不乱；以欲忘道，则惑而不乐。"音乐是给人以快乐的，境界高的人从音乐的快乐中悟出为人处世之道，能够以道制欲，而不出现迷乱；世俗小人在音乐的快乐中寻求肉体口腹之欲，为了追求贪欲而不顾为人之道，最终陷入惑乱而并不能带来真正的欢乐。"大乐与天地同和，大礼与天地同节"。礼乐的最高境界是"与天地同和""与天地同节"，就是要回归到天地自然和谐的秩序。"存天理，灭人欲"实际上也是"教民平好恶而反人道之正"，教育人们去除过度的贪欲以回归人生之正道。为了纠正世俗之人"灭天理而穷人欲"的过度穷奢极欲，所以才有"先王之制礼乐，人为之节"。这才是"存天理，灭人欲"的真实内涵。

"二程""天理论"的核心宗旨就是要构建人类社会的生活方式、理想信念、伦理原则和社会秩序。人类追求维持生活最低限度的物质财富，这就是"天理"，在倡导生态文明意识和生态文明建设的今天，"存天理，灭人欲"具有重要的现实意义。作为理学家、哲学家、思想家，他们以"为万世开太平"为己任，所关注的不只是眼下一个国家的秩序，而是未来整个宇宙的秩序。可以说，"存天理，灭人欲"的思想是治疗现代文明病的良方。

（二）良知说的提出及其意义

王阳明是中国文化史上著名的思想家，阳明心学是中国文化史上的重要学说。王阳明先生从"格竹子"到"致良知"的心路历程，不仅表现出程朱理学和陆王心学的本质区别，也反映了儒家思想原本意蕴的回归，使"格物致知"从程朱理学的物理化、科技化倾向发展到陆王心学的心性化、人文化取向，回归到《大学》"三纲八目"初始的思维逻辑和文章义理，真正体现和实现了张横渠"为往圣继绝学"的理学宣言。

1."格物致知"的提出及其释义聚讼

《礼记·大学》说："大学之道，在明明德，在亲民，在止于至善。""古之欲明明德于天下者，先治其国；欲治其国者，先齐其家；欲齐其家者，先修其身；欲修其身者，先正其心；欲正其心者，先诚其意；欲诚其意者，先致其知；致知在格物。物格而后知至，知至而后意诚，意诚而后心正，心正而后身修，身修而后家齐，家齐而后国治，国治而后天下平。"这一经典论述就成为后世所谓的"三纲"（明明德、亲民、止于至善）"八目"（格物、致知、诚意、正心、修身、齐家、治国、平天下）。这是"大学之道"的核心思想，也是儒学"垂世立教""进德修业"所追求的目标和境界。并且指出："自天子以至于庶人，壹是皆以修身为本。其本乱而末治者，否矣；其所厚者薄，而其所薄者厚，未之有也。"对全天下进行道德教化，彰显高尚道德，其前提和基础是"治其国"，而"治其国"的前提和基础是"齐其家"，"齐其家"的前提和基础是

"修其身","修其身"的前提和基础是"正其心","正其心"的前提和基础是"诚其意","诚其意"的前提和基础是"致其知","致其知"的前提和基础是"格物"。可见,"格物、致知、诚意、正心、修身、齐家、治国、平天下"这八条目之间存在着明显的条件与结果的逻辑联系,体现了"进德修业"的"进修"层级和发展过程。其中"格物""致知"是最基本的前提,是基础之基础,同样属于道德修养的心性学说。

然而,"格物""致知"所指究竟是什么,在其后面的文字并没有给以任何解释和说明,并且"格物致知"之说的出现也仅此一处,同期的所有典籍也都未曾见用,因而也难以援引材料以佐证其所蕴含之意,故而后世对"格物致知"的解释也就众说不一,辩难不已,聚讼纷纷。明末大儒刘蕺山总结说:"格物之说,古今聚讼者有七十二家。""格物致知"的真正意义成为儒学思想的难解之谜。

吕思勉《从宋明理学到阳明心学》引用明代叶适的话说:"格字可有二解:物欲而害道,格而绝之;物备而助道,格而通之是也。"但他又说:"然格物究作何解,殊未能定。盖由为《大学》之书者,自未能明,以致疑误后学也。"这实际上就是由不同读者的不同解读所致的一源二派。

"致知"的"知"到底是科技的还是人文的?中国古代原本不分,所以也就不能确指。尽管如此,我们还是倾向于后者。这是儒家"学以成人"的文化惯性,正如《大学章句·序》中所说"大学之书,古之大学所以教人之法也"。朱熹也说:"涵养本原之功,所以为格物致知之本者也"(朱熹《四书或问·大学或问》)。并且亦合上下文意。"格物"到底是"格而绝之"还是"格而通之",亦当倾向于后者,因为"推天道以明人事"是古人之惯例。"物"中所包含的"知"(包括智慧),可以为世人的心性修养提供借鉴和启迪。如"天行健"以资"君子以自强不息"之用,"山下有风"以资"君子以振民育德"之用,"山上有泽"以资"君子以虚受人"之用。这样的理解是这里立论的基本前提。实际上,无论是"格而绝之"的静心感悟,还是"格而通之"的反省观照,都可以达到修养心性的目的。譬如"格竹子",王阳明无果而止,然北京紫竹院的一副楹联"竹本无心节外偏生枝叶,藕虽有孔胸中不染尘埃",却穷究物理以感悟人事,由"竹本无心节外偏生枝叶"的乐趣勾连出"藕虽有孔胸中不染尘埃"的境界。

东汉郑玄最早为"格物致知"作出注解:"格,来也;物,犹事也。其知于善深则来善物,其知于恶深则来恶物,言事缘人所好来也。"即言事物的发生与善恶是源于人之所知(已经具备和存在)的善恶。其中揭示的是主观之心对客观之物的感悟,心中有善,则所感之物就善;心中有恶,则所感之物就恶。

唐代孔颖达基本上继承了郑玄的解释，提出"致知在格物者，言若能学习，招致所知。格，来也。已有所知则能在于来物；若知善深则来善物，知恶深则来恶物。言善事随人行善而来应之，恶事随人行恶亦来应之。言善恶之来，缘人所好也。物格而后知至者，物既来则知其善恶所至。善事来则知其至于善，若恶事来则知其至于恶。既能知至，则行善不行恶也。"

郑玄和孔颖达的观点，就其内在的思想逻辑而言，实际上就好像《庄子·齐物论》所言的"成心"，是一种先入为主的既有成见所致。这样，人的思想与物的善恶之间就存在着一定的因果关系，在"格物"与"致知"之间赋予了一定的人性道德的内容，具有了劝勉世人"行善不行恶"的意义。

北宋司马光则别具独见，说："人情莫不好善而恶恶，慕是而羞非。然善且是者盖寡，恶且非者实多。何哉？皆物诱之，物迫之，而旋至于莫之知；富贵汩其智，贫贱羁其心故也。""格，犹扞也、御也。能扞御外物，然后能知至道矣。郑氏以格为来，或者犹未尽古人之意乎。"指出"格物致知"的意蕴在于抵御和阻断外物对人心的诱惑，使人在不受干扰的清静中去感悟和获得至道与真谛，从而提升自我的人性修养。换句话说，是去除物欲之诱扰而唤醒内心之良知。这一说法在批评郑玄之说的同时，以不使"富贵汩其智，贫贱羁其心"而"能知至道"为价值取向，这就与心性修养密切相关了。

张载作为北宋时期理学思想的重要创始人，在对"格物致知"的认识上，开始出现了"穷理"的导向，他提出："万物皆有理，若不知穷理，如梦过一生……明庶物，察人伦，皆穷理也。"并且指出："穷理亦当有渐，见物多，穷理多，从此就约，尽人之性，尽物之性……既穷物理，又尽人性，然后能至于命。""天理"原本就是自然之理，儒家学派进行创造性转化和创新性发展，使之融入了人伦之理，即兼有了所谓的"人之性"和"物之性"；"穷理"也就具有了"既穷物理，又尽人性"。然其始在"穷物理"，就是说，"格物"的目的在于"穷物理"，"穷物理"是尽性知命的前提和基础。作为年长于"二程"且又是"二程"的表叔，张载的"穷理尽性"学说，或直接或间接地成为程朱理学"格物致知"之论的先导。如果说"格物"的人文之义在司马光那里已暗藏某种端倪，那么，张载的"穷理"思想则成为"格物"的科学之义潜在的滥觞。由此而言，张载确实是程朱理学真正的奠基者和创始人。

程颢说："格，至也。穷理而至于物，则物理尽。"程颐说："语其大至天地之高厚，语其小至一物之所以然。""格，至也，谓穷至物理也。""穷理者穷其所以然。""格犹穷也，物犹理也，犹曰穷其理而已也。穷其理然后足以致之，不穷则不能致也。"问："格物是外物？是性分中物？"曰："不拘，凡眼前无非是物。物皆有理，如火之所以热，水之所以寒。至于君臣、父子之间，皆是理。""格犹穷也，物犹理也，由曰穷齐理而已也。""物，犹事也。凡事上穷其理，则无不通。"

南宋朱熹说："格，至也。物，犹事也。穷推至事物之理，欲其极处无不到也。""所谓致知在格物者，言欲致吾之知，在即物而穷其理也。盖人心之灵，莫不有知，而天下之物，莫不有理。惟于理有未穷，故其知有未尽也。是以《大学》始教，必使学者即凡天下之物，莫不因其已知之理而益穷之，以求至乎其极。至于用力之久，一旦豁然贯通，则众物之表里精粗无不到，吾心之全体大用无不明矣。此谓物格，此谓知之至也。""故致知之道，在乎即事观理，以格夫物。"

必须指出，朱熹是理学的集大成者，他非常重视"格物致知"，他在《答江元适》中说："熹之所闻，以为天下之物无一物不具夫理，是以圣门之学，下学之序，始于格物以致其知。"但他又深知"格物致知"的要义，说："涵养本原之功，所以为格物致知之本者也。"朱熹"以主敬涵养为先"，朱止泉明确指出："朱子自学教人，始之以涵养始，终之以涵养终。"涵养为穷理之本，穷理是为了涵养。虽然如此，但最终还是使"格物致知"具有了物理与科技的意向。

2. 陆王心学"发明本心"的人文取向

陆九渊为宋明两代"心学"的开山之祖，与朱熹齐名。陆九渊提出"心即理"说，主张"发明本心"，说："宇宙便是吾心，吾心即是宇宙。"陆九渊主张"修持心性不为物牵，回复天理之知"，说："天之与我者，即此心也。人皆有是心，心皆有是理，心即理也。""此理本天之所与我，非由外铄。明得此理，即是主宰。真能为主，则外物不能移，邪说不能惑。""心不可泊一事，只自立心，人心本来无事胡乱。彼事物牵去，若是有精神，即时便出便好；若一向去，便坏了。格物者，格此者也。伏羲仰象俯法，亦先于此尽力焉耳。不然，所谓格物，末而已矣。"其中，"格此""于此"的"此"都是指"心"，这才是根本。"学问之初，切磋之次，必有自疑之兆；及其至也，必有自克之实；此古人格物致知之功也。"从"自疑之兆"到"自克之实"的过程所体现的"格物致知之功"，说明"格物"的根本在"心"。陆九渊是南宋时期最富有个性的哲学思想家和文化教育家，在程朱理学集大成之际，他以高度的学术责任感和深邃的理论洞察力，最早发现了"格物致知"的理学方法被物理化、科技化的倾向，主张"回复天理之知"，回归人伦道德、心性修养提升的正途，为宋明新儒学思潮从朱子学到阳明学的心学转向创造了必要的学术条件。他以"心即理"为核心，创立"心学"，强调"自作主宰"，宣扬精神的作用。

陆九渊融合孟子"万物皆备于我"和"良知""良能"以及人性本善的观点，认为所谓"心"即是孟子所说的"我"，是属于自我的心性。我生万物生，我死万物死。他提出了"心即理"的哲学命题，形成了一个新的学派——"心学"。天理、人理、物理只在吾心中，心是唯一实在："宇宙是吾心，吾心便是宇宙。""宇宙内事是己分内事，己分内事是宇宙内事。"他认为，心即理，是永恒不变的："千万世之前，有圣人出焉，同此心同此理也；千万世之后，有圣人出焉，同此心同此理也。""人心至灵，此理至明；人皆具有心，心皆具是理。"人同此心，心同此理，往古来今，概莫能外。他认为，人们的心和理都是天赋予的，是永恒不变的，仁、义、礼、智、信等也是人的天性所固有的，不是外铄的。世人难免受物欲的蒙蔽，受了蒙蔽，心就不灵，理就不明。正像神秀所说要"时时勤拂拭，莫使惹尘埃"，他提出"发明本心"，以激活和恢复善心和良知的本然。陆九渊认为，治学的方法，主要是"发明本心"，不必多读书外求，"学苟知本，六经皆我注脚"。

南宋黎立武深入研究《大学》所述的内容，指出："物有本末，指心、身、家、国、天下而言。事有终始，指格、致、诚、正、修、齐、治、平而言。由心身而推之天下，自本而末也。由平治而溯至格物，终必有始也。""格物即物有本末之物，致知即知所先后之知，盖通彻物之本末，事之终始，而知用力之先后耳。夫物，孰有出于身心家国天下之外哉！"他通过解释"格物致知"以表达其爱国之思想。南宋灭亡以后，他不愿与元贵族合作，潜回新余，在蒙山建"蒙峰书院"收徒讲学，因他学识渊博，品行又好，前来受业者甚众。而在黎立武的研究中，尤其突现了八条目之间的内在逻辑。

王阳明是明代著名的思想家、哲学家和军事家，陆王心学之集大成者。他在人生与宦海沉浮中，感悟到"破山中贼易，破心中贼难"，于是致力于"破心中贼"的"致良知"的心学研究。他明确提出："'致知'云者，非若后儒所谓充扩其知识之谓也，致吾心之良知焉耳。良知者，孟子所谓'是非之心，人皆有之'者也。是非之心，不待虑而知，不待学而能，是故谓之良知。是乃天命之性，吾心之本体，自然良知明觉者也。"王阳明继承并发展了陆九渊的"心学"思想，将格物致知诠释为："端正事业物境，达致良知本体。""物者，事也，凡意之所发必有其事，意所在之事谓之物。格者，正也，正其不正，以归于正之谓也。正其不正者，去恶之谓也。归于正者，为善之谓也。夫是之谓格。""心者身之主，意者心之发，知者意之体，物者意之用。如意用于事亲，即事亲之事，格之必尽。夫天理则吾事亲之良知，无私欲之间，而得以致其极。知致则意无所欺，而可诚矣；意诚则心无所放，而可正矣。格物如格君之格，是正其不正以归于正。""格物是止至善之功，既知至善，即知格物矣。""格物"如孟子"大人格君心"（《孟子·离娄上》曰"唯大人为能格君心之非"）之"格"。是去其心之不正，以全其本体之正。但意念所在，即要去其不正，以全其正。即无时无处不是存天理，即是穷理。""无善无恶是心之体，有善有恶是意之动，知善知恶是良知，为善去恶是格物。""随时就事上致其良知，便是格物。"王阳明把"格物致知"放在"止于至善"的语境之下进行解释，指出"格物是止至善之功"，"知致则意无所欺，而可诚矣；意诚则心无所放，而可正矣"，说明了"格物、致知"在"三纲八目"中的基石作用，照顾到了原始文本的语言逻辑，所以结论也是值得肯定的。

3."格竹子"与"致良知"的本质差异

心学是儒学的重要学派。儒家心学始于孟子，兴于"二程"，发扬于陆九渊，终由王守仁集其大成，与程朱理学分庭抗礼，成为宋明理学的另一重要流派，习惯上称之为陆王心学。

孟子提出"四心四端"和人性本善论；"二程"在"天理"中融入了人伦之理，虽然"天理"一词不始于"二程"，但"二程"在前贤的基础上，融合儒家和道家，给"天理"这个词注入了新的内涵，更准确地说是用道家的"天道"观来构建儒家的"天理"论，实现了创造性转化和创新性发展；陆九渊提出"心即理"和"宇宙即是吾心，吾心即是宇宙"，受佛学"身是菩提树，心似明镜台，时时勤拂拭，莫使惹尘埃"的影响，主张"发明本心"，要使被物欲之尘埃蒙蔽了的本来的善心重见天日。

王阳明生活的早期，程朱理学非常流行，是社会风尚和主流意识。为了践行和体认"格物致知"的方法，王阳明开始了他著名的奇葩与幼稚的"格竹子"的故事。当时，王阳明父亲就职的官署中有许多竹子，他就和他的朋友商定去"格竹子"。他的朋友用了三天时间，孜孜不倦地"格"了三天竹子后，"劳神成疾"，不得不放弃。王阳明觉得，这是他精力太弱的缘故，于是他亲自去做，不分昼夜地全力"格竹子"，连续做了七天，等待他的依然是失败，病倒了。因此，二人叹息说："圣贤是做不得的，无他大力量去格物了。"王阳明对着庭院里的竹子看了七天七夜，结果却一无所获，最终还生了一场病，因此对"格物致知"产生了怀疑，于是他继承陆九渊强调"心即理"和"发明本心"的思想，反对程朱通过事事物物追求"至理"的"格物致知"方法，放弃了"格物致知"的学说，在"发明本心"的基础上，提出了自己的"致良知"学说。由"致知"变为"致良知"，王阳明把程朱理学所"致"的物理之"知"转变为心灵的"良知"。一字之差，学问大相径庭。"致良知"就是要把孟子所说的"不虑而知"的"良知"刷新和激活。

《孟子·尽心上》曰："人之所不学而能者，其良能也；所不虑而知者，其良知也。"《王阳明全集·卷二》指出："若鄙人所谓致知格物者，致吾心之良知于事事物物也。吾心之良知，即所谓天理也。致吾心良知之天理于事事物物，则事事物物皆得其理矣。致吾心之良知者，致知也；事事物物皆得其理者，格物也。是合心与理而为一者也。"王阳明把"致知"明确地解释为"致吾心之良知"，更是在被誉为"阳明四句教"的"无善无恶心之体，有善有恶意之动，知善知恶是良知，为善去恶是格物"中，非常明晰地指出"知善知恶是良知，为善去恶是格物"。也就是说，"良知"是对善恶的"不虑而知"，"格物"就是自觉的"为善去恶"。"知善知恶是良知"是对孟子"良知"说最简洁的诠释，"为善去恶是格物"是对《大学》"格物"最直接的画龙点睛的概括。

王阳明试图以"格竹子"践行"格物"以"致知"，结果是以失败和绝望而告终，从而开始了他的"致良知"。从"致知"到"致良知"，虽一字之差，但却反映了王阳明的学问转变，也反映了儒家心性学说的复归，使"格物致知"从程朱理学的物理化、科技化倾向发展到陆王心学的心性化、人文化取向，又回归到了《大学》"大学之道在明明德，在亲民，在止于至善"和"格物、致知、诚意、正心、修身、齐家、治国、平天下"三纲八目最初始的思维逻辑和文章义理，集中体现了儒家宣明教化、修养心性、完善人格、学以成人的最终目标。这才是真正意义上的"发明圣学""接续道统""为往圣继绝学""使圣人之道焕然复明于世"。

第三节　儒家文化对中医的影响

一、仁学与仁术

中国传统文化的主流是儒家，儒家突出地表现出仁学思想。从仁爱学说到仁政思想，从仁民爱物（《孟子·尽心上》说："君子之于物也，爱之而弗仁；于民也，仁之而弗亲，亲亲而仁民，仁民而爱物。"）到"民胞物与"（宋·张载《西铭》："民吾同胞，物吾与也。"）仁学思想在不断发展、丰富着它的内涵，成为中国传统文化的重要内容。

"仁"在中国古代是一种含义极广的道德范畴，本指人与人之间相互亲爱。孔子把"仁"作为最高的道德原则、道德标准和道德境界。据杨伯峻《论语译注》统计，"仁"在《论语》中出现高达109次，其中105次都是作为道德标准。尽管孔子从来没有给"仁"以确定的概念，但不难发现他所讲的"仁"都是具体的美德，每一种美德都是"仁"的表现，一切美德的总和构成了"仁"的全部内涵。可以说是孔子最早把整体的道德规范汇聚一体，形成了以"仁"为核心的道德体系和伦理结构，它包括孝、悌、忠、恕、礼、知、信、敏、惠等内容。

　　《论语·颜渊》记载："樊迟问'仁'。子曰：'爱人'。"这是孔子所谓"仁"的最基本、最低层次的道德标准。然而，我们千万不能因为这是最基本、最低层次的道德标准而有所忽略，一切美德的基础都是根源于"爱人"的，如果没有对人的爱，就不会有美好的道德。要想成为一个好医生，要想恪守医生的职业道德，首先要从爱病人开始。

　　"仁"是儒家追求的道德境界，《论语·里仁》说："君子去仁，恶乎成名？君子无终食之间违仁，造次必于是，颠沛必于是。"意思是说，如果离开了"仁"，就不可能成为君子。因此，君子时时刻刻都不能背离"仁"、丢弃"仁"。即使再匆忙，即使自己摔倒了，也不能丢掉"仁"。甚至《论语·卫灵公》说："子曰：'志士仁人，无求生以害仁，有杀身以成仁。'"就是说要用生命来捍卫"仁"。

　　儒以仁为根，"仁"的内涵非常之广，首先体现在对人类生命的珍爱。医学是生命科学，作为拯救生命的科学尤其需要仁人之心。医乃仁术，医者仁人。为医者，须存仁心，施仁术，做仁人。宋代林逋《省心录·论医》说："无恒德者，不可以作医，人命生死之所系。"明代王绍隆《医灯续焰》说："医以活人为心，故曰医乃仁术。"清代喻昌《医门法律》说："医，仁术也。"明代萧京在《轩岐救正论》中用"道大任钜"四个字对医学作了精辟的概括和高度的评价。分开来说，"任钜"就是它担负着拯救生命的重任，是"人命生死之所系"，这是众所周知的。"道大"，医学作为"道"又大在哪里呢？在古人看来，主要体现在两个方面。

　　首先，医学从拯救生命、保护健康出发，践行着儒家的伦理，体现着儒家的仁爱，完善着仁人的境界。儒以仁为根，仁以孝为本。"仁"的内涵非常之广，其中孝悌是其基础和根本。《论语·学而》说："孝悌也者，其为仁之本与！"古人重视孝道，如何尽孝，如何才能成为孝子？这不是一件容易的事，需要方方面面、时时处处、一点一滴、不懈地努力，而其中学习医学、懂得医术是成为孝子的必要条件。晋代皇甫谧《针灸甲乙经·序》说："夫受先人之体，有八尺之躯，而不知医事，此所谓游魂耳。若不精通于医道，虽有忠孝之心，仁慈之性，君父危困，赤子涂地，无以济之，此固圣贤所以精思极论尽其理也。"意思是说，"为人父母者不知医谓不慈，为人子女者不知医谓不孝"。唐代王焘《外台秘要·序》说："齐梁之间，不明医术者，不得为孝子。曾闵之行，宜其用心。"当自己的亲人有病求医的时候就会深感他们所言极是。金元四大家之一，攻下派的代表人物张子和把他的医学著作命名为《儒门事亲》，尤为明确地体现了学习医学与事亲行孝之间的关系，重刊《儒门事亲》序说："是书也，戴人张子和，专为事亲者著。""名书之义，盖以医家奥旨，非儒不能明；药品酒食，非孝不能备也。故曰：为人子者，不可不知医。"

学习医学不仅可以事亲行孝，而且可以利泽生民。大家都知道"先天下之忧而忧，后天下之乐而乐"这句名言，这是北宋著名的政治家、文学家范仲淹的人生理念，"居庙堂之高则忧其民，处江湖之远则忧其君"表现了他崇高的人格。大家还应该知道范仲淹的另外一句名言："不为良相，则为良医。"那是范仲淹未成名之时，一次到祠堂祷告问卜前途说："将来能做官做到宰相的位置吗？"神灵没有应允。于是他又祷告问卜说："做不了宰相，我愿意做一个好医生，成吗？"神灵还是没有应允。于是范仲淹叹气说："不能利泽生民，那就不是大丈夫平生之志。"后来，别人问他说："大丈夫有志于做宰相，理所当然。你怎么还祷告希望做什么良医嘛？不可思议。"而范仲淹引用东汉张仲景《伤寒论·序》的话说"果能为良医也，上以疗君亲之疾，下以救贫民之厄，中以保身长年"，并且接着说："如果要利泽生民，除了做宰相，就是做良医，别无他途。"良相治国，良医治病，同样救民于水火，殊途同归。袁枚在《与薛寿鱼书》中说："（薛一瓢）先生能以术仁其民，使无夭札，是即孔子老安少怀之学也。"

其次，医学不仅是医治疾病的生命科学，而且是赞天地化育的大道。《周易·系辞上》说："形而上者谓之道，形而下者谓之器。"在中国有一个传统的观念——重道轻器。《论语·为政》记载，子曰："君子不器。"意思是说君子不会像器皿一样定型只能去做具体的事情，君子有更重要的价值和更重要的使命——以道为己任。《论语·子张》记载，子夏曰："百工居肆以成其事，君子学以致其道。"《礼记·乐记》说："德成而上，艺成而下。"在古代，医生被称为"工"，《三字经》说："医卜相，皆方技。"在人分"士、农、工、商"的社会里，医生的地位可想而知。所以，华佗"本作士人，以医见业，意常自悔"。朱丹溪在接受其理学老师许文懿先生弃儒习医的建议时，感慨地说："士苟精一艺，能推及物之仁，虽不仕于时，犹仕也。"所以，尽管他在医学上用尽心力，但他骨子里却从未泯灭对理学研究的追求，从未泯灭对理学的眷恋，以至于他把自己非常著名的医学著作命名为《格致余论》。戴良在《丹溪翁传》特别指出："若翁者，殆古所谓直谅多闻之益友，又可以医师少之哉？"不要因为他是医生而看不起他。李时珍是在"三试于乡，不售"的情况下才"读书十年，不出户庭。博学无所弗窥，善医，即以医自居"。著名温病学家薛雪（薛一瓢）是"医之不朽者也"，可他的孙子薛寿鱼在给他写墓志时，竟"无一字及医"，认为这是不体面甚至是丢人的事。

因此，后来文人为医学著作所写的序言总是要挖掘其医学以外的价值，以提高其学术和社会地位。明代大文豪王世贞在《本草纲目·原序》中评价《本草纲目》说："兹岂仅以医书觏哉？实性理之精微，格物之通典，帝王之秘箓，臣民之重宝也。"明代医家张景岳评价《黄帝内经》说："岂直规规治疾方术已哉？"明代医家杨继洲在《诸家得失策》中评价针灸说："此固圣人赞化育之一端也，何可以医家者流而小之邪！"

　　实际上也确实如此。天地宇宙是一个统一的整体，生活在其中的万物和人类有赖于天地之气的和顺，反过来说，天地之气的和顺也有赖于万物和人类之气的和顺才能得以营造。所以说，医学为人治病，使人身之气和顺就是为整个宇宙之气的和顺作出了贡献，确实是帮助天地这个造物主化育万物的一个重要方面。这正是我们古代医家"下学上达"的志士情怀。

　　值得深入思考的是"仁"的深层含义。"仁"有诸多含义：①《中庸》说："仁者人也。亲亲为大。"仁就是人。换言之，但凡是人就一定要讲"仁"。如果没有"仁"，那就不足以为人。《孟子》说："无恻隐之心，非人也。"而"恻隐之心，仁之端也"。"仁"是人之所以为"人"的原初规定。②仁，从人从二。意思是说，仁是用以构建人与人的关系的。③仁，从人从上。意思是人所崇尚的是仁。④"天地之大德曰生"，"生生之为仁"。⑤果实之核为仁，这是生命的种子。生命的延续赖此生命的种子。"仁"作为儒家道德体系，或者说孔子把其构建的道德体系用果实之"仁"称之，可见其终极目标、最高境界和核心价值是生生之道。同时，"仁"还表示感觉能力。如麻木不仁、四肢不仁、皮肤不仁。儒家学者常以果实之"核"比喻"仁"，即以"果仁"喻"仁"，以阐明其"生生之理"。"仁"具有"生意"。生者谓之"仁"。生之性便是"仁"。周敦颐正式提出"生，仁也；成，义也"的命题。"大抵言'天地之心'者，天地之大德曰生，则生物为本者，乃天地之心也。"程颢与程颐用"生之理"释仁："万物之生意最可观，此元者善之长也，斯所谓仁也。"谷种、桃仁、杏仁之类之所以称为仁，盖因其中蕴涵生命，洋溢生机，"种得便生，不是死物，所以名之曰'仁'，见得都是生意。"程颢就"以觉言仁"，说："医书言手足痿痹为不仁，此言最善名状。"又说："医家以不认痛痒谓之不仁，人以不知觉不认义理为不仁，譬最近。"他还说："心如谷种，生之性，便是仁。"（《二程遗书》）

　　谢良佐创立了上蔡学派，是心学的奠基人，湖湘学派的鼻祖，在程朱理学的发展史上起到桥梁作用。他说："心者，何也？仁是已。仁者，何也？活者为仁，死者为不仁。今人身体麻痹，不知痛痒，谓之不仁。桃杏之核，可种而生者，谓之桃仁杏仁，言有生之意，推此仁可见之"（《上蔡语录》）。他还说"仁者，天之理，非杜撰也"，是"天理当然而已矣"（《上蔡语录》），因此对"仁"的理解要从"生生"的高度来把握。

儒家的仁爱之"仁"与麻木不仁之"仁"、儒家之"仁"与果实之"仁"，其间的语义关系耐人寻味。张九成说："仁即是觉，觉即是心。因心生觉，因觉生仁"（《宋元学案》）。心生知觉，如怜悯、同情、关切、关心、牵挂即是仁。清代学者戴震认为："仁者，生生之德也。"

张景岳《类经图翼》也说："夫生者，天地之大德也。医者，赞天地之生者也。"清代李彣在《金匮要略广注》指出："盖仁者，天地生物之心，即万物所以生生之理，譬桃、梅诸果，含于核中者，皆谓之仁。将此仁种于土中，复生千万亿桃梅诸树，且结为千万亿桃梅诸果之仁，皆此生机流衍于无穷也。"这大概就是"医乃仁术"最真切的精义和奥妙所在。

二、中和与中医

"中和"是中国传统文化的核心理念，也是和谐社会重要的文化内涵。作为传统哲学范畴的中庸，其完整意义包括中、和两个方面。"中"表示采取正确的方法，"和"反映达到理想的目的。所谓"执中致和"，就是通过正确方法，实现美好理想，达到事物发展的最佳境界。"中和"是儒家思想的重要范畴，其内涵首先是一种不偏不倚、恰到好处、无过无不及的道德原则。董仲舒《春秋繁露·循天之道》云："夫德莫大于和，而道莫正于中。"

"中和"出自《礼记·中庸》。云："喜怒哀乐之未发谓之中，发而皆中节谓之和；中也者，天下之大本也，和也者，天下之达道也。致中和，天地位焉，万物育焉。"意思是说，喜怒哀乐的情感还没有发动的时候，心是平静的，无所偏倚的，这就叫作"中"；如果情感表现出来而能合乎法度常理，没有过与不及，这就叫作"和"。中，是天下万物安身立命最根本的东西；和，是天下万物共行不悖最根本的原则。如果达到了中和，天地就可以确立其稳定的地位，万物就能够得以化育生成。

"中"在中国文化中具有独特的意义。《周易·系辞》说："二与四同功而异位，其善不同；二多誉，四多惧，近也。柔之为道，不利远者；其要无咎，其用柔中也。三与五同功而异位，三多凶，五多功。"第二爻和第五爻之所以"多誉""多功"，就是因为它们分别处于内卦和外卦的中间，体现了中华文明尚中的理念。

《荀子·宥坐》记载："孔子观于鲁桓公之庙，有欹器焉。孔子问于守庙者曰：'此为何器？'守庙者曰：'此盖为宥坐之器。'孔子曰：'吾闻宥坐之器者，虚则欹，中则正，满则覆。'孔子顾为弟子曰：'注水焉！'弟子挹水而注之，中而正，满而覆，虚而欹。孔子喟然而叹曰：'吁！恶有满而不覆者哉！'""虚"和"满"就是两种极端，欹器因而产生"倾斜"和"倒覆"的现象，只有"中"才能正，守中、持中才是聪明圣智。孔子将中庸视为君子应有之品德，尝言："君子中庸，小人反中庸。君子之中庸也，君子而时中；小人之反中庸也，小人而无忌惮也。"无忌惮者，无所顾忌，任意横行，极端放纵。

"中和"也是一种为人处事的方法论。世界是多元的，思想是多元的，人类因此应该学会用宽广的胸怀去包容，这也是一种为人处事的方式、方法。老子《道德经》第42章云："万物负阴而抱阳，冲气以为和。"《国语·郑语》中记载西周末年的太史伯阳父，亦称史伯，他说："夫和实生物，同则不继。以他平他谓之和，故能丰长而物生之。若以同稗同，尽乃弃矣。故先王以土与金、木、水、火杂以成百物。""声一无听，物一无文，味一无果，物一不讲。""中和"之义包括多元性、主体性、平等性、合和性，即各主体间通过对话、交流、互渗、互化等渠道，在多元统一中使自我的个体性和主体性加强，在对立互补中以成就自我的健康发展。孔子说："礼之用，和为贵。"（《论语·学而》）《孙子兵法·兵势》曰："声不过五，五声之变，不可胜听也；色不过五，五色之变，不可胜观也；味不过五，五味之变，不可胜尝也。"五个音符变化配合可以演奏出无数动听的华章；五种颜色变化配合可以描绘出无数绚丽的图画；五种味道变化配合可以调制出无数鲜美的佳肴。

随着社会的发展和人类文明的进步，如何正确处理人类与自然、科学与人文、现实与长远的关系，如何构建人与人、国与国之间的和谐以及人与自然的和谐，都可以从儒家的中和理念中找到思想和文化的根源，而这一中和理念正是中医的基本理念。

首先，"阴阳和"是生命的源头。阴阳学说是中医理论的重要学说，中医理论认为，阴阳是生命和万物得以存在的物质要素。《素问·宝命全形论》曰："人生有形，不离阴阳，天地合气，别为九野，分为四时，月有小大，日有短长，万物并至，不可胜量。""九野"、"四时"、月份大小、日夜长短等自然现象的形成莫不皆然。"孤阴则不生，独阳则不长"；"无阳则阴无以生，无阴则阳无以化"。而阴和阳能够成为生命物质要素最终使生命得以形成的根本在于"和"。一切生命的形成和起源都根源于"阴阳和"。《道德经》第42章说："道生一，一生二，二生三，三生万物。万物负阴而抱阳，冲气以为和。""道生一"就是无极生太极；"二"就是阴阳两仪，"一生二"就是太极生两仪。关键的问题是"三"，历来多注释"二生三"为"阴阳二气生天、地、人"；"三生万物"为"天、地、人创造世间万物"。这是值得商榷的。我认为，"三"就是阴阳化合而成的"和气"，是在"二"（阴阳）的基础上生成的新的"一"，是"阴阳和"。"二生三"就是阴阳两仪化生的"和气"，更具体地说，就是受精卵。"三生万物"就是从和气中繁衍出天下万物。人的生命就源于阴阳和而形成的受精卵，然后形成的胚胎。

其二，"阴阳和"是健康的保障。"阴阳和"伴随着生命生长的整个过程，是生命健康的重要保障。《素问·生气通天论》曰："阴平阳秘，精神乃治；阴阳离决，精气乃绝。""阴平阳秘"是对"阴"和"阳"的状态的一种规定，是进行正常生命活动的基本条件，是阴与阳在保持各自功用和特性的情况下，通过相互作用所达到的整体协调状态，所谓"阴阳匀平"（《素问·调经论》）。"阴平阳秘"就是阴阳在对立制约和消长中所取得的动态平衡，是人体生命的最佳状态。这种生命的最佳状态源于阴阳两者互相调节而维持的相对平衡。"阴平阳秘"是中医用阴阳学说对人体正常生理状态的概括，是人体健康状态的表征，其作为中医判断人体健康状态的标准而被广泛应用。如果"阴阳和"的平衡被打破，就会出现如《素问·阴阳应象大论》所说的："阴盛则阳病，阳盛则阴病；阳盛则热，阴盛则寒；阴虚则热，阳虚则寒；重寒则热，重热则寒。"甚至像《素问·生气通天论》所说的："阴阳离决，精气乃绝。"

其三，"阴阳和"是卫生的理想。中医维护生命的方法和手段就是燮理阴阳。在中医看来，一切疾病的发生，从根本上说是阴阳失调。既然阴阳失调是疾病发生发展的根本原因，那么，调理阴阳，使失调的阴阳向着协调方面转化，恢复阴阳的相对平衡，以达到和重构"阴阳和"的状态，则是中医治病的基本原则。"寒者热之、热者寒之"，"虚则补之、实则泻之"。"治已病"是这样，"治未病"也是如此。"治已病"是使用药物和一切能调和人体内阴阳的手段达到阴阳和的目的。"治未病"就是养生，就是调和天、地、人这三者的关系，使之达到和谐，使人们具有良好的生活方式和心理状态。

其四，"致中和"是用药的原则。《素问·至真要大论》说："谨察阴阳之所在而调之，以平为期。"这句话的意思是，要细致地审察阴阳病变之所在，加以调整，以达到阴阳平衡的目的。"以平为期"的治疗理念是儒家"致中和"思想渗透于中医理论体系的结果。所谓"平"，不仅仅是调整阴阳，补偏救弊，补其不足，泻其有余，恢复阴阳的正常状态，也不仅仅是阴平阳秘、气血冲和、五脏协调，而且还要建立在"因时制宜""因地制宜""因人而施"的基础之上，把握与时、地、人的相应及和谐。"以平为期"不仅是中医治疗的目标，同时也是用药治病的原则。中医用药的原则在于中和。"中病即止"可以说是中医治病的金科玉律，中医治病用药的原则是中庸、中和，太过与不及都非良策。用药治病就是为了调和阴阳，如果用药"太过"，必然带来新的不平衡，又会形成病态，正如刘禹锡《鉴药》所说："过当则伤和。"由于对"以平为期"的重视，中医治病时非常强调对"度"的把握，尤其要避免用药太过的弊端。对此，

《素问·至真要大论》提出了"气增而久，夭之由也"的观点，认为一种治法不宜应用时间太久，否则容易使病情走向另一面。《类经》说："凡五味之性各有所入，若味有偏用，则气有偏病，偏用既久，其气必增，此物化之常也。气增而久，则脏有偏胜，则必有偏绝矣。此致夭之由也。"例如，过汗则伤阳耗津、过下则伤中损液、过温则伤阴、过寒则伤阳等，都体现了"中病即止，勿过其度""以平为期"的思想。关于"中病即止"，历代医家论述颇多，唐·刘禹锡《鉴药》明确指出："然中有毒，须其疾瘳而止，过当则伤和，是以微其剂也。"《伤寒论·辨可下病脉证并治》说："凡服下药，用汤胜丸，中病即止，不必尽剂也。"其实，不仅"下药"如此，汗、吐、下、和、温、清、消、补八法治病都不可过而失度。古人说金石药不可久服，主要是指房中术用金石药助欲耗精，助热发痈疽，要特别注意。即便是日常的饮食养生、运动养生也都要谨记"致中和"的原则。

三、正名思想与藏象学说

正名思想是孔子思想的重要组成部分。关于孔子思想的核心学界有不同的说法，有人说孔子思想的核心是"仁"，有人说孔子思想的核心是"礼"，有人说"仁"和"礼"共同构建了孔子思想的核心，还有人说孔子思想的核心是"中庸"。我认为，孔子思想的核心是"正名"，可以说这是孔子思想的出发点和落脚点。孔子认为，他所生活的春秋时代是"礼坏乐崩"的时代，当时，君不君、臣不臣、父不父、子不子，甚至出现臣弑其君、子弑其父的恶劣现象。针对天下伦理失衡的混乱，孔子认为拨乱世而反之正的最好办法就是"正名"。《论语·子路》载："子路曰：'卫君待子而为政，子将奚先？'子曰：'必也正名乎！'子路曰：'有是哉，子之迂也！奚其正？'子曰：'野哉！由也！君子于其所不知，盖阙如也。名不正，则言不顺；言不顺，则事不成；事不成，则礼乐不兴；礼乐不兴，则刑罚不中；刑罚不中，则民无所措手足。'"子路（对孔子）说："卫国国君要您去治理国家，您要做的首务是什么呢？"孔子说："首先必须正定名分。"子路说："有这样做的吗？您太迂腐了。怎么正名啊？"孔子说："仲由，真粗野啊！君子对于他所不知道的事情，总是采取存疑的态度。名分不正，说起话来就不顺当合理，说话不顺当合理，事情就办不成。事情办不成，礼乐也就不能兴盛。礼乐不能兴盛，刑罚的执行就不会得当。刑罚不得当，百姓就不知怎么办好。"

"正定名分"这种观念和理念影响到中医，使得人体脏腑也各自具有了品次官阶，《素问·灵兰秘典论》对人体脏器的贵贱排了座次。黄帝问曰："愿闻十二脏之相使，贵贱何如？"岐伯对曰："心者，君主之官，神明出焉。肺者，相傅之官，治节出焉。肝者，将军之官，谋虑出焉。胆者，中正之官，决断出焉。膻中者，臣使之官，喜乐出焉。脾胃者，仓廪之官，五味出焉。大肠者，传道之官，变化出焉。小肠者，受盛之官，化物出焉。肾者，作强之官，伎巧出焉。三焦者，决渎之官，水道出焉。膀胱者，州都之官，津液藏焉，气化则能出矣……主明则下安……主不明则十二官危。"

如"心者，君主之官，神明出焉"。心具有主宰人体五脏六腑、形体官窍等一切生理活动和人体精神意识思维活动的功能。这句话有两层意思。

一是"君主之官"，明其地位。《荀子·解蔽》篇云："心者，形之君也，神明之主也，出令而无所受令。"《淮南子》云："夫心者，五脏之主也，所以制使四肢，流行血气。"为什么说心是"君主之官"？根据"象"思维理念，可能与阴阳八卦、五行方位等有关。心在五行属火，方位属南，为阳，人君之位。《易经》乾卦是纯阳之体，象征君王、帝王。这是古人为"心者，君主之官"进行的解释。《易经·说卦传》云："离也者，明也，万物皆相见，南方之卦也。圣人南面而听天下，向明而治，盖取诸此也……离为火，为日。"董仲舒《春秋繁露·天辨在人》云："当阳者，君父是也。故人主南面，以阳为位也。"心主血脉，五脏六腑、十二经脉、三百六十五络脉、四肢百骸、五官九窍等之营养，皆赖其血液之供应，说明心脏在诸脏腑经脉中居首要地位，所以说"君主之官"则非心莫属。明代张景岳的《类经》中就说："心为一身之君主……脏腑百骸，唯所是命。"所以《素问·灵兰秘典论》说："主不明则十二官危。"

二是"神明出焉"，明其功用。明代张景岳在《类经》中解释说："心者……聪明智慧，莫不由之，故曰神明出焉。"《灵枢·大惑论》中也说："心者，神之舍也。"这里的"神明"和"神"的概念，不是供人们膜拜、祭祀的神明，而是真真切切存在于我们身体之内，主宰着生命活动的东西。中医所谓的"神"，通常是作为人体生命活动现象的总称而出现的，它包括大脑的精神、意识思维活动，以及脏腑、经络、营卫、气血、津液等全部身体活动功能及表现。中医学认为，心是思维的器官，"心主神志""心主神明"。孟子说："心之官则思。"（《孟子·告子上》）王夫之《尚书引义·毕命》云："一人之身，居要者心也。而心之神明，散寄于五脏，待感于五官。""心之神明，散寄于五脏"说的是心对整个身体活动功能的支持作用，"待感于五官"说的是心有赖于五官这些感官所感知的对象所进行的思维。所以在汉字构造中，凡与思想意识、心理情志这些意思相关联的汉字都以"心、忄、㣺"作部首。如：忘、志忑、念、思、想、怠、恋、怨、悠、悲、恨、快、慢、怪、惮、情、怀，忝、恭、慕。直到今天，我们还说"你心里怎么想""意下如何"等。我们通常把被某种事物所迷惑所导致的认识不清或思维能力减弱叫鬼迷心窍、心志惑乱。日本丹波元简

《素问识》说："《易》以离为火，居太阳之位，人君之象，人之运动，情性之作，莫不由心，故为主守之官，神明所出也。"这也是对"神明出焉"的很好诠释。

四、价值取向与重用轻体

儒家文化与中医的关系还表现在儒家的价值取向与中医的重用轻体，也就是儒家价值取向对中医重用轻体的影响。

首先来探讨儒家文化的价值取向。《周易·系辞》说："形而上者谓之道，形而下者谓之器。"在"道"与"器"两者之间，儒家文化向来都是重道轻器的。

儒家文化的第一人孔子在其思想体系中就明显地表现出明确的价值观念和价值取向。孔子以一个圣哲的胸怀首先表现了对生命的无限热爱和珍惜，但他更加注重生命的精神价值。在他看来，只有后者才是人类生命的本质。尽管孔子并不主张偏废用以维持自然生命的物质财富，但在用以维持生命的物质财富与精神价值发生冲突时，他毫不犹豫地选择后者。在《论语·述而》里他说："饭疏食，饮水，曲肱而枕之，乐亦在其中矣。不义而富且贵，于我如浮云。"《论语·里仁》说："富与贵，是人之所欲也；不以其道得之，不处也。贫与贱，是人之所恶也，不以其道得之，不去也。君子去仁，恶乎成名？"并且孔子主张以生命的精神价值为原则，提倡"见利思义"（《论语·宪问》）、"君子喻于义，小人喻于利"（《论语·里仁》）。因此，孔子所真正追求的是生命的精神价值："士志于道，而耻恶衣恶食者，未足与议也"（《论语·里仁》）。"君子谋道不谋食……君子忧道不忧贫"（《论语·卫灵公》）。"道"是孔子人生的最高价值，是孔子人生的终极目标。他在《论语·里仁》中说："朝闻道，夕死可矣。"在《论语·卫灵公》中说："志士仁人，无求生以害仁，有杀身以成仁。"贪生怕死看似是对生命的珍爱和保护，实际上是舍本求末，是对生命的辱没和践踏，因为生命的本质不在躯体本身，而在于生命的精神价值。为了精神价值而在必要时献出躯体，才是对生命真正的珍惜与尊重。《论语·颜渊》记载："子贡问政。子曰：'足食，足兵，民信之矣。'子贡曰：'必不得已而去，于斯三者何先？'曰：'去兵。'子贡曰：'必不得已而去，于斯二者何先？'曰：'去食。自古皆有死，民无信不立！'"这就是说，可以不要军队，可以不要粮食，这些无非是保护自然生命的后盾和基础，而人对精神品格的追求是国家存立的根本。

孟子进一步发展了孔子的仁学思想，对生理因素和精神因素的相互关系进行了解释。他在《孟子·告子上》中说："体有贵贱，有大小。无以小害大，无以贱害贵。养其小者为小人，养其大者为大人。"朱熹注释说："贱而小者，口腹也；贵而大者，心志也。"孟子把"体"一分为二：一是生理欲望，二是精神价值。孟子认为，追求口腹之欲和感官满足的人是小人，注重精神修养的人才是君子。在他看来，小人"以小害大""以贱害贵"。在《孟子·告子上》中，孟子曰："鱼，我所欲也，熊掌，亦我所欲也，二者不可得兼，舍鱼而取熊掌者也。生，亦我所欲也，义，亦我所欲也，二者不可得兼，舍生而取义者也。"表现出他对精神价值的捍卫和追求，可以说是儒家文化价值取向的宣言书。孟子主张人性本善论，反对告子所谓的"生之谓性"（与生俱来的即为人性）和"食色，性也"的观点。在孟子看来，人性包括自然本能性和社会伦理性，唯有社会伦理性和精神品格才是人之所以为人和人之所以区别于野兽的本质属性。

儒家思想发展到宋明理学可以说已经达到了顶峰。陈寅恪先生说："华夏民族之文化，历数千载之演进，造极于赵宋之世。"而宋明理学的宣言是张载提出的"为天地立心，为生民立命，为往圣继绝学，为万世开太平"。其中"为往圣继绝学"就是要弘扬孔孟的儒家文化。对于整个宋明理学，如果做一个最简要的概括，那就是四个字"天理良心"。程朱理学主要讲天理，陆王心学主要讲良知。程朱理学所讲的天理，实际上包括了自然之理和人伦之理。在理学家看来，天理和人欲是不可调和的矛盾。《朱子语类·卷十三》记载，朱熹告诫读书人说："学者须是革尽人欲，复尽天理，方始是学。"又说："人之一心，天理存则人欲亡，人欲胜则天理灭。"所以朱熹提出："学者学圣人，存天理而灭人欲。"王阳明也说："天理人欲不并立。""学者学圣人，不过是去人欲而存天理耳。"（《传习录上》）这是对程朱理学最扼要、最明确的概括。

说到这里，有一个问题需要澄清。长期以来，程朱理学提出的"存天理，灭人欲"都被作为灭绝人性的禁欲主义而受到批判。而当我们放弃断章取义的成见，理性地还原历史的本来面目，就会别有洞天而破千年陈暗。关于什么是"天理"、什么是"人欲"，朱熹说得非常清楚。《朱子语类·卷十三·第二十二条》："问：'饮食之间，孰为天理，孰为人欲？'曰：'饮食者，天理也；要求美味，人欲也。'"朱熹还说过："饮食，天理也；山珍海味，人欲也。夫妻，天理也；三妻四妾，人欲也。"套用朱熹的话，可以说："游山玩水，天理也；公款旅游，人欲也。""礼尚往来，天理也；公款送礼，人欲也。"由此看来，"存天理，灭人欲"是没错的，说明程朱理学在社会伦理方面的根本宗旨在于提升人们道德的新境界。

由此引发了中国传统文化一个重要的一以贯之的思想理念，这就是重道轻器、重道轻艺、重义轻利、重用轻体。"体"与"用"、"器"与"道"的关系实际上就是"阴"与"阳"的关系，反映"用"和"道"的主要是"阳"，反映"体"和"器"的主要是"阴"。《易经》中乾、坤两个卦被称之为"阴阳之根本、万物之祖宗"。一个是纯阳之体、一个是纯阴之体，尽管它们"相与俱生"、互根互用、相互依存，但二者之间的主从地位还是非常明确的。在《乾·象》中说"大哉乾元，万物资始"，在《坤·象》中说"至哉坤元，万物资生"，一"始"一"生"，作用是不同的。《易传·系辞上》说："乾知大始，坤作成物。"正如《素问·阴阳应象大论》所说："积阳为天，积阴为地。阴静阳躁，阳生阴长，阳杀阴藏。阳化气，阴成形。"在生育万物的过程中，阳表现出更为重要的主动性、原发性和创造力，因此获得了更高的地位。《易传·系辞上》说："天尊地卑，乾坤定矣。卑高以陈，贵贱位矣。"在此基础上，董仲舒《春秋繁露》说："阳贵而阴贱，天之制也。"古人描述天地自然的秩序，并以此为封建社会的伦理等级寻求理论依据。董仲舒在他的代表作《春秋繁露》中还专门有一篇《阳尊阴卑》，集中强调了"阳主阴从"的思想。董仲舒学术思想的官方化和权威化，使之成为中国古代科学的方法论。

受其影响，有些医家特别重视阳气。如明代医家李中梓认为，"万物无不伏阴而生于阳，譬如春夏生而秋冬杀也，又如向日之草木易荣，潜阴之花卉善萎也"。以春夏阳气升发而万物繁茂和秋冬阴气隆盛而万物萧条为喻，说明阳气在生命中的重要地位，因此对疾病的治疗提出："气血俱要，而补气在补血之先；阴阳并需，而养阳在滋阴之上。"明代医家张景岳在《类经图翼·大宝论》中说，"天之大宝只此一丸红日，人之大宝只此一息真阳"，强调了阳气在生命活动中的主导作用和温补阳气的重要意义。更有清末著名伤寒学家郑钦安，他认为"万病皆损于阳气"。"有阳则生，无阳则死。夫人之所以奉生而不死者，惟赖此先天一点真气耳。真气在一日，人即活一日，真气立刻亡，人亦立刻亡，故曰人活一口气，气即阳也，火也，人非此火不生"。大家知道，从某种意义上说，阴与阳之间的关系是一种物质和功能的关系，是一种体用关系，阳主阴从、阳尊阴卑的观念是重用轻体的重要表现。

中医重用轻体的观念更突出地表现在藏象学说。中医藏象学说，明显地表现出强调功能作用、淡化形态结构的特点。中医讲阴阳五行，即"功能"，是"象"不是"形"，是无形的、超形态的。用五行诠释的五脏虽然包含实体脏器，但并不单单就是讲具体的脏器，而是五个功能系统。中医学所讲的每一个脏腑的含义，不是单纯一个解剖学意义上的概念，也不单纯指解剖学上的某一个具体脏器，而主要是一个动态的生理、病理概念。因为在藏象学说形成初期，主要着眼点在于脏腑生理或病理表现于外的征象，而略于脏腑形态的观察。因此中医所说的肝、心、脾、肺、肾等，虽然与现代解剖学脏器的名称相同，但在生理活动、病理表现方面却有很大的差别。中医的藏象学说是通过功能观察和唯象模型方法推导而来的，不是通过实验分析和实体模型方法而得出的，它在本质上是一个"功能单位"或"功能的复合体"，而不全是解剖学意义上的脏器。清代医家张志聪则说得更为明白："象者，像也。论脏腑之形象，以应天地之阴阳也。""五脏在内，而气象见于外，以五行之理，可类而推之。"因此，试图用西医脏器来证明或证伪中医藏象学说，是难以行得通的。

五、天人合一与生气通天

儒家的天人合一思想在先秦时期就有论述，如《中庸》中说："唯天下至诚，为能尽其性；能尽其性，则能尽人之性；能尽人之性，则能尽物之性；能尽物之性，则可以赞天地之化育；可以赞天地之化育，则可以与天地参矣。"指出人只要尽其心以思行善，只要能扩展天道德行，就会达到天道、人性、物性和整个自然界、整个社会的合一。随后，西汉的董仲舒进一步发展了先秦以来的天人合一观，提出了"天人感应"说，认为天与人为一体，天能干预人事，人的行为亦能感应上天。同时他以天人同类来论证天人合一，以同类相动来论证天人感应。如他在《春秋繁露·阴阳义》中说："天地之常，一阴一阳。阳者，天之德也；阴者，天之刑也。""天亦有喜怒之气、哀乐之心，与人相副，以类合之，天人一也。"在《春秋繁露·人副天数》说："天以终岁之数，成人之身，故小节三百六十六，副日数也；大节十二，分副月数也；内有五脏，副五行数也；外有四肢，副四时数也；乍视乍瞑，副昼夜也；乍刚乍柔，副冬夏也。"从人的生理结构来论证天人同类，即人体内有三百六十六个小骨节，与一年的天数相符；有十二个大骨节，与一年的月数相符；人体内有五脏，合于五行之数；外有四肢，合乎四时之数；目或视或瞑，合乎昼夜的数；人的性格有刚柔，合乎冬夏之数；人的性情有哀乐，合乎阴阳之数。总之，儒家的天人合一是天性与人道、自然与人文的合一，人与人、人与社会、人与自然界之间是和谐统一的。

中医汲取了儒家天人合一的思想，形成了中医理论的整体观念，认为人自身是不可分割的有机整体，人与自然、社会环境之间是统一的。这种整体观可体现于中医生理、病理、辨证、治疗、养生等各个方面。《素问·生气通天论》以天人相应的整体观作为立论之本，论述人体生命之气与自然界阴阳之气相互通应、密切相关。中医学认为，在生理上，人体是有机的整体，人体的各个组成部分在结构与功能上是完整统一的，人的形体与精神是相互依附、不可分割的，且人体生理随季节、气候、昼夜、地域的变化而做相应的适应性调节；在病理上，中医学将局部与整体、外部与内部联系起来，即所谓"有诸内，必形诸外"，各脏腑之间、形神之间在生理上协调统一，在病理上相互影响，四时气候变化、昼夜变化及地域环境的不同都对疾病有一定影响；在诊断疾病上，中医学通过观察分析形体、官窍、色脉等外在病理表现，推测内在脏腑的病理变化；在治疗疾病方面，强调调整阴阳，扶正祛邪，以及"从阴引阳，从阳引阴，以右治左，以左治右"，"病在上者下取之，病在下者上取之"，因时因地制宜，在整体观念指导下确立治疗原则；在养生防病方面，强调形神共养，既要"饮食有节，起居有常，不妄作劳"，又要"恬淡虚无"，且要顺应四时气候变化的规律，"法于四时"，"春夏养阳，秋冬养阴"，等等。此外还有五运六气学说、子午流注、灵龟八法等都体现了整体观念、天人合一、天人相应的思想。

六、天人学说与中医治病

天人关系一直是古代仁人志士不懈探求的重要问题，从上古的卜筮文化到精微的象数义理，人们都在如醉如痴地探求着这一问题。早在两千多年前，司马迁把编写《史记》的目标定位在"究天人之际，通古今之变，成一家之言"，而"究天人之际"就是研究天人之间的关系。汉代大儒董仲舒的《春秋繁露》和淮南王刘安的《淮南子》这两部著作的重要思想就体现在天人学说。

（一）天人学说

天人学说主要包括三方面内容：天人相应、天人感应和同类相感。

1. 天人相应

天人相应的基本观点是说天人之间存在着一种对应的关系，即天有什么人也有什么，人有什么天也有什么。董仲舒的《春秋繁露》中有一篇《人副天数》，其中说："唯人独能偶天地。人有三百六十节，偶天之数也；形体骨肉，偶地之厚也。上有耳目聪明，日月之象也；体有空窍脉理，川谷之象也。""天以终岁之数成人之身，故小节三百六十六，副日数也。大节十二分，副月数也。内有五脏，副无行数也。"即言人与天地之间存在着相互对应的匹配关系，如人体的360个穴位与一年的360天相匹配，人的肉体与大地相匹配，人体的耳目与天上的日月相匹配，人体的经脉与大地的河流相匹配。《淮南子·精神训》云："故头之圆也象天，足之方也象地。天有四时、五行、九解、三百六十六日，人亦有四肢、五脏、九窍、三百六十六节。天有风雨寒暑，人亦有取与喜怒。故胆为云，肺为气，肝为风，肾为雨，脾为雷，以与天地相参也，而心为之主。是故耳目者，日月也；血气者，风雨也。"

2. 天人感应

天人之间不仅存在着对应关系，而且还存在着相互感应。所谓感应，就是受影响而产生的反应。具体到天人感应，就是说人会影响到天，天也会影响到人；天能干预人事，人亦能感应上天。这是中国古代的神学思想。西

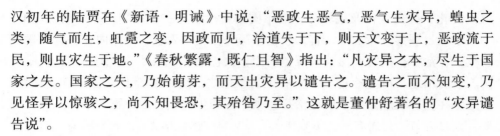

汉初年的陆贾在《新语·明诚》中说："恶政生恶气，恶气生灾异，蝗虫之类，随气而生，虹霓之变，因政而见，治道失于下，则天文变于上，恶政流于民，则虫灾生于地。"《春秋繁露·既仁且智》指出："凡灾异之本，尽生于国家之失。国家之失，乃始萌芽，而天出灾异以谴告之。谴告之而不知变，乃见怪异以惊骇之，尚不知畏恐，其殆咎乃至。"这就是董仲舒著名的"灾异谴告说"。

3. 同类相感

同类相感就是受同类事物的影响而产生的反应。同类相感最早见于《易经·乾卦·文言传》。云："同声相应，同气相求。水流湿，火就燥，云从龙，风从虎，圣人作而万物睹。本乎天者亲上，本乎地者亲下，则各从其类也。"这里的"相应、相求"是指同类事物之间的感应关系。此后，古代的思想家相继不绝，对此进一步加以阐释。《庄子·徐无鬼》说："鼓宫宫动，鼓角角动，音律同矣。"这是关于声音共振现象最早的描述。《庄子·渔父》又指出："同类相从，同声相应，固天之理也。"庄子认为，这种同类相应的现象是有规律性的。《吕氏春秋·精通》说："月望则蚌蛤实，群阴盈；月晦则蚌蛤虚，群阴亏。夫月形乎天，而群阴化乎渊。""群阴"是指所有的水生之物。在此基础上，《吕氏春秋·应同》进一步指出："类固相召，气同则合，声比则应。鼓宫而宫动，鼓角而角动。"西汉初年，陆贾说："事以类相从，声以音相应"（《新语·术事》）。董仲舒的《春秋繁露》有一篇《同类相动》专门论述同类相感。他指出："今平地注水，去燥就湿；均薪施火，去湿就燥；百物去其所与异而从其所与同。故气同则会，声同则比……美事召美类，恶事召恶类，类之相应而起也，如马鸣则马应之，牛鸣则牛应之。"之所以会出现"平地注水，去燥就湿；均薪施火，去湿就燥"，是因为水、火要寻找其同类。在此基础上概括出"百物去其所与异而从其所与同"这一普遍规律。然后又进一步论及阴阳，"天有阴阳，人亦有阴阳，天地之阴气起，而人之阴气应之而起；人之阴气起，而天地之阴气亦宜应之而起，其道一也。"如大家熟知的风湿性关节炎患者对天气变化的反应非常明显，可以说是可靠的天气预报员，其中所包含的道理就是同类相感。

任继愈在《中国哲学史论》中曾指出："秦汉以后的阴阳五行学说几千年来一直是中国自然科学的唯物主义世界观的基础。"冯友兰也曾说过："战国末年发展起来的阴阳五行思想，在自然观上基本是唯物的，但也夹杂了天人感应的因素。后来阴阳五行思想的发展，形成唯物主义和唯心主义两个方向"（《中国哲学史新编》）。我认为，在天人相应、天人感应和同类相感三个方面，前两者都是荒谬的，唯有同类相感具有科学价值。

　　董仲舒之后，对天人感应提出怀疑的不乏其人，而比较彻底地否认了天人感应思想的是王充。王充是西汉最著名的唯物主义哲学家和无神论者。但王充承认"同类相感"，提出"顿牟掇芥，磁石引针，皆以其真是……气性异殊，不能相感动也"。王充认为，玳瑁与草芥、磁石与铁针，虽形质不同，但各属同类，同类则气性相通，相互感应。"月毁于天，螺消于渊"。但是他认为同类相感的现象只适用于物与物之间，而不适用于天与人之间。他认为"人君能致寒温，犹齐景公信太卜之能动地"是荒谬的，指出："故人在天地之间……夫人不能动地，而亦不能动天"（《论衡·变动》）。一切自然现象与人间的吉凶祸福无关。同时发生的天象人事只是偶合，是"天道自然"，由此"天道自然"借助于对"同类相感"更深入的考察而得以复兴。

　　至迟在汉代，古人已认识到潮汐起落与月相变化相关。王充首先指出："涛之起也，随月盛衰，大小满损不齐同。"他不仅提出了潮汐与月球的关系，而且还提到潮汐大小是随月相而变化的。三国时期吴国的学者虞翻于经学也颇有造诣，尤其精通《易》学，又兼通医术。他指出："水性有常，消息与月相应。"杨泉是魏晋时期吴国著名的道学家，他继承了先秦两汉道家扬雄、王充、张衡的唯物主义传统，研究并总结了当时的自然科学知识和生产实践经验，探讨并阐发了"自然之体"和"自然之理"，撰写出《物理论》。他提出："月，水之精也。潮有大小，月有盈亏。"

　　我国古代对水生动物的生长发育与月相变化的关系进行过长期的观察和研究，进而得出了较为科学的认识。《吕氏春秋·精通》云："月也者，群阴之本也。月望则蚌蛤实，群阴盈；月晦则蚌蛤虚，群阴亏。夫月形乎天，而群阴化乎渊。《淮南子·天文训》载："月者，阴之宗也，是以月虚则鱼脑流，月死则蠃蛖膲。"宋代吴淑《月赋》有关于月相变化的描述，"同盛衰于蛤蟹，等盈阙于珠龟"；罗愿《尔雅翼》也有水生动物"腹中虚实亦应月"之说。沈括《良方·自序》云："月亏而蚌蛤消。"明代李时珍在《本草纲目》中对这类认识进行全面总结后指出：螺蚌之属"其肉视月盈亏"，蟹类在繁殖季节，"腹中之黄，应月盈亏"。古人对这类现象的观察认识是符合实际的。"同类相感"是一种朴素唯物的自然观，有重要的科学意义和思想价值。

　　董仲舒在《春秋繁露》还概括地说："阴阳之气，因可以类相益损也。"在同类之中，真可谓一损皆损，一荣皆荣。朱丹溪《阳有余阴不足论》说："人身之阴气，其消长视月之盈缺，故人之生也，男子十六岁而精通，女子十四岁而经行。"

（二）中医治病

　　基于同类相感的认识和理念，中医从辨证到用药都贯彻着取象比类的原则。如通过梦境来帮助辨证。通常人们说"日有所思，夜有所梦"，而《素问·脉要精微论》却有一段关于梦境的精妙论述："阴盛则梦涉大水恐惧，阳盛则梦大火燔灼，阴阳俱盛则梦相杀毁伤，上盛则梦飞，下盛则梦堕，甚饱则梦予，甚饥则梦取。肝气盛则梦怒，肺气盛则梦哭，短虫多则梦聚众，长虫多则梦相击毁伤。"其中，阴与水、阳与火、肝与怒、肺与哭都存在着同类相感的关系。《素问·天元纪大论》云"物生谓之化"；又云："在天为气，在地成形，形气相感而化生万物。"《素问·示从容论》云："夫圣人之治病，循法守度，援物比类，化之冥冥。"正是基于"形气相感"，所以才能"援物比类"。

清代张志聪的《本草崇原》是历史上第一部注释《神农本草经》的药学专著，其序云："天地万物，不外五行。其初产也，有东、南、西、北、中之五方。其生育也，有春、夏、秋、冬、长夏之五时。其形有青、黄、赤、白、黑之五色，其气有臊、焦、香、腥、腐之五臭，其质有酸、苦、甘、辛、咸之五味……后人纂集药性，不明《本经》，但言某药治某病，某病须某药，不探其原，只言其治，是药用也，非药性也。知其性而用之，则用之有本，神变无方；袭其用而用之，则用之无本，窒碍难通。余故诠释《本经》，阐明药性，端本五运六气之理，解释详备。"其用意在"探明药性五运六气之原，阴阳消长之理"。药分上、中、下三品，从药物性味、生成、形色及阴阳五行属性等方面入手，结合主治疾病之机理，阐明功效。如《本草崇原》论山药："山药气味甘，平，如出中岳，得中土之专精，乃补太阴脾土之药。故主治之功，皆在中土。"《本草崇原》论大枣："大枣气味甘平，脾之果也，开小白花，生青、熟黄，熟极则赤，烘曝则黑。禀土气之专精，具五行之色性。"认为大枣气味甘平，归属脾经，然其五色并具，亦兼备五行之性，故能兼治五脏，正如《内经》所云："脾为孤脏，中央土，以灌四旁。"故《本经》云："大枣主心腹邪气，安中，养脾气，平胃气，通九窍，助十二经。"这种崇本求原思想，对徐灵胎、陈修园等影响颇大。

徐灵胎曾精辟地论述中药功效的由来，说："凡药之用，或取其气，或取其味，或取其色，或取其形，或取其质，或取其性情，或取其所成之时，或取其所生之地，各取其所偏胜而即资之疗疾，故能补偏救弊，调和脏腑。"(《神农本草经百种录》)并且再三指出："因形以求理，则其效可知矣。""形同而性亦近，物理盖可推矣。""因其色与质以知其效。""知此理，则凡药皆可类推矣。"譬如色青入肝，如青黛；色赤入心，如丹参；色黄入脾，如黄土；色白入肺，如石膏；色黑入肾，如黑豆。如花生外衣色赤，依五行归心，从而具有补血宁心之用，这是就花生与血的颜色来取类。如黑豆，《本草纲目》说："豆有五色，各治五脏，惟黑豆属水性寒，可以入肾。""黑豆入肾功多。"这是就黑豆与肾的形状与黑色来取类。如当归被称为"妇家之要药"，具有补血活血、调节经血之功效，李时珍《本草纲目》："当归调血，为女人要药，有思夫之意，故有当归之名。"还有蛤蚧，李时珍《本草纲目》"释名"："蛤蚧，因声而名……雷敩以雄为蛤，以雌为蚧，亦通。""集解"引："广西横州甚多蛤蚧，牝牡上下相呼。累日，情洽乃交，两相抱负，自堕于地。人往捕之，亦不知觉，以手分劈，虽死不开……炼为房中之药甚效。"这属于就性情来取类。再如黑色属水，红色属火，水能克火，黑能胜红，所以炒炭类的药物具有止血之功效。炭药在古代最主要的用途是"止血"，元代葛可久《十药神书》中首先提出了炭药止血的理论，以五行学说和"取类比象法"解释炭药止血的现象。中医从辨证到用药总是借助阴阳、五行来建立类属联系，从而形成中医的认识论、方法论。

清代医家唐容川说："天地只此阴阳二气流行，而成五运，对待而为六气。人生本天亲地，即秉天地之五运六气以生五脏六腑。凡物虽与人异，然莫不本天地之一气以生，特物得一气之偏，人得天地之全耳。设人身之气偏胜偏衰则生疾病，又借药物一气之偏，以调吾身之盛衰，而使归于和平则无病矣。盖假物之阴阳以变化人身之阴阳也，故神农以药治病。"（《本草问答·卷上一》）

七、宋明理学与中医发展

宋明理学作为宋明时期的主流意识形态，对中国后期封建社会的方方面面都产生了重大影响，后世中医的发展与走向亦毫无例外地被深深地打上了宋明理学的烙印。宋明理学开启了中医的命门学说、气化论、体用说和先后天理论。

（一）命门学说

明代医学家以命门为人身太极，创立了多种命门学说，其思想原旨是宋儒以太极"究天人合一之原"。"太极"一语最早见于《易传·系辞》，汉代以后儒道两家皆论说太极，但直到宋代周敦颐著《太极图说》以后，太极之论才大行于世。周敦颐以其五层太极图阐述了他的太极——阴阳——五行——万物的宇宙模式，这比以往的学说包容性更大，有更为严谨的逻辑性。阴阳鱼的思路为医学家们沿用而创立了命门学说。宋代医学家感到《黄帝内经》的五行藏象论还有不尽完善之处，思考到人体应该有一个主宰五脏的、更高层次的初始机构，儒家指认这一枢机应当是周敦颐所言之太极。至明代，太极概念在医学中广泛应用，赵献可、张景岳、孙一奎等以太极论命门，汪绂以太极论脏腑，高念祖以太极论药性，张志聪以太极论胚胎，郑钦安以太极论病机，费启泰以太极论气血。其中最有实践意义而又扩展了中医理论体系构架的就是援用太极论说命门的命门学说。《黄帝内经》之命门为目，为睛明穴。《难经》以为脏之最高枢机，以肾的功能为基本属性，寓阳气，又定位于右肾。从宋代开始，医学家们开始关注人体的动力（即"火"）及各脏腑的调节问题，遂逐渐联系命门与太极，并形成几种命门学说。宋人钱乙论及肝有相火，陈无择在《三因极一病源论粹·君火论》中提到"五行各一，火有二者，乃君相不同"。其后的刘完素则把相火、三焦、肾与命门联系起来，在《保命集》中说："左肾属水，男子藏精，女子系胞；右肾属火，游行三焦，兴衰之道游于此，故七节之傍，中有小心，是言命门相火也。"同时期的张元素也有相近的论述，至朱丹溪则在发展为相火论的同时，思考到以太极之理去阐述医学问题，他以天人相应之理推断人身必有一太极，但尚未说命门就是人身之太极。直到明代，赵献可、张景岳、孙一奎等人才明确提出命门是人身之太极，统辖五脏，为生命的主宰。赵献可说"命门即在两肾各一寸五分之间"，创肾间命门学说；张景岳说"命门具两肾之中"，创水火命门学说；孙一奎说命门"惟具此太极之理，则日用动静之间"，创动气命门学说。此外尚有李梴以脾胃为人身之太极，虽非命门学说，但也设立了一个高于五脏的机制。

（二）气化论

气化论的发展，从战国时代稷下学派的精气论，两汉隋唐的元气本体论，发展至宋代张载的气一元论。宋以前多指认宇宙本原是多元的，除气之外还有道等。张载提出"太虚即气"的气一元论，彻底否定了道家"有生于无"和佛教"以天地万物为幻化"之说，肯定了世界物质的统一性，并在此基础提出了气化之论，言"气化者，气之化也"。他的一物两体学说，把事物运动变化的原因归结为事物内部的一与两，也就是对立又统一的关系。朱熹以此为基点，建立了哲学的气化论和气化学说，推助了中医气化理论的发展和完善。朱熹认为，气是形而下者的物质范畴，是形而上者的"理"的"生物之具"，气的分割化生万物："天地之间一气而已，分而为二，则为阴阳，而五行造化、万物始终，无不管于是焉。"这是有机论自然观的气化论。"气"是中医理论的骨干，《黄帝内经》已有气一元的思想。《素问·灵兰秘典论》提出了"气化"一语。《素问·五脏别论》具体论及了"饮入于胃"和"食气入胃"的气化过程。但是直到朱熹创气化论以后，医学家们才又重视气化理论。在《伤寒论》的错简重订与维护旧论两派的争论中，错简重订派以三纲学说立论，维护旧论派的张志聪、陈修园等人则以气化论为据，以《伤寒论》本于运气气化之理，冀图证明除《序例》外，皆为仲景原文。张志聪依托朱熹气化论为支持，吸收庞安时、成无己之论，断言："人之阳气应天气之在外，五脏五行应五运之在中，升降出人，环转无端。若为风寒所伤，始见外内浅深之病，故学者当于大论中之五运六气求之，伤寒之义，思过半矣。"三阴、三阳、五运六气皆天人一体，把《内经》的气化论，从时间、空间等要素具体化地对应于伤寒六经，成为系统的气化学说。气化论发展了中医的有机论人体观，同时也是中医卓有特色的理论之一。

（三）体用说

宋明理学家还开拓了体用和先天后天之辨。体用之说最早见于《周易·系辞》，汉代经学与魏晋玄学均讲体用，但体用之学到宋代才臻于成熟。宋初三先生之胡瑗首倡"明体达用"之学，后在张载气一元论视野里，气是体，天地自然现象是气之用，认为体用之间，"体用不二""体用一源"。明代以后的医学家以体用说明形质与功能的关系，如李时珍用体用解释药性与功能主治的关系，张景岳、叶天士以体用论脏腑特征，汪昂以体用论制方，等等。

（四）先后天理论

先天后天之论为邵雍象数学的重要内容，又被称为先天学。他以伏羲八卦为先天八卦，文王八卦为后天八卦，崇尚先天。明以后医学家在讨论脏腑功效时，以肝肾为人体先天，以脾胃为人体后天，并形成赵献可、孙一奎、张景岳重先天的一派和薛立斋、李士材等重后天的一派，两派均用温补，合为温补学派。

综上所述，儒学在其创立、发展和完善过程中对中医学有着广泛而深远的影响。中医学自始至终的诸多理论观点也都体现着浓厚的儒家思想，而众多儒士从医，或著书立说或临床医疗，也使儒家思想自然地渗透于中医，对中医理论的形成和发展起到了促进作用。但同时，儒家思想中也存在某些消极因素，如崇古尊经的保守思想阻碍了中医的创新，儒医们厚古薄今、轻视科学和封建的伦理纲常束缚了解剖学和实验医学的发展等，这也在一定程度上制约了中医学的发展。

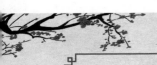

第十一章　中医与道家文化

　　道家文化是中国传统文化的重要组成部分，是由老子创立的，以道为最高理论和最高真理，以道是宇宙万物的终极本源和存在依据的思想派别。道家提倡道法自然，无为而治，与自然和谐相处，主要代表人物有老子、庄子等。道家思想得到了古今中外思想家的广泛认同和高度评价。司马迁《史记·太史公序》说："道家使人精神专一，动合无形，赡足万物。其为术也，因阴阳之大顺，采儒墨之善，撮名法之要，与时迁移，应物变化，立俗施事，无所不宜，指约而易操，事少而功多。"班固《汉书·艺文志》说："道家者流，盖出于史官，历记成败、存亡、祸福古今之道，然后知秉要执本，清虚以自守，卑弱以自持，此君人南面之术也。"纪晓岚说道家："综罗百代，广博精微。"鲁迅先生说："中国文化的根柢全在道家。"英国李约瑟先生说："中国如果没有道家思想，就像一棵烂掉了根的大树。"胡适说："老子是中国哲学的鼻祖，是中国哲学史上第一位真正的哲学家。"胡孚琛《道学通论》中说："今遍布世界各地的中国人和外国人，尽管有着政治观念上的种种分歧，但在道学文化中却不难找到共同的语言。道学是革新的文化，是前进的文化，是通向未来的文化，是世界大同的文化。"尤其是对于"既满足当代人的需要，又不对后代人满足其需要的能力构成威胁和危害的发展"的可持续发展和生态文明建设，道家文化具有重要的启迪意义。

第一节　道家文化的渊源与流变

　　司马迁在《史记·老子韩非列传》中说"老子者""周守藏室之史也"，所以班固《汉书·艺文志》说："道家者流，盖出于史官。"老子集古圣先贤之大成，形成了完整系统的道家理论体系。《道德经》是道家思想形成的重要标志。

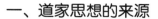

一、道家思想的来源

道家思想有两个来源，概括地说，就是古代的隐士和方士。隐士和方士的共同之处是他们都隐退山林，远离社会政治，对家国天下、天下兴亡、国计民生，不闻不问。不同的是，隐士追求的是道，方士追求的是术。

（一）隐士

他们弃官避世，退居山林，舍人道而从天道，探讨的是自然之道，而非人类社会之道。他们隐退山林之中，在那里观察着自然界的无穷现象，思考着自然界的秩序和变化，探索着自然界的奥秘和规律。由于他们有着深刻的思想，所以李约瑟称之为哲学家。

中国历史上有两个最著名的隐士，一个是许由，一个是巢父。他们二人的一段故事成为千古流传的佳话。故事是这样的：尧在考察接班人的时候，听说巢父、许由都是非常贤能的人，便前去拜访，想让王位给他们。先见巢父，巢父不受；继之访许由，许由也不接受这种禅让，尧执意让位，紧追不舍，再次寻见许由时，恳求许由做九州长。许由觉得连王位都辞而不受，岂有再当九州长理，于是跑到颍水边洗耳朵，他认为这些让他当官的话简直是脏了他的耳朵。当时刚好碰到巢父牵一小牛犊来河边饮牛，巢父看到许由在洗耳朵，就问许由怎么回事，许由说，尧想召我做九州长，我讨厌听这样脏我耳朵的话，所以来洗洗耳朵。巢父说，你许由不愿接受官职，你一声不吭退居山林不就完了嘛，谁能找到你？还来洗什么耳朵呀！你这不是沽名钓誉，谋求虚名吗？我在这儿饮牛，你来洗耳朵，岂不脏了小牛犊的嘴。算了，我到上游去饮牛吧。于是牵着自己的小牛犊走了。

（二）方士

方士追求的是术，是长生不老之术。即汉代初年陆贾所说的"苦身劳形，入深山，求神仙"的那些人。方士又分为三个流派：第一个流派是行气派，以彭祖、王子乔为代表。他们"吸阴阳之和，食天地之精，呼而出故，吸而入新，蹑虚轻举，乘云游雾"，这或许就是气功的源头。第二个流派是房中派，以容成公为代表，流行于秦中地区，他们提出："治气有经，务在积精。"通常人们一提到房中派，可能都认为是低俗的，实际上其中包含着节欲养生的思想。第三个流派是服食派，以安期生为代表，流行于燕齐地区。他们隐退山林，在那里寻找、采集、调制、服食着具有长生功能的药物。这实际上就是后来炼丹的由来。

隐士和方士对社会政治冷眼旁观，这种态度在道家思想中随处可见，因此可以说隐士和方士是道家的前身，或者说是道家的先河。老子作为史官，完成

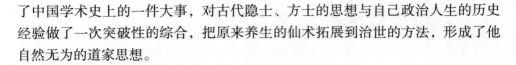

了中国学术史上的一件大事，对古代隐士、方士的思想与自己政治人生的历史经验做了一次突破性的综合，把原来养生的仙术拓展到治世的方法，形成了他自然无为的道家思想。

二、道家思想的流变

道家思想的发展，概括地说，经历了先秦时期的老庄之学、汉代初年的黄老之学和魏晋时期的玄学。

（一）先秦老庄之学

先秦老庄之学是道家思想发展的重要时期，老子开其源，庄子激其流而扬其波，使道家思想蔚然独秀，并称"道家之祖"。首先是老子提出了使道家成为道家的最高理论"道"，认为"道"是天地万物的终极本源，"道"是天地万物存在的根据，"道"是天地万物运动变化的法则，论述了"道"的一系列属性特点和意义。庄子在老子道论的基础上进行深入阐释，提出了道"无所不在""道通为一"，并在老子辩证思想的基础上，从事物的相对性发展到万物齐一，从而真正实现了道家的超越思想，关注生命的生存，使之进入自由逍遥的境界。

（二）汉初黄老之学

由于秦朝末年的长期战乱和汉代初年的经济凋敝，统治者不得不采用黄老之术，休养生息以恢复和发展社会生产，这就是汉代初年的黄老之治，其中的思想就是黄老之学。汉初的黄老之学不仅有利于西汉初年的社会发展，而且作为文化宝库中的精华，以其中丰富的哲理意蕴对于人类社会的治理有着深刻的启示。所谓黄老之学，王充说："黄者，黄帝也；老者，老子也。"（《论衡·自然》）是假托黄帝立言以传播和利用道家思想，并吸收儒、法、阴阳等诸家思想，对原始道家思想进行创造性发展，从而形成了"黄老之学"。与先秦老庄道家思想相比，黄老之学的突出特点就是"道法结合"，所以就有了把道家的黄老之学与法家的刑名之学合在一起并称"黄老刑名之学"，黄老道家因此被称为"目的性的道家"或"工具性的道家"，其强调因势利导，于"无为"中求"有为"，道家思想完全演化为"君王南面之术"。

（三）魏晋玄学

魏晋玄学是魏晋时期出现的崇尚老庄的思潮，他们以《周易》《道德经》《庄子》"三玄"为研究对象，以"有""无"为中心议题，以探究世界万物的根源与本体为其哲学的基本内容。他们"祖述老庄"，谈"玄远之学"，是精致的形而上的哲理玄思。魏晋玄学可以划分为贵无与崇有两个派别。他们用改造了的老庄哲学对儒家名教作新的理论上的论证，试图调和道家"自然"与儒家"名教"思想，是中国哲学史上第一次企图把儒道两家结合起来的极有意义的哲学尝试。魏晋玄学的发展大致分三个阶段：一是开创时期，主要代表人物有何晏与王弼。他们以老子学说为宗，"以无为本""以有为末"，认为"无"是世界的本体，"有"为各种具体的存在物，是本体"无"的表现。二是竹林时期，主要代表人物为阮籍和嵇康。他们从道家自然无为思想出发，提出了"越名教而任自然"的主张。在老子学说之外，他们重视对庄子思想的研究。阮籍、嵇康的玄学是从老学转向庄学的过渡阶段。三是西晋元康时期，代表人物是郭象。郭象的玄学以庄学为主，反对何晏、王弼贵无论，提出了崇有论思想。他认为"有"是自生自化的，并非以"无"为存在的根据。郭象提倡名教即自然的儒道合一说。魏晋玄学是思辨性很强的哲学，使中国哲学发展到了新的阶段。

第二节　道家文化的核心内容

道家文化经历了先秦老庄道家、两汉黄老之学和魏晋玄学，其思想内容极为丰富，这里择其要者简述如下。

一、形上之道的构建

道家之所以称为道家，是因为他们以"道"为核心概念，以"道"为最高理论。"道"的概念是老子首先提出来的，所以《魏书·释老志》说："道家之原出于老子。"那么老子是如何提出"道"这样一个概念的呢？

在读《道德经》的过程中，我渐渐地有了一种感受，就是隐隐约约感受到老子构建、创立和提出这个"道"的不易、艰辛和无奈。现代汉语有一个词叫"知道"，在古代这两个字连用在一起，是动宾结构的词组，意思是懂得了"道"，把握了"道"。道无形，道无象，道无声，道无状，所以对"道"的理解和把握是很困难的事情。

《道德经》开门见山第一句说："道可道，非常道。"我们姑且不说"道"是什么，什么是"道"，先来看看"道可道，非常道"这句话，意思是说，可以说清楚的道，不是"常道"。反过来说，"常道"是永远都说不清楚的。而老子提出的这个"道"恰恰就是"常道"。什么是"常"？《韩非子·解老》说："唯夫与天地之剖判也俱生，至天地之消散也不死不衰者谓常。"这就是说，老子构建的这个"常道"，是从开天辟地之时它就产生，到天地消散之时它依旧存在，真何谓天长地久有时尽，此道绵绵无绝期，是一种超时空的永恒存在。老子为什么把他发现的这个东西叫作"道"？"道"，《说文解字》说："所行道也。"道就是路，是人之所行。所以《韩非子·解老》解释说："圣人观其玄虚，用其周行，强字之曰道，然而可论。"老子观察到了它的玄虚而难以把握，于是根据它周而复始的运行特点，与人之所行之道相比附，勉强地给这个不可言说的东西取了个字叫"道"，这样一来才可以指称和论述它。就是说，道虽不可言，但非言无以传。所以，老子在《道德经》中总是从不同角度、不同层面对他构建的这个"道"进行解释和论述。我们还注意到另外一个问题，老子构建的"道"，既是本体和来源，又是规律和法则。天地万物都是由道演化而来的。《道德经》第42章说："道生一，一生二，二生三，三生万物。""万物"之由来，穷其终极本源，那就是"道"。第25章说："有物混成，先天地生。寂兮寥兮，独立而不改，周行而不殆，可以为天地母。吾不知其名，强字之曰道，强为之名曰大。"其中所谓"可以为天地母"的"物"，老子给它取字叫"道"。在清楚地表达"道"为万物之本源的同时，也说明的"道"是由老子提出和构建的。老子之所以把他发现的"万物之奥"取字为"道"，这实际上是一种比喻，"道者，无之称也，无不通也，无不由也，况之曰道"。借用人们行走的"道"来比喻万物由此而来，遵此而行，非常巧妙地说明了"道"的本源性和"道"的规律性。老子给不知其名的这个东西取了一个字叫"道"，还起了一个名叫"大"。大家知道，古人有名有字，而且名和字之间在词义上有着密切的联系，从老子给不知其名的东西所起的名和字来看，老子所构建的道是天下之"大道"。

《道德经》第41章说："上士闻道，勤而行之；中士闻道，若存若亡；下士闻道，大笑之。不笑不足以为道。"他把读书人分为三等，上等的读书人听了"道"，对于这个"道"到底对不对，人家勤奋地来实践，在实践中来检验，实践是检验真理的唯一标准嘛；中等的读书人听了"道"，对他们来说，这个"道"好像存在又好像不存在，他们置若罔闻，无动于衷；这也就罢了，最可气的是，下等的读书人听了"道"以后，他们嗤之以鼻，哈哈大笑，一笑了之，他们不但不理解，而且还讥笑我、嘲笑我。

当一种新思想、新理论、新学说开始提出，自己还不能完全说清楚的时候，又遭到别人的嘲笑，其中的心情可想而知。正所谓"曲高者和寡""道高者谤多"。所以尽管被很多人所讥笑，但老子坚信"不笑不足以为道"。

"道"到底是什么东西？这是需要思想的。大家是否想过这样的问题：大千世界的万物为什么是这样的？人为什么是这样的形象？猴子为什么长那样？为什么刚好就有个嘴巴让人们吃饭和说话？为什么刚好就有一双眼睛让人们欣赏好景美色？为什么刚好就有一双耳朵让人们听黄鹂好音？为什么人们会有这样那样的各种想法？对于诸如此类的问题，老子找到了答案。万物之所以如此，其根源是"道"。"道"是天地之始，是万物之母，是宇宙万物的基始，是一切存在的根源。道是最初的发动者，它具有无穷的潜力和创造力。天地万物的蓬勃生机，都是"道"的无限潜能的表现。从万物生生不息、欣欣向荣的成长中，可以看出"道"有着无穷的活力。《韩非子·解老》说："道者，万物之所然也。""道者，万物之所以成也。""道"是推动宇宙最根本的动力，是化生万物最根本的源泉。

老子构建了"道"的理论和学说，对于"天命""天神"观念是一次颠覆性的冲击。自古以来，人们都把天看作是有意志、有喜怒的人格化的超自然的存在，认为"天命""天神""天帝"是人类世界的最高主宰，人世间的一切都是天的意志决定的，一切都是天赋、天赐，于是有了"天分""天资""天才"，甚至天赋人命、君权神授。这种思想影响甚广，以至于即便是孔子也坚信"生死有命，富贵在天"，主张"知天命""畏天命"，说："不知命，无以为君子。"墨子认为天具有能够赏善罚恶的道德意志，《墨子·天志》说："天欲义而恶不义。""天之意不可不顺也。"而老子创立"道"，并认为是"天地根""象帝之先"，这就破除了神创天造之说，颠覆了天命鬼神的权威地位。老子构建的道，包含天道和人道，能够使人们深刻认识自然规律、社会规律和人生法则，对于人们的生存方式、生活方式和为人处世都具有重要的指导意义。

二、道无名而实在

《道德经》第41章说："大象无形，道隐无名。""道"是潜藏在事物背后看不见、摸不着的，原来没有被发现，所以原本没有"道"这个概念，没有这种说法。第14章说："视之不见，名曰夷；听之不闻，名曰希；搏之不得，名曰微。""是谓无状之状，无象之象，是谓惚恍。迎之不见其首，随之不见其后。""道"这个东西，看不见，听不到，摸不着，无形无象，无声无息，恍恍惚惚，隐隐约约，不见首尾，不可名状，只是勉强为之命名叫"道"，勉强为之命名是为了使人们了解它的存在。

需要注意，道无名而实在，道虽然因为既无形又无声而不可闻不可见，但它却是实实在在地存在。通常说"眼见为实"，这种说法需要重新审视，有时候眼见未必为实，眼不见未必不为实。第21章说："道之为物，惟恍惟惚。惚兮恍兮，其中有象；恍兮惚兮，其中有物；窈兮冥兮，其中有精；其精甚真，其中有信。自今及古，其名不去，以阅众甫。吾何以知众甫之状哉？以此。"这就是说，道是真真切切存在着的，其中，反复强调"其中有物""其中有精""其精甚真""其中有信"。"道"这个东西，没有清清楚楚的固定实体。它是那样的恍恍惚惚，但其中却有形象。它是那样的恍恍惚惚，但其中却有实物。它是那样的深远幽暗，但其中却有精质，而且这种精质的存在是真真切切的，"道"的存在是真实可信的。从现在上溯到古代，它的名字永远不能废除，依据它，才能观察万物的初始。我们怎么才能知道万事万物一开始的情形呢？是从"道"认识的。"道"这个东西的存在实在难以说清楚，《韩非子·解老》说："以为近乎，游于四极；以为远乎，常在吾侧；以为暗乎，其光昭昭；以为明乎，其物冥冥。"说它很近吧，却在四方很远的地方；说它很远吧，又常常在我们身边；说它昏暗吧，却又明明白白；说它明亮吧，却又昏暗不可见。实在是虚无缥缈，难以捉摸。

虽然它实实在在地存在着，但是人们没有发现，老子是"道"的发现者，"道"是老子给他取的名字。接下来值得深入思考的问题是，"道"既然是看不见、摸不着的，那老子是怎么发现的呢？《韩非子·解老》是解释老子《道德经》的第一篇文献，其中说："人希见生象也，而得死象之骨，案其图以想其生也，故诸人之所以意想者皆谓之象也。今道虽不可得闻见，圣人执其见功以处见其形，故曰：'无状之状，无物之象'。"韩非子是战国时期的韩国人，韩国的版图在现在河南的新郑，河南简称豫，"豫"字的右边是象。这就是说，河南这片大地上原本是有大象的，但是到了韩非生活的时代，人们已经很少能见到活着的大象了，然而却发现了死了的大象的骨骼，人们根据大象的骨骼以推想其活着的样子，所以凡是人们凭借主观意念推想出来的东西都叫"象"。汉语中"想象"这个词为什么叫想象？为什么不是想猪？原因就在这里。"道"这个东西虽然不能听到也不能看到，但老子根据它所表现出来的功能而推测揭示出它的形象，所以老子说它是一种没有显露形状的形状，是没有实物可见的形象。这就从反面告诉我们，对于"道"，我们别指望能看到，能听到，能触摸到，《庄子·知北游》说："道不可闻，闻而非也；道不可见，见而非也；道不可言，言而非也。""道"是冥冥之中潜藏在万物之后的看不见、听不到、摸不着、说不清的东西，只能靠我们去想象，去体会，去感悟。否则，是不可能理解这个"道"的。

三、道生万物而法自然

天地的发端和物种的起源是一个神秘的问题，也是哲学家一直关注和探讨的问题。老子提出了"道"是万物生成的本源。"道"作为万物的本源、基始，这是老子哲学中"道"最重要、最基本的含义。《道德经》第 25 章说："有物混成，先天地生。寂兮寥兮，独立而不改，周行而不殆，可以为天地母。"老子认为，"道"这个客观存在的实体，不仅先天地而存在，而且还是天地万物的创造者。如《道德经》第 1 章说："无，名天地之始；有，名万物之母。"《道德经》第 40 章说："天下万物生于有，有生于无。"物质世界的终极本源是"无"，这里所说的"无"就是"道"。老子之所以把"无"或者"道"作为物质世界的终极本源，提出"无中生有"这样的哲学命题，这是因为具体的、有名的东西，只能再生出自身，其创造力是有限的，而"无"和"道"是永不枯竭的生命之源。《道德经》第25章说："人法地，地法天，天法道，道法自然。"这就是说，人以地为根，地以天为据，天以道为宗，"道"以其自身的本然状态（自然）为自己立命。"道"作为无从感知、无可名状的实体，具有无限的能量和无限的创造力，充满了无限的生机和活力，它是自然界最初的发动者，是"万物之宗"，是万物的终极本源。万物的产生源于"道"的创造力，万物的生生不息、欣欣向荣都来源于"道"的潜能。《道德经》第39章说："昔之得一者，天得一以清，地得一以宁，神得一以灵，谷得一以盈，万物得一以生，侯王得一以为天下正。"就是说，天地万物之所以存在，天地万物特征的表现，其本源和依据都在于这个"一"。这里所说的"一"也就是"道"。《韩非子·扬权》说："道无双，故曰一。"《解老》说："道者，万物之所然也。"万物之所以如此的根源是"道"。"道者，万物之所以成也。"万物之所以形成的根源是"道"。"万物得之以死，得之以生；万事得之以败，得之以成。"万事万物的死生成败的根源也都在于"道"。《淮南子·原道训》解释说："夫道者，山以之高，渊以之深，兽以之走，鸟以之飞，日月以之明，星历以之行，麟以之游，凤以之翔。"山川鸟兽、日月星辰之所以存在以及特征表现，其本源和依据都在于"道"。第42章说："道生一，一生二，二生三，三生万物。"万物生于三，三生于二，二生于一，一生于道，"道"是万物最后的源头，是万物的终极本源。"道生一"就是无极生太极；"二"就是阴阳两仪，"一生二"就是太极生两仪。两仪就是天地，就是阴阳，孤阴则不生，独阳则不长，阴阳俱备，这是化生万物的物质基础。关键的问题是"三"，历来多注释"二生三"为"阴阳二气生天地人"，"三生万物"为"天地人创造世间万物"。这是值得商榷的。我们认为，"三"就是阴阳化合而成的"和气"，是在"二"（阴阳）的基础上生成的新的"一"，就是"阴阳和"，"二生三"就是阴阳两仪化生的"和气"，更具体地说，相当于精子和卵子结合而形成的受精卵。"三生万物"就是从阴阳和气中繁衍出天下万物。《淮南子·天文训》："道始于一，一而不生，故分而为阴阳，阴阳合和而万物生。故曰'一生二，二生三，三生万物。'"万物的产生都根源于"阴阳和"，根源于这个"三"。

　　"道"这个东西，虽然看上去好像什么都没有，但我们所知与未知的一切，无论宏观、微观，无论动物、植物，无论身外、身内，无论生命体还是非生命体，所有的一切都来自"道"的化育。"道"是宇宙之起源，天地之本始，万物之根蒂，造化之枢机。在这里，老子给我们阐述了由混沌状态的气逐渐产生出万物这样一个由少到多、由简到繁的循序渐进的发展过程，阐释了宇宙万物生成和变化的总规律。于此，中国哲学的宇宙发生论的基本模式便奠定了。老子提出"道"这一哲学范畴的意义在于：否定了关于上帝的具有迷信色彩的宗教观念，同时超越了低级的元素论的阶段，把朴素的唯物主义思想推进到一个新的阶段，提出了关于世界构成的物质性的总根源，为纷纭复杂的现象寻找到了一个统一的、概括的总根源，具有更广泛、更概括、更普遍的意义。

"道"是天地万物的终极本源，万物都生于"道"，而"道"从何来？老子《道德经》第 25 章说："人法地，地法天、天法道，道法自然。""道法自然"是老子哲学中非常重要的思想内容，"道"以其自身的本然状态（自然）为自己立命。第 42 章说："道生一，一生二，二生三，三生万物。""道"生万物而不自生，"道"生万物而法自然，包括天地也是这样。《道德经》第 7 章说："天地所以能长且久者，以其不自生，故能长生。"天地是造物主，创造了万物，却没有创造出自己。李隆基在注疏老子"道法自然"时说："言道之为法自然，非复仿法自然也。"道法自然，并不是说道效法自然。杜光庭也说："疑惑之人不达经理，乃谓大道仿法自然。若有自然居于道之上，则是域中兼自然有五大也；又以道为自然之子，无为之孙，皆为妄见。"《道德经》第 25 章明确指出："道大，天大，地大，人亦大。域中有四大，而人居其一焉。"如果说在"道"之上还有一个"自然"的话，那就与"域中有四大"的说法相矛盾了。"道法自然"是说"道"以自身的状态为依据，它自身的内在因素决定它的存在和运动，而不依赖其他外在的因素。这里所说的"自然"不是天地自然、自然界或者叫大自然的"自然"，自然，就是自身的样子。杜光庭解释这个"自然"说："莫能使之然，莫能使之不然；不知其所以然，不知其所以不然，故曰自然而然。"

总之，老子提出"无为""自然"的观念，其用意不仅在于说明"道"以其自身的本然状态为自己立命，是自然而然的，而且还在于消除外力的作用，排除外在的干扰，主张任何事物都应该顺应其本身所具有的因素、特点和可能性。"道法自然"这一思想不是一个孤立的，它关系到老子形上之学的根本问题，即"道"与"万物"的关系，也关系到老子政治哲学的核心问题，即"圣人"与"百姓"的关系。"道"不控制、不干预万物，而是让万物自由活动，自行其是。

《道德经》第 5 章说："天地不仁，以万物为刍狗；圣人不仁，以百姓为刍狗。"林希逸先生注说："天地无容心于生物，圣人无容心于养民。"钱钟书说："刍狗万物乃天地无心而不相关，非天地忍心而不悯惜。"无心故无所偏，无心故不相关，万物之生并非天地之仁心所致，万民之养并非圣人之仁心所致。万物之生乃自生，万民之养乃是自养。李道纯说："天地无为，万物发生；圣人无为，万民安泰。"任万物之自然，才是其根本宗旨。儒家在天地自然中赋予了道德的意义，认为"天地之大德曰生"，甚至把他们自己所建构的仁义礼智这种伦理道德附会于春夏秋冬。冯友兰说："《老子》则直谓'天地不仁'，不但取消了天之道德的意义，且取消其唯心的意义。"大道无形，生育天地；大道无情，运行日月；大道无名，长养万物。道法自然的意思就是大道以自身为基础，以自身为原则，自在而不依赖外物，自由而不限于约束。"道"是自然而然，不加造作的。道法自然的意思是说"道"取法于自身的规律，而且万事万物的运行都要遵循自身的法则、自身的规律。《道德经》第25章论道，还有一句话叫作"寂兮寥兮，独立而不改"，就是说，道既无声又无形，非常安静地处在一种无形的状态，保持自性的存在，不会因为受到外界的任何影响而发生丝毫的改变。通常人们说，走自己的路让别人说去吧。这就是"道法自然"的具体表现，显得很自在、很洒脱。这是一种人格的独立，是一种精神的自由。

四、天道均平

中国古代没有自然界这个概念。现在人们所说的自然界，在古代一般称之为"天"或"天地"，与天相对应的是"人"，即人事。探讨天与人的关系，实际上就是探讨自然与人事的关系。老子所说的"天"指的就是客观存在的大自然。他认为天是没有意志的，它并不是万物的主宰。他在探讨天人关系时，往往是通过天道来探讨人事，他讲天道必联系于人事，讲人事必取法于天道，是在天人合一理念指导下的"推天道以明人事"。在《道德经》里，天所指的是自然的天，同时老子还指出，这个自然的天是有法则的，这个法则就是"天道"或"天之道"。《道德经》论述天道的地方很多，有人统计共有十九章论及天道。在这些章节中，老子对天和天道的阐述，首先表明天道的法则是自然运行的法则，而不是人为的法则。进而老子对天道的特质做了说明，其中一个重要的特质就是天道均平。《道德经》第32章指出："天地相合，以降甘露，人莫之令而自均。"王方注释说："甘露者，阴阳交和所生，自然均被，无使之者，盖道之所感，无所不周故也。""自然均被""无所不周"是天道均平的具体表现。程大昌也说，甘露滋濡万物，"轻细均齐，天下如一，此盖天地腾降而有常者也。故老氏取象于均，而求原于合也。"这就是说，天地相合降下来的甘露，人和万物都公平地受到了滋润。天道均平与天道无私是相联系的，因为天道无私，所以它才能均平，万物都能够接受它的滋养。老子还认为，万物自然而生，自然而长，自然而成。自然的秩序是和谐的，自然的状态是美好的，自然的德行是美善的。自然的和谐是最大的和谐，自然的和谐是根本的和谐。自然有着自我平衡的机制和功能，自然的阳长阴消和阴长阳消，就是实现平衡和谐的过程。

《道德经》第77章说："天之道，其犹张弓与？高者抑之，下者举之；有余者损之，不足者补之。天之道，损有余而补不足。人之道，则不然，损不足以奉有余。"老子基于对自然界和人类社会的观察，把他从自然界得来的这种直观的认识运用到人类社会，面对当时社会的贫富对立和阶级压迫的不合理现实，他认为，"人之道"也应该像"天之道"那样，"高者抑之，下者举之，有余者损之，不足者补之"。这是他的主张、他的愿望。可是，现实怎么样呢？现实是"人之道则不然，损不足以奉有余"。在老子看来，损有余而补不足，这是自然界最初的自然法则，即"天之道"。损有余而补不足就是调节平衡。所以，天之道总是趋向平衡，天之道就是平衡之道。但人们早已忘却"天之道"，代之以建立了人们自己的法则，即"人之道"，有利于富人而有损于贫者，"人之道"实际上就是势利眼，锦上添花者有之，雪中送炭者无之。贫富差距越来越大，而且为富不仁的现象时有发生。"天之道"主张"均平"，就是自然的平衡，就是太极阴阳的消长变化。

庄子也主张均平思想，如《庄子·胠箧》说："分均，仁也。"分配公平，这就是仁爱。《庄子·天道》说："夫明白于天地之德者，此之谓大本大宗，与天和者也；所以均调天下，与人和者也。与人和者，谓之人乐；与天和者，谓之天乐。"明白了天地的规律，就把握了根本宗旨，就能与自然和谐，这是用来均平万物，协调人情，实现社会和谐的依据和基础。与人和谐，称作人乐；与天和谐，称作天乐。可见和谐的根本是天道均平，天道均平是实现和谐的根本所在。

五、上善若水

"上善若水"是老子思想的重要论题，出自《道德经》第8章。云："上善若水。水善利万物而不争，处众人之所恶，故几于道。居善地，心善渊，与善仁，言善信，政善治，事善能，动善时。夫唯不争，故无尤。"意思是说，最高境界的善德就像水一样。水善于滋养万物助其生长而不与万物相争。它总是处在一般人所不喜欢的地方，所以接近于道。上善之人，择善地以居处，心底保持沉静，交往注重仁德，说话讲究诚信，为政讲究条理，办事善于任能，行为与时俱化。正因为能够像水那样任自然而无争，所以才没有烦恼。

上善若水是说最高境界的人的善德，就像水的品性一样，泽被万物而不争。避高趋下，保持谦逊；奔流到海，勇往直前；刚柔相济，能屈能伸；海纳百川，宽容大度；滴水穿石，意志坚强；荡涤污垢，无私奉献；乐善好施，不图回报；淡泊明志，清澈如水。水的善德，不胜枚举。所以说"上善若水""故几于道"。前边我们曾提到天道的特质，除了已经讲过的天道自然无为、天道均平之外，还有天道无私、天道好生，等等，而这些特质无不在水中得到体现。

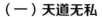

（一）天道无私

天道无私是老子对天道特质的重要诠释。他说："天长地久，天地所以能长且久者，以其不自生，故能长生。"河上公注释说："天地所以独长且久者，以其安静，施不求报。"成玄英疏曰："天地但施生于万物，不自营己之生也。"他们都认为，老子所讲的天道是大公无私的，它的一切作为都不是为自己，所以才能够长久。老子以此说明自然界的法则是没有私心的，具有一种奉献的精神。"水善利万物而不争"正是一种无私的奉献。

天道均平，而水恰恰具备了均平的特质。汉语词汇中有"水平""水准"。所谓"水平"，就是因为静止时的水面最匀平；所谓"水准"，就是以水面之平作为高低的标准。水面之匀平是衡量高低的最高标准，所以有一种工具就叫水平仪。

（二）天道好生

天道好生是老子关于天道内涵的又一重要阐释。老子说："天之道，利而不害。"河上公注释说："天生万物，爱育之令长大，无所伤害也。"吕知常解释说："天道阳也，故好生而恶杀，谓之有利而无害。春夏故生之育之，秋冬故成之熟之，以其至公无私，每成人之善而不成人之恶，与人之利而不与人害，故曰天之道利而不害。"天之道，不仅化生万物，而且善利万物。《道德经》第51章说："故道生之，德畜之，长之育之，亭之毒之。"所谓"长之育之，亭之毒之"，又叫"长之育之，成之熟之"，就是对整个生命过程的呵护。

《孔子家语·三恕》记载了这样一个故事："孔子观于东流之水，子贡问曰：'君子所见大水必观焉，何也？'孔子对曰：'其不息且遍与诸生而不为也，夫水似乎德；其流也则卑下，倨邑必循其理，此似义；浩浩乎无屈尽之期，此似道；流行赴百仞之嵠而不惧，此似勇；至量必平之，此似法；盛而不求概，此似正；绰约微达，此似察；发源必东，此似志；以出以入，万物就以化洁，此似善化也。水之德有若此，是故君子见必观焉。'"

意思是说，孔子观赏着向东流去的江水，子贡见了向夫子问道："君子见到大水便要前去观赏，这是为什么呢？"孔子回答说："因为它川流不息，且自然而然地普惠万物，使之生生不息，水像是有'德'；水总是往低处流，即便是弯弯曲曲也一定要遵循这一原理，由此来看，水像是有'义'；它浩浩荡荡，永无穷尽之时，又像是有'道'；它奔流直下，即使流向百仞深谷也无所畏惧，又像是有'勇'；它能作为衡量高低的标准，均平而无偏，又像是有'法'；水满自止，无须刮平，有度不贪，又像是有'正'；它虽柔弱却无微不达，又像是能'察'；不论发源何处，它都一定向东流去，不改其志，又像是有'志'；它流出流入，一切东西因此变得洁净，又像是能'化'。水有如此之善德，所

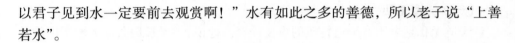

以君子见到水一定要前去观赏啊！"水有如此之多的善德，所以老子说"上善若水"。

六、反者道之动

通过对日月运行、四季规律、农业生产和社会现象的观察和总结，老子揭示出诸如有无、难易、长短、高下、美丑、前后、祸福、刚柔、损益、强弱、大小、生死、智愚、胜败、巧拙、轻重、进退、攻守、荣辱等一系列对立的范畴，说明对立统一是普遍存在的。任何一方都不能孤立存在，而是相互依存、互为前提，没有这一方也就没有那一方，没有美也就没有丑，有了美则可以知道什么是丑；没有善也不可能有恶，有了善才可以知道什么是恶。美与丑、善与恶，都是同时并存的。矛盾的双方虽然在性质是对立的，但它们的存在必须以对方的存在为条件，它们互为对方存在的依据。《道德经》第2章说："有无相生，难易相成，长短相形，高下相倾，音声相和，前后相随。恒也。"老子在指出这些对立统一关系之后，强调说"恒也"，说这是规律。

在事物的对立统一中，老子还深刻地认识到矛盾双方是可以相互转化的。《道德经》第30章说："物壮则老。"事物的发展总是呈现出物极必反的规律。《道德经》第42章指出："物或损之而益，或益之而损。"《道德经》第50章提出："出生入死。"这里所说的"出生入死"是哲学的概念，意思是说，一个人从出生的那一刻起就开始一步步走向死亡。《道德经》第58章指出："祸兮福所倚，福兮祸所伏。"所有这些都体现了对立转化的规律。

从事物向相反方向转化的规律，悟出了作为万物之本源的"道"具有一个重要的特质，即"反者道之动"。这是老子哲学中辩证法思想的主要命题。事物的矛盾和对立转化是永恒不变的规律，是自然世界和人类社会的现象与本质。这一思想对中华民族产生了深远的影响。由于这一理念的影响，人们会在顺境中保持冷静和谨慎，在逆境中充满希望和力量，最终使人立于不败之地。困境不是固定的、不是永恒的，在一定条件下是会相互转化的，所以即便是在最困难的时候，我们也不要轻言放弃，要学会坚持。

首先是事物的运动性。一切事物都处在不停地运动变化之中，有一句话说得很好，世界上唯一不变的是一切都在变。《道德经》第23章说："故飘风不终朝，骤雨不终日，孰为此者？天地。天地尚不能久，而况于人乎？"狂风暴雨不可能一直不停，狂风从刮到停，暴雨从下到停，这就是变化。从天地的不可能持久不变，推天道以明人事，说明人也要与时俱进，也要变。《道德经》第25章说："大曰逝，逝曰远，远曰反。"其中的"逝"就是运动。

其次是运动的规律性。道的运动是有规律的，这个规律就是"反"。《道德经》第 25 章说："大曰逝，逝曰远，远曰反。"《道德经》第 40 章说："反者道之动。""反"包含两个层面的意思，一是相反对立，是反面；二是"返"的古字，是"返回""返本复初"的意思。"道"是老子哲学的中心概念和最高理论，是宇宙万物的本源，是事物本质和规律的总称，也是人类社会所必须遵循的法则。道的运动规律是返本复初的循环运动和周期运动，所以《道德经》第 21 章说："周行而不殆。"

老子把"反者道之动"作为自然世界和人类社会发展的总规律，在任何时候都必须掌握和运用这个法则。在现实生活中，很多人都习惯于看到事物的正面，着眼于事物的正面，而忽视了事物的反面。而老子却认为应当从事物的反面来把握事物的正面，以负面成就正面。《道德经》第 37 章指出："道常无为而无不为。"一般人都主张有为，老子却主张无为。但老子的"无为"绝不是目的，而是一种手段和方法，只有"无为"才可以"无不为"。所以老子提出"无为而治""不言之教""无为之益""无之以为用"等一系列主张。《道德经》第 42 章还揭示了一种很有意思的现象："人之所恶，唯孤、寡、不谷，而王公以为称。"人们一般都厌恶"孤""寡""不谷"，但是君王却以此自称，称孤道寡，称自己为"不谷"。老子的"无为"也不是无所作为，而是不刻意妄为，是对自然规律的尊重和遵循，如日出而作、日入而息，这是一种生存的大智慧，也给我们开启了认识事物、解决问题的另一扇智慧之门。

七、弱者道之用

《道德经》第 8 章说："上善若水，水善利万物而不争。"前边我们讲上善若水，主要讲了"水善利万物"，这里我们侧重讲水的柔弱不争。

《道德经》第 40 章说："弱者，道之用。"说明"道"是凭借着柔弱的特性生成万物，同时也成就着自己的永恒。所谓"弱"，实际上是对"无为"状态的另一种描述，说明了"道"生养万物的过程是自然而然，使万物自生自长，而不是"道"的力量的强制。"弱者，道之用"，即言"道"对万物所发挥的作用总是以"柔弱""无为"的特点表现出来的。

《道德经》第 36 章进一步提出："将欲歙之，必故张之；将欲弱之，必故强之；将欲废之，必故兴之；将欲取之，必故与之，是谓微明。柔弱胜刚强，鱼不可脱于渊，国之利器不可以示人。"通过"张之"达到"歙之"，通过"强之"达到"弱之"，通过"兴之"达到"废之"，通过"与之"达到"取之"，都是通过负面来成就正面。老子称为"微明"，是一种潜藏的含而不露的智慧。接着老子指出："柔弱胜刚强。""柔弱胜刚强"，以柔克刚，以弱胜强，这是一种智慧。接下来"鱼不可脱于渊"一句似乎与上下文不相干，甚至有人认为是衍文，是多余的文字。实际上，"鱼不可脱于渊"是状语，意思是说，像鱼不能离开水一样，"国之利器不可以示人"，这里所说的"国之利器"就是"柔弱胜刚强"这一思想理念。正是因为是一种含而不露的智慧，所以说"不可以示人"，不能叫别人知道。有人因此说"老子尚阴谋"，说老子是阴谋家。这话说得不好听，我们说这是老子的智慧。在现实生活中，示弱确实是一种智慧，逞强反倒是一种弱智。

"柔弱胜刚强"不仅是一种智慧，而且是自然的规律、自然的法则。换句话说，这是老子从自然规律和自然法则中感悟到的智慧。《道德经》第 76 章说："人之生也柔弱，其死也坚强。草木之生也柔脆，其死也枯槁。故坚强者，死之徒；柔弱者，生之徒。"人活着的时候，其身体是柔软的，是可以自由屈伸的，等到死了，就成僵尸了。同样，草木活着的时候是柔软的，死了就干枯变硬了。所以老子总结出了一个规律："坚强"的东西已经丧失了生机，只有"柔弱"的东西才是充满生机的，所以老子把水的柔弱不争也归纳到水的上善之德。千万不要因为水的柔弱，就认为它无能。《道德经》第 22 章说："夫唯不争，故天下莫能与之争。"《道德经》第 43 章说："天下之至柔，驰骋天下之至坚。"《道德经》第 78 章说："天下莫柔弱于水，而攻坚强者莫之能胜。"水虽然是天下最柔弱的，但它的力量是非常强大的，没有水走不通的路，水在流淌的过程中遇到高山阻隔，它可以冲；冲不倒，可以泡；泡不塌，可以绕。所以有句诗说"青山遮不住，毕竟东流去"。老子进一步指出："弱之胜强，柔之胜刚，天下莫不知，莫能行。"对于柔弱胜刚强这个道理，没有人不知道，但没有人能做到。老子之所以提出这种主张，主要是针对人们"逞强"与"张扬"的现象有感而发。逞强者必然刚愎自用，自以为是，也就是老子所说的自矜、自伐、自是、自见、自彰。老子所谓的"柔弱"绝不是柔弱无力，也绝不是懦弱无能，而是包含着一种无比坚韧的性格，一种负重前行的精神，一种保命全身的智慧。

八、致虚守静

致虚守静源于《道德经》第 16 章"致虚极，守静笃"。这是道家修炼的原则和方法，后世的内丹派实际上就是以"致虚极，守静笃"这六字箴言为法要来练气养生的。

虚，就是空，虚和静两者密切相关，只有虚才能静，要想静必须虚。"致虚极，守静笃"就是要把虚静、空静的状态做到极致。老子之所以提出这一命题，是基于他所构建的"道"。老子认为，作为万物之总根源的"道"本身就处于一种"虚""静"状态，所谓"寂兮寥兮""听之不闻"。李道纯《中和集》说：

"道本至虚，至虚无体，穷于无穷，始于无始。"《文子·十守》说："故静漠者神明之宅，虚无者道之所居。"《淮南子·俶真训》说："是故虚无者道之舍，平易者道之素。"《淮南子·精神训》说："天静以清，地定以宁，万物失之者死，法之者生。夫静漠者，神明之宅也；虚无者，道之所居也。"有形有象的天地万物都是从原本虚空的"道"演化而来的，所谓"虚可生实"，"无中生有"。所以老子主张人也应该效法天道，顺应天道，做到致虚守静。道家养生所尊奉和追求的核心宗旨就是"静"。静是人生的大修炼、大修行。

"静"是道的运行规律。用《韩非子·解老》的话说，就是"凡道之情，不制不形，柔弱随时，与理相应"。不造作不表现，顺其自然，与时消息，与万物之理相适应，这就是静的态度。

怎样才能做到静？《道德经》第16章说："万物并作，吾以观复。夫物芸芸，各复归其根。归根曰静，静曰复命。"当万物并作，呈现一片繁荣景象的时候，我们不要把眼前当作永恒，而应当观想到它们最终回归到哪里。人心之所以浮躁而不得清静，就是因为被眼前现实世界的名利地位等物质欲望和纷争所扰动，如果能够返本复初，就能使心灵保持虚和静的至极笃定状态，不受影响。私人收藏家马未都创建了一个博物馆，命名为观复博物馆，这是很有思想、很有文化底蕴的。万物最终回归道哪里？"夫物芸芸，各复归其根"，众多的事物最终都"归其根"，返本复初，回归到它原来的根本。"归根曰静，静曰复命"，归根就是静，静就是回归到生命的本然状态。老子认为，世界的初始形式原本是清静的，万物都处于自然和谐的状态之中，一切事物都毫不掩饰地表现出其本质的真实，经过纷繁复杂的变化和成长过程以后，它们的最终归宿依然是静。一切事物都在运动变化中最终返本复初，静是动的主宰。动起于静，而又复归于静。只有认识到了道的本质是静，万物的终归也是静，才有可能做到少私寡欲、淡泊名利、宠辱不惊、清虚静泰。

《道德经》第26章说："重为轻根，静为躁君。""轻则失根，躁则失君。"老子提出了轻与重、躁与静两对对立统一的范畴，而且进一步指出对立双方有一方是根本、是重要的。在轻与重的关系中，重是轻的根本；在躁与静的关系中，静是躁的主宰，必须以沉稳抑制轻浮，以清静管控浮躁。反之，轻浮失去沉稳的制约、浮躁失去清静的管控就会一味地轻浮与浮躁。"静为躁君"，静能克服人身上的浮躁、烦躁、焦躁之气。稍加思考就可以发现，重则下沉，故曰沉重；轻则上浮，故曰轻浮。树木要向上生长，就务必要向下扎根，根深方能叶茂，根扎得越深越牢，越能抵御风暴。这句话也可以说成"沉为浮根"，捕鱼的网有浮漂和铅坠，如果没有铅坠，渔网不知会漂到哪里。"静为躁君"，君乃君王，具有管理、把控、限制、制约之功，清静、沉静是能够管控浮躁、躁动的东西，所以要静下心来，培元固本，筑牢根基，要潜心做事，不要张扬。

静不仅是一种智慧，还是产生智慧的源泉，所谓"宁静以致远"。如果内心不静，就很难做到深入地思考问题，做人做事也会陷入浮躁。清静之人会在仔细观察和冷静思考中感悟人生真谛，审时度势，获得解决问题的智慧。

《道德经》第9章说："持而盈之，不如其已。揣而锐之，不可长保。金玉满堂，莫之能守。富贵而骄，自遗其咎。功成身退，天之道。"老子在这里明确指出了进退、荣辱等互相转化的关系。就一般人而言，建功立业是相当不容易的，而更不容易的是在功成名就之后如何对待和把握。贪慕权位利禄的人，往往得寸进尺；恃才傲物的人，总是锋芒毕露。在老子看来，无论做什么事都不可失度，而应当适可而止。如果贪心不足，锋芒毕露，居功自傲，忘乎所以，张扬骄横，都难免招致灾祸，身败名裂。唯有收心归静，凝神于虚，养气于静，达到虚极静笃，形神合一，才是保命长全的要诀。

九、小国寡民和绝圣弃智

（一）小国寡民

小国寡民是老子在《道德经》即将结束的倒数第2章提出来的。原文是这样的："小国寡民，使有什伯之器而不用；使民重死而不远徙；虽有舟舆，无所乘之；虽有甲兵，无所陈之，使人复结绳而用之。甘其食，美其服，安其居，乐其俗，邻国相望，鸡犬之声相闻，民至老死不相往来。"

对于老子所描绘的小国寡民这段文字，现在的解释很多，分歧也很大。有人说它是复古主义，有人说它是老子对"小国寡民"这样弱小国家提出的治国理念，有人说是老子的理想社会，等等。虽然荀子曾经说过古代的思想家大都是"生乎今之世，而志乎古之道"（《荀子·君道》），但也不能说老子提倡小国寡民就是复古倒退。老子作为圣人，有着非凡的智慧，他不可能不知道时光不会倒流，历史不会逆转，所以说老子想拉历史倒车，使人类回归到结绳而治的远古时代的说法是不能成立的。

老子生活在礼坏乐崩、社会动荡的时代，小国寡民是老子面对当时社会的纷争、物欲的膨胀、心灵的浮躁而提出的一种放眼未来的生活方式。他倡导一种民风淳朴、少私寡欲、恬淡静谧、闲适自由的生活理念，这既有利于解决眼前人们躁动不安的心理问题，又有利于解决人类未来的生存问题。

首先，小国寡民，就是国家小而人民少。这应该是面对诸侯兼并战争而言的。当时有些诸侯"恃其国家之大，矜其人民之众"；"强者凌弱，大者侵小，民人以攻击为业，灾害生，祸乱作"，天下混乱，社会动荡，人民不得安其居，不能乐其业。《左传·僖公二十二年》有句话说："国无小，不可易也。"意思是说，国家再小也不能轻视。用今天的话说，国家无论大小，都是一个主权独立的国家，不能以强凌弱，不能以大侵小。不要因为大国霸权的争夺使得天下民不聊生。正是基于对天下纷争的忧虑，老子从根本上提出了"小国寡民"的生活理念。人类社会在经济发展、文明进步的同时，利益的驱使、贪欲的膨胀、分配的不均必然导致纷争乃至战争。老子描述的小国寡民，是淳朴祥和、生活安定、干戈既息的和平社会，老子希望人们即便在物质财富充足的情况下也要有简单、俭朴生活的理念，"有什伯之器而不用"，"虽有舟舆，无所乘之"，就是今天所谓的"低碳生活"和"绿色出行"。

其次，老子"小国寡民"思想的另一个重要意旨是让人们各安其所，"甘其食，美其服，乐其俗，安其居"。对这一句，各家注解也有分歧。我认为，其中的"甘""美""乐""安"四个形容词都是意动用法，而不是使动用法，结合"使民重死而不远徙"以及老子的一贯思想，我们会发现老子这句话的宗旨是让百姓乐其所有，甘其所食，美其所衣，安其所居，乐其所处，"高下不相慕"，悠然自得。总而言之，关键在于宁安其心。因为只有有了安静的心，才能安于既有的生活，才会达到无欲无求的境界。没有过多的贪欲，也就不会有人与人之间的争斗和国与国之间的战争。

作为哲学家、思想家的老子，他思考的不只是一国之民，而是整个人类，是人类命运共同体；他关注的不只是一个国家的秩序，而是整个世界的秩序，是整个宇宙的秩序。"小国寡民"思想是治疗现代文明病的良方。在老子看来，人们应当只追求维护生活最低限度的物质财富，如果把无限度的追求物质财富作为最高目标，必然会导致能源的枯竭、环境的破坏，乃至伦理的失守，最终必然会导致灾难。在环境问题、能源问题、生态问题日益凸显的当今世界，在倡导生态文明意识和生态文明建设的今天，老子的"小国寡民"思想显得尤为可贵。我们不得不叹服老子这位圣哲的眼光之长远、胸襟之宽广、思想之深邃、境界之崇高。

（二）绝圣弃智

《道德经》第 19 章指出："绝圣弃智，民利百倍；绝仁弃义，民复孝慈；绝巧弃利，盗贼无有。此三者以为文，不足。故令有所属：见素抱朴，少私寡欲，绝学无忧。"意思是说，只有抛却聪明和智巧，百姓才可以得到百倍的好处；只有抛却仁和义，百姓才可以回归孝慈的天性；只有抛却机巧和利益，盗贼才不会出现。圣智、仁义、巧利这三者全是虚伪的粉饰，不足以治理天下。所以一定要使人们的心灵有所依归和安住，保持纯洁朴实的原有本性，减少私心和贪欲，只有抛弃仁义圣智之学，才能免于祸患。

老子不仅主张绝圣弃智，而且还要绝仁弃义、绝巧弃利，最终实现返璞归真。老子之所以提出这样的主张，是因为他洞视了"圣智""仁义""利巧"不但不能拯救社会，而且会使人变得伪诈，成为使社会变得昏暗和丑恶的罪魁祸首。《庄子·天地》说："有机械者必有机事，有机事者必有机心。"《道德经》第18章说："大道废，有仁义；智慧出，有大伪；六亲不和，有孝慈；国家昏乱，有忠臣。"老子认为，他所说的"道"才是治世之良方，大道被废止以后，才倡导仁义，如果有大道，就不会有仁义之说；智巧出现以后，才有伪诈的产生，如果没有所谓的智慧，就不会有这些伪诈之行；因为六亲不和，所以才提倡父慈子孝，如果家庭和睦，就不会有父慈子孝之说；正是因为国家政治昏暗，才有所谓的忠臣，如果国家政治清明，君王是圣主明君，哪有所谓的忠臣。所以《道德经》第38章说："故失道而后德，失德而后仁，失仁而后义，失义而后礼。夫礼者，忠信之薄，而乱之首。"所有的智慧、道德、仁义、礼法这些东西都不是治理天下的根本，故《道德经》第65章说："民之难治，以其智多。故以智治国，国之贼；不以智治国，国之福。"天下百姓难以治理的根源在于统治者智巧伪诈的东西太多，这一切虚伪的仁义智巧不但不足以治理天下，而且还会腐蚀百姓本来淳朴的心灵。这从另一方面表现了老子无为而治的思想。有为的社会政治引发的竞争是双刃剑，一方面，竞争是社会创造力的驱动力，另一方面也是社会混乱、道德失守产生的根源。比如孔子强调"仁义"，正是因为社会现实的仁义缺失。但越是强调仁义，鼓励仁义，那么人们在追求仁义的过程中，就会因为利益的驱使而不择手段，不仁不义就会因为对仁义的倡导而变本加厉。如果抛却有为政治，就可以消解一切竞争，回归自然无为的均平的天道，百姓就会安其居，乐其业，和谐相处，天下太平。《道德经》第57章说："我无为，而民自化；我好静，而民自正；我无事，而民自富；我无欲，而民自朴。""无为""好静""无事""无欲"是老子提出的治国方案。他认为天道秩序最为美好，如果能够尊天道，任自然，就能做到无为而无不为。正如第37章所说："道常无为而无不为。侯王若能守之，万物将自化。""不欲以静，天下将自定。"中国历史上的文景之治、贞观之治、开元盛世，这些太平盛世无不得益于道家的无为而治，就连孔子也不得不叹服无为而治是圣人之举。《论语·卫灵公》记载：子曰："无为而治者，其舜也与！夫何为哉？恭己正南面而已矣。"意思是说，能实行无为而治的大概只有舜吧！他是怎么做的呢？就是修己以敬，南面而王罢了。它印证了《论语·子路》篇孔子所说的"其身正，不令而行；其不正，虽令不从"。这就是老子所说的"处无为之事，行不言之教"。

十、目击道存与道无所不在

明代著名学者焦竑的《焦氏笔乘》说："老之有庄，犹孔之有孟。"明代高僧憨山大师释德清说："《庄子》一书乃《老子》之注疏。"在先秦学术史上，儒家以孔孟并称，道家以老庄并称。儒道两家好像平行发展，形成中国学术的双轨或两轮，又好像一阴一阳，为学术的发展制衡。而在道家发展过程中，魏晋时期的嵇康在《与山巨源绝交书》中说："又读庄老，重增其放。"一改时序之先后，使庄子居于老子之前，以庄老并称，由此可见庄子在道家学派中的独特地位。

（一）目击道存

我们先从庄周弘道说起。

《庄子·田子方》记载："仲尼曰：'若夫人者，目击而道存矣，亦不可以容声矣。'"意思是说，楚国有一个酷爱道家思想的人叫温伯雪子，他曾经说："中国之民，明乎礼仪而陋乎知人心。"认为受儒家思想影响的中原之国的人们，深知礼仪却拙于对人心的了解。孔子说他这个人，猛然一看，用不着说话，便知"道"之所在。郭象注："目裁往，意已达。"《世说新语·栖逸》："阮步兵啸闻数百步。"注曰："观其长啸相和，亦近乎目击道存矣。""目击道存"渐渐成为一个成语，形容悟性极高。这里引用"目击道存"这一成语来说明庄子对道的理解和诠释，即言凡是眼睛所能看到的一切事物之中都有道的存在。

《史记·老子韩非列传》说："其学无所不窥，然其要本归于老子之言。"庄子的学问非常渊博，但其根本最终还是归属于老子的思想。庄子以深邃机智的思辨、汪洋恣肆的语言和意味深长的寓言故事发展了老子的思想，使老子学说得以广泛传播，并对后来之道家产生了重要影响，可以说是先秦道家学派的集大成者。所谓庄周弘道，就是庄子对老子提出的"道"作了更具体而深入的阐释。《论语·卫灵公》记载：子曰："人能弘道，非道弘人。"庄子就是老子之道的弘扬者。

《道德经》说"道可道，非常道"；（道）"视之不见""听之不闻""搏之不得"。庄子在《庄子·知北游》论述说："道不可闻，闻而非也；道不可见，见而非也；道不可言，言而非也。"他通过正反两方面的论述，强调了"道"的无声、无形与不可言说，而且在《秋水》篇生发开来，说："可以言论者，物之粗也；可以意致者，物之精也。"意思是能够用语言论述清楚的，都是事物粗浅的一面；事物精深的一面，是只可意会不可言传的，进一步论述了道的抽象性特点。

《道德经》说（道）是"有物混成，先天地生"；"可以为天地母"，提出"道"是宇宙万物的总根源。庄子继承这一观点，在《庄子·大宗师》篇解释说："有情有信，无为无形；可传不可受，可得而不可见；自本自根，未有天地，自古以固存，神鬼神帝，生天生地。在太极之先而不为高，在六极之下而不为深，先天地生而不为久，长于上古而不为老。"

《道德经》论"道"说"有无相生，难易相成，长短相较，高下相倾"。其中的"有"与"无"、"难"与"易"、"长"与"短"、"高"与"下"都是对立统一的关系，《庄子·秋水》解释说："知东西之相反而不可以相无。"他用东和西两个相反的方向诠释了对立统一的辩证关系，尤其是"相反而不可以相无"，既说明了相反对立，又论述了相互依存，显得更为明晰和透彻。

《道德经》说："道者万物之奥。""万物恃之以生。"《庄子·渔父》论述说："道者，万物之所由也，庶物失之者死，得之者生，为事逆之则败，顺之则成。"他不仅解释了道是万物生成的根源，而且把一切事物的生死成败都归结于道。尤其是"为事逆之则败，顺之则成"，更凸显了"道"的规律性特点。"道"不仅是万物生命活动的动力之源，还是为人处世应当遵循的法则。

《道德经》说："大方无隅，大器晚成，大音希声，大象无形。""大成若缺，大盈若冲，大直若屈，大巧若拙，大辩若讷。""信言不美，美言不信，善者不辩，辩者不善，知者不博，博者不知。"《庄子·齐物论》则论述说："夫大道不称，大辩不言，大仁不仁，大廉不嗛（qiè），大勇不忮（zhì）。"用同样的句式、同样的逻辑，诠释着同样的辩证思想。其他例子不再赘举。庄子就是这样解释着道，论述着道，发挥着道，弘扬着道，把道引向幽远与深广。

《道德经》说："昔之得一者，天得一以清，地得一以宁，神得一以灵，谷得一以盈，万物得一以生。"其中的"一"就是"道"。意思是说，天之清、地之宁、神之灵、谷之盈、万物之生，都是因为"道"。《庄子·知北游》说："天不得不高，地不得不广，日月不得不行，万物不得不昌，此其道与！"意思是说，天之高、地之广、日月之行、万物之繁盛也都是因为得到了"道"，否则，是不可能的。庄子在老子《道德经》的基础上，推而广之，论述了"道"与万物的关系，说明道是万物的总根源。

（二）道无所不在

《庄子·知北游》记载，东郭子问于庄子曰："所谓道，恶乎在？"庄子曰："无所不在。"东郭子曰："期而后可。"庄子曰："在蝼蚁。"曰："何其下邪？"曰："在稊稗。"曰："何其愈下邪？"曰："在瓦甓。"曰："何其愈甚邪？"曰："在屎溺。"东郭子不应。

可能是基于庄子天天张口闭口都是"道""道""道"，所以有一个叫东郭子的人就问庄子说："你口口声声说的那个道，到底在哪里？"庄子说："无处不在。"东郭子说："你别搞那么玄乎，道究竟在哪里？"庄子说："在蝼蛄和蚂蚁身上。"东郭子说："道怎么会在这些低贱的蝼蛄和蚂蚁身上呢？"庄子说："在杂草和稗子里面。"东郭子说："道怎么会在这些低贱的杂草和稗子里面呢？"庄子说："在瓦片和砖头里面。"东郭子说："道怎么会在这些低贱的瓦片和砖头里面呢？"庄子说："道存在于屎尿当中。"听了这些没正经的话，东郭子不搭理庄子了。

通过这个故事可以看到，庄子关于道"无所不在"的宗旨意蕴，道就存在于身边可见的事物当中，目之所及，道之所存。凡是能看到的事物中，都有道的存在。《庄子·田子方》把这个问题讲得很清楚："至阴肃肃，至阳赫赫。肃肃出乎天，赫赫发乎地。两者交通成和而物生焉，或为之纪而莫见其形。"阴阳融和而生万物，但这个滋生万物的过程总要有一个"为之纪"的东西，就是说必须有一个力量的驱使或主宰的安排，就是"使之然""所以然"的东西。这个东西确实存在，但人们"莫见其形"。这个驱使和促成阴阳二气相和而产生万物的、看不到形体的主宰者就是大道。所以成玄英的《庄子疏》在解释"孰为之宗"时说："若非是虚通生化之道，谁为万物之宗本乎！夫物云云，必资于道也。"所谓"道"，就是规律、原则，是万物形成的动力和原因；而"气"是万物形成的基本材料。在道的安排和支配下，这些气以不同的形式，聚聚散散，从而形成了万物的生生死死。在万物产生、存在、死亡的整个过程中，道都是不可或缺的。这就是道与物之间的密切关系。

基于道与物的关系，中国传统文化还有一对重要的哲学范畴，就是道与器。"道"就是世界存在的根本，万物衍生的源泉，由道生物而成器。器，是物之所化；物，是道之所生。"道"与"器"之间的关系最早由《周易》给以诠释："形而上者谓之道，形而下者谓之器。"道是看不见的，道若有作用和意义，总得有个着落，这个着落就是器。道与物、道与器之间是不可分离的。章学诚先生说："道不离器，犹影不离形。"道渗透于器物，器物承载着道。

十一、通天一气

通天一气，完整的说法叫"通天下一气"，出自《庄子·知北游》。其中是这样说的："生也死之徒，死也生之始，孰知其纪！人之生，气之聚也。聚则为生，散则为死。若死生为徒，吾又何患！故万物一也。是其所美者为神奇，其所恶者为臭腐。臭腐复化为神奇，神奇复化为臭腐。故曰：'通天下一气耳'。"

庄子认为，"道"是万物的本源，"道"是唯一不变的真实存在。而在他的思想体系中，又包含着朴素的唯物主义思想，认为万物是"气"之所聚而生，"气"之所散而亡。"通天下一气"就是说，全天下的一切事物就是一气所化。由于这个气的存在和运动，变化不止，生生不息，产生了世界万物。宇宙间万事万物都是由这"一气"所化，都是由这"一气"所成。

气是一切生命的物质基础，人之形体、生命都是气聚的结果，人的生死都是气的变化，人死则气最终又复归于大自然。死也好，生也罢，都是"一气"而已。所以庄子主张对生死采取一种达观的态度，人是物质世界的一部分，死亡即是回归于大自然。庄子强调生命的基础在于气，也就肯定了生命的物质本质，打破了神秘主义观念，使人们对生命的本质有了深刻而清晰的认识。

庄子是看懂、看透宇宙的第一人。气是一种无形的存在，气不是无，气乃是有，但气又无形，气是无形之有而能化生一切有形之物的基础和源泉。尽管道在气之上，是高于气的存在，但庄子的"通天下一气"把一切事物的直接根源落实到"气"，就显得更直观和具体，使人可以触及、可以感受、可以捉摸。这种理论的诠释，与人们的思想拉近了距离。

"通天下一气"不仅揭示了物质世界的本质，而且也阐明了世界万物之间的联系。世界万物和一切生命赖以存在的基础都是气，气是世界万物共享的物质资源，而且气还是世界万物赖以互通而形成一个整体的中介，正是因为这个气，世界万物才可能实现普遍的联系而形成一个统一体和共同体。

中国古代有一个词叫"六合之内"，这个词也是出自《庄子》。《庄子·齐物论》说："六合之外，圣人存而不论；六合之内，圣人论而不议。"所谓"六合"，就是天地四方，是一个封闭的空间，可以把它缩小来打个比方，任何一个封闭的空间就是一个"六合"，天花板、地板和四面墙壁。在这个空间里，人们能够活着，是因为有"气"，活的怎么样，要看这个"气"的质量。如果没有这个"气"，人们就活不下去了，而且在这个空间里的所有人是一个生命共同体。

再回到天地四方这个六合之内，可以想见，气是人和万物共享的赖以生成和存在的基础，也是人和万物互通的中介，人和万物共享和互通的就是这一团气。这一团气是一切生命之源，反过来又有赖于所有生命体的气的正常与和顺来维护。要想自己好，大家都得好；只有大家好，自己才可能好。

十二、保持自然本性，任其自由发展

庄子除对老子思想进行了继承和发展，他的思想中还存在着有别于老子思想的独特之处，这就是他把目光更多地投向了作为个体如何生存的问题，一个人如何能够活得幸福、活得自在、活得洒脱。

人各有所好，人各有所能，只有充分而自由地保持自然本性，任其发展才是非常快意的事情。而违背自己的愿望，或者为其力所不能，这是最让人痛苦的事情。有人说人生应该保持"两个一致"，一个是事业与爱好一致，一个是婚姻与爱情一致。这样不仅能够使潜力得到最大限度地发挥，而且还能够获得幸福的人生体验。所以庄子主张保持天然本性，反对刻意人为。他认为，顺乎天性是一切幸福的根源，顺乎人为是一切痛苦的根源。那么什么是天性，什么是人为？庄子在《庄子·秋水》篇说："牛马四足，是谓天；落马首，穿牛鼻，是谓人。"牛马有四条腿，这是天性；戴上笼头、戴上牛鼻圈，这是人为。我们何曾见过哪个马生来就戴着笼头的？哪个牛生来就戴着牛鼻圈的？这都是后来的人为。那么大家想想，牛马在什么状态下是幸福的？当然是在没有人为的约束和牵制而可以随意奔跑的情况下是幸福的。

万物的自然本性不同，其自然能力也各不相同，只能做力所能及的事情。《逍遥游》里讲了大鸟和小鸟的故事：两种鸟的能力十分悬殊，鲲鹏大鸟可以扶摇直上九万里，而斥鷃（yàn）小鸟却只能在灌木丛里蹦来跳去，然而斥鷃小鸟也非常满足，并不羡慕鲲鹏之高翔，因为它们做着自己所能做的和爱做的。

《逍遥游》还讲道："小知不如大知，小年不如大年。"小智比不上大智，短命比不上长寿。其智能不同，寿命不同，这是自然的。人的悲哀就在于不着眼于实际的盲目攀比。俗话说，人比人，气死人。有一个传说讲的是青蛙与麻雀的对话。小麻雀从井台上飞过，看到井底之蛙，就自以为很了不起而看不起井底之蛙，说："井底之蛙，何以知天之高哉？"没想到的是，井底之蛙说："吾固不知天之高矣，尔又何以知井之深乎？"井底之蛙确实不能知道天有多高，而小麻雀又怎能知道井水有多深呢？另外骆驼和羊的故事，也讲的是同样的道理，不能比，没法比。有一首歌叫《白天不懂夜的黑》，这个歌名很好，白天绝对不可能懂得夜的黑。

对于任其自由发展，有人往往会产生一种错误的认识，认为这是消极的不思进取。也许庄子早已意识到人们的这种误会，所以《庄子·逍遥游》还给我们讲了一个寓言故事。惠子告诉庄子说："魏王送给我一个大葫芦的种子，我种成功了，长成一个能盛装五石粮食的大葫芦。但是用它盛水，葫芦外壳的坚硬程度不足以承载水的压力；我把它一分为二，做成葫芦瓢，可是水缸容不下这么大的葫芦瓢。不能说这个葫芦不大，也不能说这个葫芦不能装东西，但我觉得它实在是没用而把它打碎了。"庄子听了以后，说："您对大的东西的使用实在是太笨了。"接着，庄子给惠子讲故事说：宋国有个人因为世世代代以漂洗为业而发明了一种"不龟手之药"，所谓不龟手之药，相当于今天防止冻伤的护手霜。有人听说以后，就请求用一百两银子购买这个秘方。于是他就召集家人商议说："我们世世代代干着这样艰辛的漂洗营生，也只不过拿到几两银子，今天把这个药的技术卖掉，马上就可以得到一百两银子。"于是他就把这个专利卖掉了。买得专利的人，拿着这个技术专利，到吴王那去游说。刚好遇到越国攻打吴国，吴王就任用他为军事将领。冬天，与越人在水上作战，大败越军，因此而得到了封地和爵位。同样的不龟手之药，有人因此而受到封赏，有人免不了还是做着艰辛的漂洗工作，这就是因为使用理念的不同，使用方法的不同。现在你有这么大的葫芦，怎么就没有想到用它做成能够漂浮在江湖中的救生工具以利于作战使用呢？却总是操心着水瓢太大，水缸太小而容纳不下。你脑子被塞住了吗？

这个故事告诉我们，保持自然本性，任其自由发展，不是消极颓废，而是要学会发现自我、发掘自我，然后发展自我。我们能做什么，我们喜欢做什么，只有充分认识自我，给自己的能力和爱好以准确的定位，能力才能得到充分发挥，也能因此感到自足和快乐。

十三、理性对待人生，做到圣人无情

这是情与理的矛盾问题。情与理，就像鱼和熊掌，二者不可兼得。通常说人是感情的动物，而人的许多痛苦正是源于感情。因此，庄子主张理性对待人生，做到圣人无情。这里所谓的圣人，是指聪明的人、明智的人；所谓的无情，也并非冷血，而是不为情所困，不为情所累，能够以理化情。要想以理化情，首先必须明理。

在诸多困扰人们情感的事物中，最重要的是对死亡的忧虑和惧怕。但是如果能够对生命的本质和规律有理性的认识，明白"出生入死"的道理，那么，对死亡的忧虑和恐惧就会减轻很多，也就能坦然面对。

《庄子·养生主》讲了这样一个故事：老聃死了，他的朋友秦失去吊孝，但是没有表现出丝毫的痛苦，干号三声，一滴眼泪都没掉就出来了。弟子问他说："老聃不是你的好朋友吗？"秦失说："是啊。"弟子说："既然是你的好朋友，那么你这样吊孝可以吗？"秦失说："可以啊。原来他是活着的人，现在他死了呀。刚才我进去吊孝的时候，看到有老人哭，就像哭自己的儿子；有少者哭，就像哭自己的母亲。那些人聚到这里，肯定有不想吊孝而来吊孝的、不想哭而哭的。即便是真的哭得很痛心的人，他们也都违背了自然的情理，忘记了生命的禀受，古人称这种不明事理的痛心是在接受违背自然规律的惩罚。该来的时候，老聃自然而然地来了；该去的时候，老聃自然而然地去了。安于适时而顺其所处，哀乐这些情感就不会入于心，古人称之为解除牵累。"这就是说，来于该来，去于该去；来也自然，去也自然，理性地认识了这个问题，就不会把生死放在心上，对死无所谓哀，对生无所谓乐，超越了哀与乐，做到安时处顺，这就是解除了一切的束缚和牵累，完全地顺乎自然了。

《庄子·秋水》曰："道无终始，物有死生。"道是无始无终的，但物是有生有死的。郭象注："死生者，无穷之变耳。"如果懂得了这个道理，就可以做到"齐生死"了。懂得了宇宙的真相，理解了人生的真谛，知道了事情发生的必然，就会理性地对待人生中的一切，而不为情所困，不为情所累，就不会有痛苦和烦恼。这就是以理化情。

《庄子》中有《至乐》篇，"至乐"就是最大的快乐。怎样才能获取最大的快乐呢？庄子列举了几个寓言故事，以说明生老病死都是自然变化，只要想得通，看得破，理性地认识其实质，就不会为死亡而忧伤。文中指出，因为对"富贵寿善""厚味美服""好色音声"的牵念与追求，从而导致"人之生也，与忧俱生"。人生一辈子，总是处在不断的忧愁之中。之所以如此，就是没有理性地认识事物和人生的本质。

《庄子·德充符》说："有人之形，无人之情。有人之形，故群于人；无人之情，故是非不得于身。"只要摆脱了人之情，就不会有世俗之人的是是非非。其中还记载：惠子对庄子说："人原本是没有情感的吗？"庄子说："是啊。"惠子说："人如果没有情感，还能叫人吗？"庄子说："道给人以形貌，天给人以身体，怎么能不叫人呢？"庄子并非不懂情，不讲情，他说："吾所谓无情者，言人之不以好恶内伤其身，常因自然而不益生也。"关键是他能以理化情。庄子有句名言，"相濡以沫，不如相忘于江湖"。这是以理化情的最好诠释。

十四、淡化彼此是非，万物等量齐观

《庄子》第一篇是《逍遥游》，第二篇是《齐物论》，庄子与老子在哲学层面最突出的差异是从《齐物论》开始的。庄子主张消除和否定万物的差异性，认为一切事物归根到底都是一样的，没有彼此、是非、美丑、善恶、贵贱之分，甚至齐生死、等荣辱。

庄子以超凡的智慧和深刻的思想，对这个复杂的物质世界做了全面的理性的分析。

从差异性来说，他提出"物无非彼，物无非是"，世界万物无非是"彼"，无非是"此"；从联系性来说，他提出"彼出于是，是亦因彼"，彼此是相互联系的，相互依存的；从整体性来说，他提出"天地一指也，万物一马也"，天地就是一"指"，万物就是一"马"，"指"也好，"马"也好，都是一个名号，都只是人为的加上去用以标识事物的标签，都是一样的。

《庄子》因其文章语言风格的"汪洋恣肆"和"无端崖之辞"，而导致所谓"意接词不接"。看似不着边际，实则同条共贯，只要我们深入研究其内在的逻辑联系，就会梳理出他的思想脉络。庄子之所以主张淡化彼此是非，其可以凭依的理论基础有三。

（一）是非是人为的规定

《庄子·齐物论》说："可乎可，不可乎不可。道行之而成，物谓之而然。"

意思是说，是非观念的产生完全是人们的主观决定，说行就行，不行也行；说不行就不行，行也不行。到底是行还是不行，原本没有这种概念。就像路是人们走出来的，原本没有路；物名是人们叫出来的，原本也没这个称谓。就像电灯，为什么是电灯，那是因为人们把它叫作电灯它才是电灯的。既然是人为的标签，我们可以把标签揭掉然后来看。而且在庄子看来，这种人为的规定好像还没什么道理可讲，《庄子·齐物论》说："恶乎然？然于然。恶乎不然？不然于不然。"为什么这样？这样就这样。为什么不这样，不这样就不这样。

（二）是非难以辨明

《齐物论》说："即使我与若辩矣，若胜我，我不若胜，若果是也？我果非也邪？我胜若，若不吾胜，我果是也？而果非也邪？其或是也？其或非也邪？其俱是也？其俱非也邪？我与若不能相知也。"意思是说，假使说我和你辩论，你胜了我，我输给了你，这是不是意味着你的观点就真的对，我的观点就真的错？不一定吧。反过来说，辩论中我胜了你，你输给了我，这是不是意味着我的观点就真的对，你的观点就真的错？也不一定吧。是我俩一个对了，一个错了呢？还是我俩都对了呢？还是我俩都错了呢？我和你是说不清楚的。怎么办？请来第三方裁判吧。如果请来的第三方支持你的观点，是不是说你的观点真的就对？仍然不一定。如果请来的第三方支持我的观点，是不是说我的观点就对？同样不一定。有人说少数服从多数，还有人说真理往往掌握在少数人手里。所以说，是非永远都是说不清的。

（三）认知的有限性

《秋水》说："夫物，量无穷，时无止，分无常，终始无故。"世间事物，在数量上无穷无尽，在时间上永无休止，在属性上变化无常，自始至终都不是固定不变的。就是说，无穷无尽的事物，在永无休止的时间长河里，自始至终总在发生着变化，没有固定不变的属性。而我们人的认知是非常有限的。《秋水》说："计人之所知，不若其所不知；其生之时，不若未生之时。"首先就人的知识而言，未知永远大于已知。然后就人的生命而言，人生百年，算是长寿的了，但百年之前和百年之后，都还存在着悠悠岁月，所以，没有我们存在的时间远远超过有我们存在的时间。那么，以有限生命的有限知识，去判断无限时间里的始终不定的无穷事物的是非对错，是不可能的。

认死理是产生痛苦的重要原因，所以要想获得逍遥人生，就要淡化彼此是非，万物等量齐观，这是庄子的思想理念。

十五、做到无己无待，精神逍遥自在

庄子在其著作中以《逍遥游》居于首篇，作为代表作，开宗明义，表现了追求绝对自由的人生理想。庄子认为，只有物我两忘，无所依凭而游于无穷，才是真正的"逍遥游"。这是超越了世俗观念而达到的最高境界的精神自由。

庄子认为，人们之所以感到不自由，是因为人们过于"有己"和"有待"。所谓"有己"，就是不能忘我，过于强调自我。所谓"有待"，就是有所依赖、有所依靠。

要想享受精神上的逍遥自在，就必须超越自我，做到"无己"。"无己"就是超越自我，换个角度说，就是别太把自己当回事。《道德经》第13章已经说得很清楚："吾所以有大患者，为吾有身，及吾无身，吾有何患？"一切的忧患都源于"有己"，如果能够把自己放下，就不会有任何忧虑，就会自由、洒脱、自在、逍遥。

要想享受精神上的逍遥自在，还必须超越世俗的束缚，做到"无待"。"无待"就是超越外物，没有任何依赖，通俗地说，就是别把身外之物当回事。《庄子·逍遥游》讲到列子御风而行，随风而东西，飘逸洒脱，但是他的逍遥有待于风。如果没有了风，他就飞不了，他就掉下来了，这还不是绝对的逍遥。由此看来，世俗之人的逍遥和快乐都是有所待的。有所待则必得其所待然后才逍遥、才快乐，所以，他们的逍遥是被其所待所限制的，不是绝对的逍遥。《庄子·逍遥游》就是讲人要从功名利禄和富贵权势的束缚中解脱出来，达到无挂碍、自由自在的境界。

在《逍遥游》里，庄子还提出了他对理想人格的追求："至人无己，神人无功，圣人无名。"至人、神人、圣人是庄子的理想人格，或者说是庄子追求的人格境界。"至人无己，神人无功，圣人无名"，可以把它看作三种不同的境界，"无名""无功"和"无己"；也可以把它看作同一种境界，就是说最神圣的人就是"弃功名而忘我"，也就是"无己无待"。

《庄子·知北游》说："天地有大美而不言，四时有明法而不议，万物有成理而不说。圣人者，原天地之美，而达万物之理。是故，至人无为，大圣不作，观于天地之谓也。"就是说，天地、四时、万物各有其"大美""明法""成理"，但都不言不说，从不张扬。圣明之人通过对天地万物美德的推原研究，明白了其中的道理，提出了效法天地而不妄自造作的圣贤之道，不要总是自以为是，自高自大，自我张扬。如果能达到"心斋""坐忘""忘我""丧我""无我""无己"，"以死生为一条"，其逍遥才是无所待、无所限制的绝对的逍遥。

《庄子·齐物论》指出："天地与我并生，而万物与我为一。"天地万物和我们是一个并生共荣的共同体，是不可分割的整体。我们应该把自己有限的渺小的生命放在无限的时间、空间去体验。唯有体认自然的常道，才能超越一切束缚，才能获得真正的逍遥。

《庄子·大宗师》还提到一种真人："古之真人，其寝不梦，其觉无忧，其食不甘，其息深深。真人之息以踵，众人之息以喉。"什么是"真人"？"真人"睡觉时不做梦，醒来时不忧愁，吃东西时不求甘美，呼吸时气息深沉。"真人"用脚后跟呼吸，而一般人则是用喉咙。真人和一般人真的不一样，不仅生活与众不同，而且更重要的是对待生活的态度与众不同。"古之真人，不知说生，不知恶死，其出不欣，其入不距。翛（xiāo）然而往，翛然而来而已矣。"真人不知道喜悦生存，也不知道厌恶死亡；出生不欣喜，入死不推辞；无拘无束地就走了，自由自在地又来了。与时俱进，随遇而安，忘却死生，任其自然。关于死生的问题，《庄子·大宗师》说："死生，命也，其有夜旦之常，天也。"生命的死和生，就好像一天的黑夜和白昼。如此的超然，不仅超越了外物、超越了自我的价值，而且超越了自我的生命。

十六、力求明哲保身，立足道法自然

《庄子·内篇》第三篇是《养生主》，既是养生之道，也是庄子的处世哲学，表现了庄子的人生理念。文章一开始指出："吾生也有涯，而知也无涯。以有涯随无涯，殆已！已而为知者，殆而已矣。为善无近名，为恶无近刑，缘督以为经，可以保身，可以全生，可以养亲，可以尽年。"

这段话有两层意思，第一层意思是说，探求知识要任其自然，尊重自身的特点和能力，不要知其不可而强为之。生命是有限的，知识是无限的，用有限的生命去探求无限的知识，原本就是不可能的。《庄子》有《骈拇》和《马蹄》，前者讲尽己之性，后者讲尽物之性。其中《骈拇》说："彼至正者，不失其性命之情。"就是说要顺应和尊重本来的固有的特性。《马蹄》说："马，蹄可以践霜雪，毛可以御风寒。"郭象《庄子注疏》说："夫善御者，将以尽其能也。尽能在于自任。""求其过能之用，故有不堪而多死焉。"善于驾驭马的，是尽马之能，尽马之能的关键在于这个马自身所能胜任的负荷。如果超过了马所能胜任的负荷，马就会承受不了，即便累死也无济于事。所以庄子说探求知识要从有限的生命实际出发，只能探求有限的知识，不可能探求无限的知识。

第二层意思是，庄子认为富贵名誉和罪恶刑罚同样都有害于生命，因而主张做好事不要追求名利，做坏事不要触犯刑罚，应当"缘督以为经"。对于这种既不为名也不触刑的做法，有人以为是庄子钻空子的哲学，是庄子的混世哲学。实际上也可以理解为，做事要以顺应自然理路为纲领。为此，接下来庄子给我们讲述了一个发人深省的寓言故事"庖丁解牛"。

庖丁为文惠君解牛，手之所触，肩之所倚，足之所履，膝之所踦，砉然响然，奏刀騞然，莫不中音。合于《桑林》之舞，乃中《经首》之会。文惠君曰："嘻，善哉！技盍至此乎？"庖丁释刀对曰："臣之所好者道也，进乎技矣。始臣之解牛之时，所见无非全牛者；三年之后，未尝见全牛也；方今之时，臣以神遇而不以目视，官知止而神欲行。依乎天理，批大郤，导大窾，因其固然。技经肯綮之未尝，而况大軱乎！良庖岁更刀，割也；族庖月更刀，折也；今臣之刀十九年矣，所解数千牛矣，而刀刃若新发于硎。彼节者有间而刀刃者无厚，以无厚入有间，恢恢乎其于游刃必有余地矣。是以十九年而刀刃若新发于硎。虽然，每至于族，吾见其难为，怵然为戒，视为止，行为迟，动刀甚微，謋然已解，如土委地。提刀而立，为之而四顾，为之踌躇满志，善刀而藏之。"文惠君曰："善哉！吾闻庖丁之言，得养生焉。"

文中讲了几类厨师，"良庖岁更刀，割也；族庖月更刀，折也；今臣之刀十九年矣，所解数千牛矣，而刀刃若新发于硎。"庖丁的刀为什么保存得这么好？因为他能"目无全牛"，能够"依乎天理""因其固然"，顺应牛本来的生理结构，"以无厚入有间，恢恢乎其于游刃必有余地矣"。而且他在解牛之时，能"以神遇而不以目视，官知止而神欲行"。有人说，庖丁把解牛的技术做成了艺术，实际上，庖丁说得很明白："臣之所好者道也，进乎技矣。"他所追求的是道，已经远远超过了技术层面。故事的最后，文惠君曰："善哉！吾闻庖丁之言，得养生焉。"文惠君从善刀之理悟出了养生之道。具体说来，庖丁解牛是顺应牛的生理结构的自然间隙来下刀解牛，而这段文字的核心在于"依乎天理""因其固然"，顺应自然规律，顺应事物本来固有的规律，其根本仍然是老子的"道法自然"。只有明白了牛的生理结构，才能保护好解牛的刀。由此可见，只有明白了做人做事的道理，才能保身长全，这就是明哲保身。

另外庄子在《山木》篇讲述了另一个故事：庄子在山里行走，看到一棵大树，就是所谓的南山不老松。这种树为什么能够不老而长寿，因为伐之以为器，中空而无用；采之以为薪，有烟而无火，实在是无用至极。所以伐木者不取，采薪者不伐，"此木以不材得终其天年"。庄子从山里出来，到朋友家做客，老朋友很高兴，忙吩咐孺子杀鹅以招待客人。孺子说："有两只鹅，一个会叫，一个不会叫，杀哪一个？"主人说："杀那个不会叫的。"第二天，庄子的弟子问庄子说："昨日山中之木，以不材得终其天年；今主人之雁，以不材死。先生将何处？"庄子笑笑说："周将处乎材与不材之间。"但庄子马上又说："材与不材之间，似之而非也，故未免乎累。"最好还是"与时俱化，而无肯专为"。其中除了阐述其恪守中道（即材与不材之间）的处世哲学以外，最终回归到道家思想的本真，"道法自然""与时俱化""无肯专为"。庄子虽然对老子的思想有很

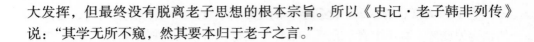

大发挥，但最终没有脱离老子思想的根本宗旨。所以《史记·老子韩非列传》说："其学无所不窥，然其要本归于老子之言。"

第三节　道家文化对中医的影响

道家与中医之间有着密切而深厚的关系。陈寅恪先生评价说："中国儒家虽称格物致知，然其所殚精致意者，实仅人与人之关系。而道家则研究人与物之关系。故吾国之医药学术之发达出于道教之贡献为多。"中医从生命的认知、治病的原则到养生的理念，无不渗透着道家的思想。

一、生命本质与通天一气

中医是生命科学，又是生命哲学。其治病救人的方法和理论必然是建立在认知生命的基础之上的。关于生命的本质，科学、哲学、宗教神学都在研究并都做出了不同的回答。

中医对生命的认知是基于中国传统文化而产生的。根据老子《道德经》的观点，生命的本源应该是"道"。《道德经》第42章说："道生一，一生二，二生三，三生万物。"万物源于道，人是万物之一，其本源同样是道。庄子继承了这种说法，《庄子·渔父》说："道者，万物之所由也。庶物失之者死，得之者生。"万物皆由道而生，但作为生命的本质，《庄子·知北游》则进一步解释说："人之生，气之聚也。聚则为生，散则为死。""通天下一气耳。"《庄子·达生》说："天地者，万物之父母也。合则成体，散则成始。"人的生死就是气的聚散，聚则成形，散则为气。《管子·枢言》说："有气则生，无气则死，生者以其气。"《文子·九守》说："夫形者气之舍也，气者生之元也，神者生之制也。"这种思想被中医所接受，《灵枢·决气》记载，黄帝曰："余闻人有精、气、津、液、血、脉，余意以为一气耳，今乃辨为六名，余不知其所以然。"在黄帝看来，生命的本质就是一个"气"。《素问·六微旨大论》曰："故器者生化之宇，器散则分之，生化息矣。"意思是说，凡有形之物（器）都是气的生化空间，如果有形之物不存在了，其中的气的生化也就停息了。王冰对此注释说：（这是）"舍小生化，归于大化。"也就是说，有形之物消失以后，其中的气又回归到大自然的大气之中。通常说"人活一口气"，这句话包含着生理和心理两个层面，而原本的意思应当是生理层面的，人死了就叫断气了。按照《灵枢·平人绝谷》"平人不食饮七日而死"的说法，人如果不吃不喝还能坚持七天，但一刻都不可以无气。

《素问·宝命全形论》指出："人以天地之气生，四时之法成。""四时之法"

实际上也是气的变化规律。又说："人生于地，悬命于天，天地合气，命之曰人。"人的生命是天地之气的聚合，天地之气是化生万物的本源。《难经·八难》说："气者，人之根本也，根绝则茎叶枯矣。"后代中医名家对此也都有论述，如《医律法门》说："气聚则形成，气散则形亡。"《医方考》说："气者，万物之所资始也，天非此气不足以养，人非此气不足以生。"明代张景岳《类经》说："生化之道，以气为本，天地万物，莫不由之。""人之有生，全赖此气。"《黄帝内经》还有一篇叫《生气通天论》，主要讨论的是人的生命之气与自然界的阴阳之气互相贯通和通应。

生命的本质是气，而且这个气要正。能够使生命存活而且健康长寿的气必须是常气、正气。张仲景《伤寒论·序》说："夫天布五行，以运万类；人禀五常，以有五脏。"《灵枢·刺节真邪》说："正气者，正风也。"我们通常说"风清气正"。正气是中医最重要、最基本的概念之一，它是人体功能活动和抗病、康复能力的总称。这个气充盛，生命力就旺盛，抗病能力就强，致病邪气就难以侵袭，疾病也就无从发生。这个气还要安定和顺。《素问·刺法论》说："正气存内，邪不可干。"这句话既是中医的术语，也可以是治国的理念，也可以是做人的准则。

关于生命之气，道家又进一步提出了"精气"。《管子·水地》说："人，水也。男女精气合，而水流形。"《管子·内业》说："非鬼神之力也，精气之极也。"《黄帝内经》吸收了道家的说法，《素问·上古天真论》说："上古有真人者，提挈天地，把握阴阳，呼吸精气。"东汉时期的王充在《论衡·论死》中说："人之所以生者，精气也。"《周易·系辞》说："精气为物，游魂为变，是故知鬼神之情状。"精气，实则阴阳凝聚之气，古人认为是生命赖以生成的物质基础。游魂，犹言浮游的精魂，即消散的精气。阴阳二气凝聚而生万物，精气离开物形，则生变为死。古人把生死理解为阴阳二气的聚散。五代·南唐·阙名《对复矢判》说："精气为物，聚极则散；游魂为变，死而有招。"清·江潘《国朝宋学渊源记·附记·薛香闻师》说："或有问轮回之说者，曰：'精气为物，游魂为变。'二语尽之矣。"

二、生命根源与和实生物

生命的本质是气。气是世界的本原物质，而气分为阴阳，阴阳是气的固有属性。气的运动是阴阳的对立统一运动，《易传》提出了"一阴一阳之谓道"的经典命题。中医学认为，气是构成人体和维持人体生命活动的物质基础，具有温煦推动作用的气称之为阳气，具有营养滋润作用的气称为阴气。阴阳之气的对立统一运动是生命活动的根本规律。《管子·形势解》更具体地讲："春者，阳气始上，故万物生。夏者，阳气毕上，故万物长。秋者，阴气始下，故万物收。冬者，阴气毕下，故万物藏。"生命就是在"四时之法"即阴阳消长中完成其生长收藏的整个过程。

中医理论认为，阴阳之气是生命和万物得以存在的物质要素，《素问·宝命全形论》曰："人生有形，不离阴阳，天地合气，别为九野，分为四时，月有小大，日有短长，万物并至，不可胜量。""九野""四时"及"月份"大小、"日夜"长短等自然现象的形成都离不开阴阳，而最终使阴阳之气形成生命的根源在于"和"。《淮南子·泰族训》说："天地四时，非生万物也，神明接，阴阳和，而万物生之。"《素问·上古天真论》说："丈夫八岁，肾气实，发长齿更；二八，肾气盛，天癸至，精气溢泻，阴阳和，故能有子。"一切生命的形成都根源于"阴阳和"。这一思想可以溯源到西周末年的太史官史伯，《国语·郑语》记载了史伯所谓："和实生物，同则不继。"这是"和而不同"思想的渊源。所谓"和"，就是二元甚至多元的对立统一。事物的产生和发展都根源于这个"和"。《黄帝内经》把"和实生物"这一包含普遍意义的哲学命题落实到人的生命之源，认为"阴阳和"是生命的源头。

现在的"和"这个字原本有两个字，一个是"龢"，另一个是"和"。"龢"是和谐的意思，"和"是应和、唱和的意思。"龢"字的左边是"龠"。"龠"是一种乐器，是"乐之竹管"。可见"和"（龢）原来是与音乐相关的，《庄子·天下》说："《诗》以道志，《书》以道事，《礼》以道行，《乐》以道和，《易》以道阴阳，《春秋》以道名分。"庄子实在是太有智慧了，他分别用一个词概括了"六经"的精义，其中"《乐》以道和"，指出音乐的灵魂就是表现"和"的精神。《道德经》也讲"音声相和"。而音乐的和充分体现了辩证法的对立统一。大家都知道白居易的《琵琶行》，其中琵琶女演奏的琵琶曲精妙绝伦，而这种意境源于"大弦嘈嘈如急雨，小弦切切如私语，嘈嘈切切错杂弹"，"错杂弹"就是"和"。还有《左传·昭公元年》说："先王之乐，所以节百事也。故有五节，迟速本末以相及，中声以降。"这里所说的"中声"就是中和之音。中和之音的形成是因为"迟速本末以相及"。"迟速本末以相及"就是音符的快与慢、高与低的"和"。中药的"药"，繁体字写作"藥"，其中下半部分就是音乐的"乐"的繁体字。音乐的"乐"作"药"的声符，在传统文字学理论看来，这个字是形声兼会意。音乐的"樂"不仅标识了"藥"的读音，而且把音乐的灵魂带进了"藥"的意义表达，体现了中医所具有的"和"的理念。

另外现在说"和睦""和谐"。什么是"和睦"？"和睦"肯定是一个家庭、一个家族内部的不同成员之间相亲相爱的协调相处，如果一个家只有一个人是无从谈及"和睦"的。什么是"和谐"？《玉篇·言部》说："谐，和也。"传统文字学认为"谐"是一个形声字，其中的声符是"皆"，《说文解字·白部》："皆，俱词也。从比从白。"这是一个会意字。如果把"谐"解释为会意兼形声字的话，那么"谐"的意思就是说人人都有话语权。人人都有话语权就是"和而不同"、多元统一的具体表现。中国古代"和而不同"的思想，为中华文化提供了深厚的思想基础，也对整个人类文明的发展作出了巨大贡献。随着社会的发展和人类文明的进步，如何正确处理人类与自然、科学与人文、现实与长远的关系，如何构建人与人、国与国之间的和谐以及人与自然的和谐，都可以从"和而不同"的思想中找到根源。和平共处、协和万邦是我国外交的一贯主张。

三、虚实补泻与天道均平

前面我们讲过，"阴阳和"是生命的源头。不仅如此，而且"阴阳和"是健康的保障。"阴阳和"伴随着生命生长的整个过程，是生命健康的重要保障。《素问·生气通天论》曰："阴平阳秘，精神乃治；阴阳离决，精气乃绝。"所谓"阴平阳秘""阴阳均平"就是阴阳在对立制约和消长中所达到的动态平衡，是人体生命的最佳状态。如果"阴阳和"的平衡被打破，就会出现疾病。《庄子·在宥》说："人大喜邪，毗于阳；大怒邪，毗于阴。阴阳并毗，四时不至，寒暑之和不成，其反伤人之形乎！"俞樾解释说："喜属阳，怒属阴，故大喜则伤阳，大怒则伤阴。毗阴、毗阳，言伤阴阳之和也。"《庄子·渔父》说："阴阳不和，寒暑不时，以伤庶物。"无论是人体自身的阴阳失和，还是一年四季的阴阳失和，都会伤及人体。《素问·阴阳应象大论》说："阴盛则阳病，阳盛则阴病；阳盛则热，阴盛则寒；阴虚则热，阳虚则寒。"甚至像《素问·生气通天论》所说："阴阳离决，精气乃绝。"《素问·调经论》说："气血不和，百病乃变化而生。"在中医看来，一切疾病的发生，从根本上说都是阴阳失调。既然阴阳失调是疾病发生的根本原因，那么，调理阴阳，使失调的阴阳向着协调方向转化，以恢复和重构"阴阳和"的状态，则是中医治病的基本原则。《灵枢·胀论》说："补虚泻实，神归其室。""阴阳相随，乃得天和。五脏更始，四时有序，五谷乃化。"

《素问·至真要大论》说："治诸胜气，寒者热之，热者寒之；温者清之，清者温之；散者收之，抑者散之；燥者润之，急者缓之；坚者软之，脆者坚之；衰者补之，强者泻之。各安其气，则病气衰去，此治之大体也。"《素问·三部九候论》说："实则泻之，虚则补之"；"寒者热之，热者寒之"；"虚则补之，实则泻之"，这是中医治疗疾病的根本大法。

《素问·调经论》记载，"黄帝问曰：余闻刺法言，有余泻之，不足补之，何谓有余？何谓不足？岐伯对曰：'有余有五，不足亦有五，帝欲何问？帝曰：愿尽闻之。岐伯曰：神有余有不足，气有余有不足，血有余有不足，形有余有不足，志有余有不足，凡此十者，其气不等也。帝曰：人有精气津液，四肢九窍，五脏十六部，三百六十五节，乃生百病，百病之生，皆有虚实。今夫子乃言有余有五，不足亦有五，何以生之乎？岐伯曰：皆生于五脏也。'"虚实是就疾病的性质而言的，既然"百病之生，皆有虚实"，那么在诊断疾病的八纲辨证（阴阳、表里、虚实、寒热）中，辨虚实便是极其重要的环节，只有辨明虚实之证，才能施以补泻之法。补泻是就治疗方法而言的，补泻方法的运用是根据病证的虚实而决定的。因此，虚则补，实则泻，为辨证论治的不易大法；补则实，泻则虚，乃辨证论治确切的必然结果。

"实则泻之，虚则补之"；"有余泻之，不足补之"，中医虚实补泻的这一原则，是辩证法思想的具体应用，究其渊源，则是出自道家老子的辩证法思想。《道德经》第 77 章云："天之道，其犹张弓欤？高者抑之，下者举之；有余者损之，不足者补之。天之道，损有余而补不足。人之道，则不然，损不足以奉有余。""有余者损之，不足者补之"，最终目的就是实现"阴阳和"，实现"天和"，老子认为，"天之道"是均平的、和谐的，这是自然界最初的自然法则，体现了辩证法思想，也是自然界本身具有的自我平衡机制。这种天道均平的思想为中医补虚泻实提供了认识论和方法论的智力支持。

四、三因制宜与道法自然

三因制宜是中医理论中非常重要的诊疗思想，即因时制宜、因地制宜、因人制宜。意思是说，在诊治疾病、处方用药时，要充分考虑不同季节的气候特点（时）、不同地域的环境特点（地）以及患者的年龄、性别、身份、体质、性格等不同特点。实际上这也是养生摄生应当注意的重要思想。《黄帝内经·素问》中的《四气调神大论》《异法方宜论》分别从四季时间和空间地域的角度进行了深入论述，《五常政大论》从时空的角度论述了因时制宜、因地制宜的理念。

《素问·四气调神大论》讲"四气调神"，顾名思义，就是讲一年四季不同时段如何调摄心神。其中论述了一年四季生长收藏的自然规律，提出只有顺应四时变化以调养精神，才能预防疾病的发生，保持身体健康。四时之气，说到底还是阴阳之气，一年四季体现了阴阳之气的变化规律。其中还提出了"春夏养阳，秋冬养阴"的重要思想，论述了"从阴阳则生，逆之则死"，说明了"因时"的重要性。一年之内的不同季节，一天之内的不同时辰，同一个人的不同年龄阶段，都需要"因时制宜"。高濂《养生八笺》说："时之义大矣，天下之事，未有外时以成者也。故圣人与四时合其序。"

《素问·异法方宜论》的主旨在于说明东、西、南、北、中各个地域，由于自然环境的差异和生活条件的不同，或者说由于自然环境的差异导致生活条件的不同，使得各地百姓的体质、病证和病因也随之不同，因而治疗方法也应因地制宜。其中，黄帝问："医之治病也，一病而治各不同，皆愈，何也？"同样的病而治疗方法不同，结果病都好了，这是为什么呢？岐伯明确地指出其原因在于"地势使然也"。朱丹溪评价李东垣的补中益气之法，先是肯定补中益气之法是李东垣的独创新论，是"前人之所无也"，之后指出这个方不是放之四海而皆准的，因为"天不足于西北，地不满于东南。天，阳也；地，阴也。西北之人，阳气易于降；东南之人，阴火易于升。苟不知此，而徒守其法，则气之降者固可愈，而于其升者亦从而用之，吾恐反增其病矣"。在朱丹溪看来，李东垣的补中益气，可以用于西北之人而不可用于东南之人。这就是地域差异所致。俗话说"一方水土养一方人"，养生也要因地制宜。

《素问·五常政大论》既论天之五运，又论地之四方，先是论述了五运（木、火、土、金、水）的常气、太过和不及与自然万物生、长、化、收、藏的密切关系，然后从四方阴阳的不同论述了寿命长短以及治疗疾病的不同方法。

另外《素问·上古天真论》论述了"女七男八"的生命节律，指出了不同性别、年龄的生理特点。《灵枢·天年》以十年为一个阶段，揭示了肾气在人体中由盛到衰的全过程，以及在衰老过程中各脏器功能以五行相生的次序（肝、心、脾、肺、肾）依次衰退。中医对生命节律的认知，不仅是中医养护生命、治疗疾病的基础，而且对我们的生活方式和人生态度都具有重要的启迪意义。正是基于这样的认识，所以沈括在《梦溪笔谈》中说："盛衰强弱，五脏异禀，循其所同，察其所偏，不以此形彼，亦不以一人例众人，此人事也。"由于体质的差异、禀赋的不同，医生在诊治疾病的过程中，在考虑普遍性和相同性的同时，必须注重特殊性和差异性，不能用这个人跟那个人比，不能用一个人类推众多的人。

深入思考中医理论的"三因制宜"，概括起来，实际上就是"实事求是"。"实事求是"就是尊重自身规律，用道家的话语来说，就是"道法自然"。现在人们都讲究养生，养生必须以"道法自然"的思想理念来指导和引领。

五、形神合一与致虚守静

形神，指人的形体和精神，形与神本来就是中国哲学的一对范畴，形神合一，指的是形与神两者的相互依存和不可分离。在哲学史上，不同的学派对形神关系的解释稍有不同，但都体现了二者的统一性。如《荀子·天论》说："形具而神生。"说明人是在形体结构形成以后才产生精神和意识的。嵇康《养生论》说："形恃神以立，神须形以存。"南朝齐梁之间的范缜在《神灭论》中提出了"形神相即"的观点，说："神即形也，形即神也。是以形存则神存，形谢则神灭也。"又说："形者神之质，神者形之用。"质，就是实体；用，就是功能。他认为形与神不能分离，形神关系就是"形质神用"。其云："神之于质，犹利之于刃；形之于用，犹刃之于利。"又指出："舍利无刃，舍刃无利，未闻刃没而利存，岂容形亡而神在？"

中医把形神合一的观念运用于解释肉体与精神、生理与心理、形体与精气的关系。"形神合一"构成了人的生命，神是生命的主宰。《素问·上古天真论》说："形体不敝，精神不散。""形与神俱，而尽终其天年。""形与神俱"就是形神合一。中医所谓的"神"除了精神意识以外，还经常指精气。《素问·八正神明论》说："血气者，人之神，不可不谨养。"张景岳在《类经》中进一步阐发了"形神合一"的生命观，他说："人禀天地阴阳之气以生，借血肉以成其形，一气周流于其中以成其神，形神俱备，乃为全体。"他在《类经·针刺类》中说："形者，神之体；神者，形之用。无神，则形不可活；无形，则神无以生。"形体离不开精神，精神也离不开形体。中医有句经典的话，叫作"形为神之宅，神为形之主"。中医理论认为，人的生理活动与心理活动是密切相关的，所谓"形盛则神旺，形衰则神惫"。精神的盛衰可以影响到身体的好坏，即《内经》所谓"得神者昌，失神者亡"。

"形神合一"是中医养生防病、延年益寿、诊断治疗的重要理论根据。生命从形成之始，就是一个形与神的统一体。"形神合一"是生命存在的基础，也是身体健康的表现，如果身体不健康，精神就难以集中。明代文学家宋濂在《赠贾思诚序》中记载了患者张先生讲述病中的感受说："神思恍惚，若孑孑然离群而独立，若御惊飙而游行太空，若乘不系之舟以簸荡于三峡四溟之闲，殊不能自禁。"非常形象地描绘了神情恍惚、神不守舍的心理体验。"形神合一"还是决定长寿的关键。《吕氏春秋·尽数》说："精神安乎形，而年寿得长焉。"

既然"形神合一"，那么养生就应该形神共养，既要"保形全神"，又要"守神全形"。事实上，大多数人养生都注重养形，如何吃饱、穿暖、居安。张景岳也说："善养生者，可不先养此形以为神明之宅？善治病者，可不先治此形以为兴复之基乎？"而道家却主张以养神为先，以养神为主。养生首先要调养心神，其次才是保养形体。《淮南子·泰族训》说："治身，太上养神，其次养形。""神清志平，百节皆宁，养性之本也；肥肌肤，充肠腹，供嗜欲，养生之末也。"只有保持"神清志平"，才是养生之根本。肥美肌肤，满足口腹之欲，这不是养生的根本。因此，"养形不如养神，调身不如调心"。河上公《老子章句·成象》说："人能养神则不死也。"《庄子·达生》说："生之来不能却，其去不能止。悲夫！世之人以为养形足以存生，而养形果不足以存生。"生与死同样是不可避免的。可悲的是，世人认为"养形"足以长寿，而"养形"真的不足以使人长寿。他还讲述了一段发人深省的故事，可以概括为"醉乘不死"。其中说道："夫醉者之坠车，虽疾不死。骨节与人同，而犯害与人异。其神全也，乘亦不知也，坠亦不知也，死生惊惧不入乎其胸中，是故遻物而不慑。彼得全于酒而犹若是，而况得全于天乎！圣人藏于天，故莫之能伤也。"同样的血肉之躯，遭遇同样的车祸，唯有醉者不死，是因为醉者"乘亦不知也，坠亦不知也，死生惊惧不入乎其胸中"，是因为车祸没有惊扰其心神，"其神全也"。

究竟如何养神、如何调心？古代养生家讲了很多，如庄子《养生主》说："依乎天理"，"因其固然"，"安时而处顺，哀乐不能入"。《老子章句·体道》说："治身者当除情去欲，使五脏空虚，神乃归之。"嵇康《养生论》指出："修性以保神，安心以全身，爱憎不栖于情，忧喜不留于意，泊然无感，而体气和平。""清虚静泰，少私寡欲。知名位之伤德，故忽而不营，非欲而强禁也。识厚味之害性，故弃而弗顾，非贪而后抑也。外物以累心不存，神气以醇泊独著，旷然无忧患，寂然无思虑。"《素问·上古天真论》说："法于阴阳，和于术数，食饮有节，起居有常，不妄作劳，故能形与神俱，而尽终其天年，度百岁乃去。""恬惔虚无，真气从之，精神内守。""志闲而少欲，心安而不惧，形劳而不倦，气从以顺，各从其欲，皆得所愿。故美其食，任其服，乐其俗，高下不相慕，其民故曰朴。"这其中最根本的还是道家之祖老子所说的"致虚极，守静笃"。若能致虚守静，达到虚极静笃，就可以实现"形神合一。"

六、不养之养与自然无为

道家思想是关于生命的思想。道家确实与中医、与生命科学、与生命的养护存在着密切的联系。"长生"一词出自老子，老子首先提出了"长生"的思想。《道德经》第7章说："天地所以能长且久者，以其不自生，故能长生。"第59章说："深根固柢，长生久视之道。"庄子还是最早提出"养生"的人，《庄子》有一篇《养生主》，专论养生之道。

养生从大的方面讲，可以分为养生之道和养生之术。道，指的是理论和理念；术，指的是方法和措施。这里所讲的主要是养生之道。

说到养生，首先要区分几个概念，端正思想观念。一是养生与养病不同，现在有些不正常的现象，有些人天天琢磨着吃什么药，好像自己有病了，其实这些人真的是"有病"。二是养生不等于长寿，有些人有长寿基因，不养也长寿；反之则不然。更何况老子说"出生入死"，人从出生那一刻就开始一步步走向死亡，有生必有死。《吕氏春秋·离览·为欲》说："凡生于天地之间，其必有死，所不免也。"一味地追求长寿和长生不老，这是妄念，是妄想。

什么是"养生"？很多人把它理解为养护生命，我认为，养生就是养成良好的生活方式，保持健康的生命状态。什么是健康？通俗地说，就是舒舒服服、快快乐乐、开开心心地活着。

《吕氏春秋·孟冬纪·节丧》说："知生也者，不以害生，养生之谓也；知死也者，不以害死，安死之谓也。"不伤害生命，就是养生。《吕氏春秋·离览·为欲》说："欲不正，以治身则夭，以治国则亡。"如果欲念、想法不正确，不但不能养生，反而害生，甚至导致死夭。所以说，养生首先要树立正确的观念。

养生长寿的要诀在于"形神合一"，"精神安乎形，而年寿得长焉"。要想"守神全形"，就要少私寡欲、清虚静泰。少私寡欲，不仅是对名利、地位这些身外之物的超越，也包括对生命、长寿这些身内之物的超越，要做到"不畏死""齐生死""以死生为一条"，甚至像《庄子·至乐》所说的以死为"至乐"（最大的快乐），是"虽南面王乐不能过也"的快乐。如果内心里一直萦绕着要长寿、不能死的念想，不但无益于长寿，反而会适得其反。所以，《道德经》第7章说："天长地久。天地所以能长且久者，以其不自生，故能长生。是以圣人后其身而身先，外其身而身存。非以其无私邪？故能成其私。""不自生"而"能长生"，"无私"而"成其私"，这是老子特有的智慧。另外第75章说："无以生为者，是贤于贵生。"意思是说，不刻意于长生的比过分看重生命的要好。严君平《老子指归》说："无以生为，可以长久。"不追求长寿反而能够长寿。还说："归指于无为，故能达生延命。"在养生的问题上，只有自然无为，才能延年益寿。嵇康《养生论》说："忘欢而后乐足，遗生而后身存。"忘掉了欢乐而后欢乐多多，遗忘了生命而后生命长存。道家这种自然无为、"无为而无不为"的思想落实在养生上，就是"不养之养""不养而养"。

《庄子·刻意》是专论"养神之道"的一篇文章。之所以用"刻意"名篇，宗旨在于论述凡事都不要刻意，"无肯专为"，这是"贵精""养神"之道。文章首先描述了五种"刻意"之人：有刻意于高尚者，"离世异俗，高论怨诽"；有刻意于修身者，"语仁义忠信，恭俭推让"；有刻意于治世者，"语大功，立大名"；有刻意于避世者，"就薮泽，处闲旷"；有刻意于长寿者，"吹呴呼吸，吐故纳新，熊经鸟申"。然后指出："若夫不刻意而高，无仁义而修，无功名而治，无江海而闲，不道引而寿，无不忘也，无不有也。淡然无极而众美从之。此天地之道，圣人之德也。"如果能不砥砺心志离世异俗而高尚，如果能不张口闭口仁义道德而修身，如果能不求立功不慕虚名而治世，如果能不处江海不处闲旷而悠闲，如果能不吹呴呼吸熊经鸟申而长寿，做到无所不忘，无所不有，恬淡无极而赢得众美，这才是自然之大道、圣人之大德。也就是说，不刻意于高尚、修身、治世、悠闲、长寿之名，而能得高尚、修身、治世、悠闲、长寿之实，不标榜，不造作，不刻意人为，任其自然，无为而无不为，这才是养生之道。

庄子还说："夫恬淡寂寞，虚无无为，此天地之平而道德之质也。故曰：圣人休焉则平易矣，平易则恬淡矣。平易恬淡，则忧患不能入，邪气不能袭，故其德全而神不亏。"恬淡、寂寞、虚无、无为，这是自然之法则，是道德之根本。圣人能息其心而平易恬淡，则无忧患邪气侵入，最终德行圆满而神不亏损。刻意的养生行为会扰神，要想神不亏损，理应不养之养，任其自然。

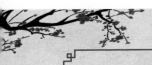

第十二章　中医与兵家文化

　　兵家是对春秋战国时期从事军事活动、总结战争经验、探求战争规律、研究军事理论的智谋之士的统称。俗话说，时势造英雄。春秋战国时期，王室争斗，诸侯争霸，战争频仍，"争地以战，杀人盈野；争城以战，杀人盈城。"（《孟子·离娄上》）从春秋五霸到战国七雄，一部诸侯争霸的历史，也是诸侯争战的历史，这样的历史背景造就了一批军事家，使之成为诸子之一，同时也成就了一批军事著作，形成了军事思想和军事理论。兵家文化与其他诸子一样，都是中国传统文化的重要组成部分。

第一节　兵家文化概述

　　据《汉书·艺文志》记载，兵家又分为兵权谋家、兵形势家、兵阴阳家和兵技巧家四类。兵家主要代表人物，春秋末有孙武、司马穰苴；战国有孙膑、吴起、尉缭、魏无忌、白起等；汉初有张良、韩信等。今存兵家著作主要有《六韬》《三略》《孙子兵法》《司马法》《吴子》《尉缭子》《唐太宗李卫公问对》，合称"武经七书"。兵家的实践活动与思想理论影响当时及后世甚大，为我国古代宝贵的军事思想遗产。兵家集大成者是孙武的《孙子兵法》，被誉为"世界古代第一兵书""兵学圣典"，孙武因此而被称为"兵圣"。

　　根据 1972 年山东省临沂市银雀山汉墓出土的《孙子兵法》竹简，该兵书共 13 篇，6000 余字。13 篇可分为三个部分：第一部分由《计篇》《作战篇》《谋攻篇》《军形篇》《兵势篇》和《虚实篇》组成，侧重论述军事学的基础理论和战略问题；第二部分由《军争篇》《九变篇》《行军篇》《地形篇》和《九地篇》组成，侧重论述运动战术、地形与军队配置，攻防战术和胜败关系；第三部分由《火攻篇》和《用间篇》组成，论述了战争中两个特殊的具体问题。这里主要以《孙子兵法》为基础介绍兵家文化的核心内容。

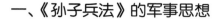

一、《孙子兵法》的军事思想

与其他诸子相比，兵家是非常重视功利、追求实效、强调理性和足智多谋的思想流派，《孙子兵法》的第一篇是《计篇》，这是全书的总纲，具有提挈全书的作用。它主要论述研究和谋划战争的重要性，探讨决定战争胜负的基本条件，并提出了"攻其无备，出其不意"的军事名言。所谓"计"，包括计算、计划、计谋、计策等，是孙子全部军事思想的精要所在。其中明确指出："兵者，国之大事也。死生之地，存亡之道，不可不察也。"

《孙子兵法》从国家利益、军队利益出发，计算战争胜利的性价比，争取以尽可能小的损失换取最大化的利益，做到成本最小化，利益最大化。其明确指出："夫战胜攻取，而不修其功者，凶。"用兵作战，如果不讲究功利、不计算成本，那是非常凶险的。故而提出："古之所谓善战者，胜于易胜者也。""是故百战百胜，非善之善者也；不战而屈人之兵，善之善者也。"并提出："势者，因利而制权也。兵者，诡道也。"兵家必须做到"合于利而动，不合于利而止"，并告诫说："主不可以怒而兴师，将不可以愠而致战。""故明君慎之，良将警之。"同时论述了战争的重要性、危险性、功利性，提出必须认真考虑研究，不可轻率用兵，进而提出了一系列军事思想，诸如重战慎兵、安国全军、上兵伐谋、兵不厌诈、知彼知己、避实击虚、因势利导、以迂为直、出其不意、攻其不备、速战速决以及攻守原则、"胜于易胜"、争取主动（"致人而不致于人"），等等，既有"道"又有"术"。

《孙子兵法》一经问世就广为流传，并且早在一千多年前就远播海外，引人瞩目。其译本包括日语、英语、法语、德语、朝鲜语、俄语、意大利语、希腊语、西班牙语、阿拉伯语等30多个语种，在世界范围内产生了广泛而深远的影响，甚至被列为许多军事院校的教科书。同时也受到历代思想家和军事家的高度评价。如《韩非子·五蠹篇》说："境内皆言兵，藏孙、吴之书者家有之。"曹操说："吾观兵书战策多矣，孙武所著深矣！"司马迁说："世俗所称师旅，皆道孙子十三篇。"《唐太宗李卫公问对》说："朕观诸兵书，无出孙武。"陈直中说："自六经之道散而诸子作，盖各有所长，而知兵者未有过孙子者。"苏东坡说："古之言兵者，无出于孙子矣。利害之相权，奇正之相生，战守攻围之法，盖以百数，虽欲加之而不知所以加之矣。"直到中国近代，孙中山先生还称赞说："就中国历史来考究，二千多年的兵书，有十三篇，那十三篇兵书，便成立中国的军事哲学。所以照那十三篇兵书讲，是先有战斗的事实，然后才成那本兵书。"（《孙中山选集》）英国著名战略家利德尔·哈特说：《孙子兵法》是世界上最早的军事名作，其内容之博大，论述之精深，后世无出其右者。相比

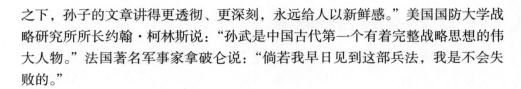

之下，孙子的文章讲得更透彻、更深刻，永远给人以新鲜感。"美国国防大学战略研究所所长约翰·柯林斯说："孙武是中国古代第一个有着完整战略思想的伟大人物。"法国著名军事家拿破仑说："倘若我早日见到这部兵法，我是不会失败的。"

二、《孙子兵法》的哲学智慧

《孙子兵法》对上古以来的战争经验进行理论总结，并不单单是就战争论战争，而是以战争为基础，论及天道、人道的普遍规律，具有丰富的哲学内涵。正因为如此，所以，其思想也不仅仅应用于战争指挥，也可以应用于企业商战中的经营管理，应用于体育比赛的策略，应用于对事物的认知和决策，应用于中医的辩证施治。

（一）《孙子兵法》表现出朴素的唯物论思想

《孙子兵法》提出："知彼知己，百战不殆。"只有真正深入了解敌我双方的实力和具体情况，从实际出发，研究战争的策略，采取具体的战术，才能灵活机动地打击敌人，取得战争的胜利。同时强调："先知者，不可取于鬼神，不可象于事，不可验于度，必取于人，知敌之情者也。"军事谋略的正确制定，必须以可靠的情报信息为前提。情报，虽可以通过各种新的侦察技术来获得，但要深刻地了解敌方的实情内幕，最有效的手段莫过于用间。所以《用间篇》主要论述使用间谍的重要性及其方法，并提出了先知敌情"不可取于鬼神"，就是说不能有迷信鬼神的思想，不能用占卜算卦的方法；"不可象于事"，就是说不能凭借既往经验，用经验主义去推断；"不可验于度"，就是说不可用观察日月星辰运行的位置去验证；"必取于人"，必须要从了解敌情的情报人员那里获取准确无误的可靠的信息。这些都是朴素的唯物主义观点。

（二）《孙子兵法》表现出朴素的辩证法思想

《孙子兵法》非常注重分析研究战争中对立双方的关系及其变化，诸如彼与己、众与寡、强与弱、攻与守、进与退、奇与正、虚与实、治与乱、得与失、迂与直、取和予，等等。戴溪说："孙武之书十三篇，众家之说备矣。奇正、虚实、强弱、众寡、饥饱、劳逸、彼己、主客之情状，与夫山泽、水陆之阵，战守攻围之法，无不尽也。微妙深密，千变万化而不可穷。用兵，从之者胜，违之者败，虽有智巧，必取则焉。可谓善之善者矣。"戴溪的评价主要是着眼于《孙子兵法》的辩证法思想。

郑友贤说："求之而益深者，天下之备法也。叩之而不穷者，天下之能言也。为法立言，至于益深不穷，而后可以垂教于当时，而传诸后世矣。儒家者流，惟苦《易》之为书，其道深远而不可穷。学兵之士，尝患武之为说，微妙而不可究，则亦儒者之《易》乎！盖《易》之为言也，兼三才、备万物，以阴阳不测为神，是以仁者见之谓之仁，智者见之谓之智，百姓日用而不知。武之为法也，包四种、笼百家，以奇正相生为变，是以谋者见之谓之谋，巧者见之谓之巧，三军由之而莫能知之。迨夫九师百氏之说兴，而益见大《易》之义，如日月星辰之神，徒推步其辉光之迹，而不能考其所以为神之深。十家之注出，而愈见十三篇之法，如五声五色之变，惟详其耳目之所闻见，而不能悉其所以为变之妙。"郑友贤把《孙子兵法》与《周易》相比，论述其"深远而不可穷"的哲学意蕴。

美国原总统里根视孙武为哲学家，说："2500 多年前，中国的哲学家孙子说：'是故百战百胜，非善之善者也；不战而屈人之兵，善之善者也。'真正成功的军队是这样一支军队：由于其力量、能力和忠诚，它将不是用来打仗的一般军队，因为谁都不敢向它寻衅。"

三、《孙子兵法》的管理策略

《孙子兵法》的思想不仅适用于战争指挥，也可以用于企业商战中的经营管理，用于体育比赛中的策略，用于对事物的认知和决策，成为政治、经济、外交各个领域领导者的必读书。如今《孙子兵法》日益受到企业领导者的关注，以至于成为中国古代管理思想研究中的重点和热点。日本企业家率先将《孙子兵法》之思想应用于企业的经营管理，堪称一大智举。《孙子兵法》不仅是战场上制胜的法宝，它也能够为商战和企业经营管理提供正确的思想支持，深入发掘和应用其在商战和企业经营管理中的方法，将极大地提高企业的国际化经营和竞争能力。在日本，成功地将军事思想用于市场竞争和企业管理的当首推兵法学者兼企业家的大桥武夫。他把《孙子兵法》中"上下同欲者胜"的思想作为经营理念大获其利，并著有《用兵法经营》。（《21 世纪》杂志 1995 年第 1期第 34 页）松下幸之助是日本著名跨国公司"松下电器"的创始人，被人称为"经营之神"，他对《孙子兵法》推崇备至，说："《孙子兵法》是天下第一神灵，我们必须顶礼膜拜，认真背诵，灵活运用，公司才能发达。"日本人士自称："《孙子兵法》自奈良时代传到日本以来，给日本历史、日本人的精神方面极大的影响。"服部千春是日本一家建筑公司的董事长，他自称其企业得以发展"是靠孙子兵法发财的"，并长期研究孙子，著有《孙子兵法校解》，成为日本著名的《孙子兵法》研究专家。日本福田胜久称赞《孙子兵法》说："伟哉武经之神理，通治乱，辨兴衰，实天下之至宝也。"美国通用汽车公司曾在世界汽车工业中位居第一，其董事局主席罗杰·史密斯之所以能够创造这样的业绩，就是因为他有"战略家的头脑，他能从 2000 多年前中国一位战略家写的《孙子兵法》一书中学到东西"。

《孙子兵法》在我国经济领域的应用由来已久。据《史记》记载，最早将《孙子兵法》引入经营管理的是战国魏文侯时的白圭。他将孙吴兵法和商鞅之法的原理用于生产经营，善观时变，采取"人弃我取，人取我与"等策略，取得了成功。目前，许多企业家和经济学家对《孙子兵法》的商战应用价值有深刻的体会。中国人民大学商学院院长徐二明说："在国外学习战略是将《孙子兵法》作为经典的参考书，他们认为战略中的许多思维方式早在2000多年前就解决了。其实外国人喜欢看的书，反而是我们的《孙子兵法》，他们觉得这本书很有用。近年来，很多管理学学者发现企业竞争与战争有很多相似的地方，他们已经将《孙子兵法》的理念应用于管理运作上。"

孙子在《行军篇》提出了"令之以文，齐之以武"的治军方法，所谓"令之以文"中的"文"，即"仁"也，用于现代企业管理，即尊重人、明情理、以人为本的柔性化管理；所谓"齐之以武"中的"武"，即"法"也，用于现代企业管理，就是辅之以规章制度和行动法则来统一行动，是讲法度、讲纪律、注重规章制度的刚性管理。《孙子兵法》中"文武"相济、恩威并施的管理方法的独到之处具体体现在把感情注入管理之中，把管理建立在上下级相互信赖的基础上、建立在关系融洽的基础上。孙子一方面强调"视卒如婴儿，故可以与之赴深溪；视卒如爱子，故可与之俱死"。对待士兵要像对待"婴儿""爱子"一样，上下一致，安危与共，同生死，共患难。这种仁爱士卒的情感投入无疑是古今中外治军的一条成功经验。在现代企业管理中，管理者也要"视员工如爱子、如婴儿"，尊重员工，关爱员工，关注员工的情感需求和全方面发展。另一方面他又告诫人们"譬若娇子，不可用也"。指出爱但不要溺爱，骄纵部属，放纵管教，这样会丧失战斗力。这才是在管理中所注入的真正的爱的情感。尤其是《孙子兵法·计篇》中说："经之以五事。一曰道，二曰天，三曰地，四曰将，五曰法。"他把"道"放在军事思想的首位，而且把"道"的内涵界定为："道者，令民与上同意也，故可以与之死，可以与之生，而不畏危。"这既是军队统帅治军的战略思想，也是企业管理的精妙方略，也是治国安邦的国家战略。因为无论是军队的治理还是企业的管理，抑或国家的治理，说到底都是对人的管理。

第二节　兵家文化对中医的影响

《孙子兵法》从某种意义上可以说是一部中医学著作。其军事思想与战略战术与中医学的理念和治病方法有着惊人的相似性，可以应用于中医的辨证施治。

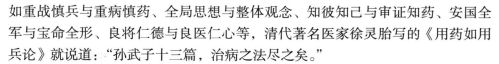

如重战慎兵与重病慎药、全局思想与整体观念、知彼知己与审证知药、安国全军与宝命全形、良将仁德与良医仁心等，清代著名医家徐灵胎写的《用药如用兵论》就说道："孙武子十三篇，治病之法尽之矣。"

兵家文化对中医的影响，可以从道和术两个方面进行探索。

一、兵道与医道

（一）重战慎兵与重病慎药

基于"兵者，国之大事"的认识，《孙子兵法》反复强调重战慎兵的思想，反对好大喜功和穷兵黩武，对不计成本、不计后果而竭尽兵力以任意发动战争的行为讳莫如深，提出："非利不动，非得不用，非危不战。"因此日本逢屋千村说："《孙子兵法》不是打仗的，《孙子兵法》是教人和平的，是和平主义者，是不战主义。"中医治病也是这样，基于生命保护和患者安全的责任，切忌随意用药和过度医疗。所以徐灵胎《用药如用兵论》指出："古人好服食者，必生奇疾，犹之好战胜者，必有奇殃。是故兵之设也以除暴，不得已而后兴；药之设也以攻疾，亦不得已而后用，其道同也。"军队的动用和药物的使用都是不得已而为之，能不用则坚决不用。

（二）全局思想与整体观念

《孙子兵法·计篇》说："故经之以五事，校之以计而索其情。"这就是通常所说的"五事""七校"。"五事"是"一曰道，二曰天，三曰地，四曰将，五曰法"，就是说要从政治、天时、地利、将领、制度等通盘考虑；"七校"是"主孰有道？将孰有能？天地孰得？法令孰行？兵众孰强？士卒孰练？赏罚孰明？"要对战争双方之间君王的素养、将帅的能力、天时地利的占有情况、军令的执行情况、军队实力的强弱、士兵是否训练有素、军队赏罚是否分明等进行全面评估。《孙子兵法·军形篇》还指出："兵法：一曰度，二曰量，三曰数，四曰称，五曰胜。"就是说用五个步骤来估计取得战争胜利的可能性：计算战争的规模，计算战争所需的物质储备，计算所需的军队兵力，对敌我双方实力进行权衡对比，然后预测推断取胜的可能性。《孙子兵法》中的《军形篇》是讲军事实力的，《兵势篇》是讲在军事实力一定的情况下如何把战斗力发挥到最大化。同样，整体观念是中医的突出特点，中医不仅认为人体自身是一个有机的统一整体，同时重视人与天地自然的整体统一性，人与社会环境的整体统一性，因而从对疾病的认知到治疗，都要考虑自然环境因素和社会因素，同时还要考虑脏腑气血的相互联系，从而进行整体调理，反对顾此失彼，头痛医头，脚痛医脚。

（三）知彼知己与审证知药

《孙子兵法·谋攻篇》指出："知彼知己，百战不殆。"这是孙子军事思想的精华。只有充分了解敌我双方各方面的真实情况，才能制定具体的战略和战术。古人说："用师之本，在知敌情，故曰此兵之要也。""不知敌情，军不可动。"把"知彼知己"的军事思想应用到中医的临床实际，就是要审证知药，"知彼"就是确诊病情，"知己"就是了解药性。只有彻底弄清病情并充分认识药性，才能对症下药，才能有针对性地、灵活机动地用药。《用药如用兵论》说："以草木偏性，攻脏腑之偏胜，必能知彼知己，多方以制之，而后无丧身殒命之忧。"

（四）安国全军与宝命全形

关于战争和武力的功用和职能，《左传·宣公十二年》记载了晋楚邲之战，这是晋楚争霸中的一次重要战役。楚庄王打败晋军后，潘党建议把晋军士兵的尸体堆在一起筑成一丘高台，以庆祝和彰显战争胜利的辉煌，而楚庄王却说："非尔所知也。夫文，止戈为武。""夫武，禁暴、戢兵、保大、定功、安民、和众、丰财者也。"就是说，军队和武力不是用来打仗杀人的，是用以禁止暴乱、制止战争、保卫国家安全、建功立业、安定民心、和睦天下、发展经济的。如果反过来，因为战争而使得国家动乱、经济凋敝、民心惶惶，甚至国破家亡，那就背离了军队的职能，也违背了设置军队的初衷，正所谓"大国重器，只为和平"。如果把军队和武力的功用界定为霸凌和杀人，那就真的成了"不祥之器"。所以《孙子兵法·谋攻篇》说："凡用兵之法，全国为上，破国次之；全军为上，破军次之；全旅为上，破旅次之；全卒为上，破卒次之；全伍为上，破伍次之。是故百战百胜，非善之善者也；不战而屈人之兵，善之善者也。""不战而屈人之兵"之所以是"善之善者"，就是因为这样可以实现国家和军队实力的最大化保护。《孙子兵法》在《火攻篇》明确提出了"安国全军"。中医作为生命科学，其根本的宗旨是为了"宝命全形"，《黄帝内经·素问》就有《宝命全形论》，其中指出："天覆地载，万物悉备，莫贵于人。"人作为天地之间万事万物中最高贵的生命体，必须予以保护，所以中医把"宝命全形"作为重要的思想提出来。如果因为不适当的治疗而损伤了身体或者戕害了生命，那就背离了医学的宗旨。所以，在医疗实践中，必须提高患者安全意识，不能因为治疗而使患者受到伤害。《黄帝内经》说"正气存内，邪不可干"；"邪之所凑，其气必虚"，此精辟之论对于安国全军和宝命全形同样具有重要的启迪和警示意义。国富兵强，敌人不敢来犯；体魄强健，则可百病不侵。所以中医在用药治病的过程中非常注重固护元气，张仲景《伤寒论》全篇，始终贯穿着"保胃气""存津液"的法则，有胃气则生，无胃气则死，留得一分津液，便有一分生机。《元气存亡论》指出："故诊病决死生者，不视病之轻重，而视元气之存亡。"都说明了固元气、养胃气的重要性，这是宝命全形的根本。

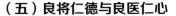

（五）良将仁德与良医仁心

《孙子兵法》对军事将领提出了严格要求，说："将者，智、信、仁、勇、严也。"在对军事将领的素质要求中，特别讲到了"仁"。"仁"是孔子制定的道德体系，可以称之为万善之德，而最基本的是爱心，所谓"仁者爱人"。作为军事将领，务必要做到爱护士兵。《孙子兵法》便提出"视卒如婴儿""视卒如爱子"。汉代名将李广，可谓爱兵如子的典范。《史记·李将军列传》记载："饮食与士共之。""乏绝之处，见水，士卒不尽饮，广不近水，士卒不尽食，广不尝食。"如此才有"士以此爱乐为用"，"而其士卒亦佚乐，咸乐为之死"；如此才有"君不见沙场征战苦，至今犹忆李将军"，李将军赢得了士兵们对他的永久怀念。同样，中医文化讲"医者仁心"和"医乃仁术"。晋代杨泉《物理论》云："夫医者，非仁爱不可托也，非聪明理达不可任也，非廉洁淳良不可信也。"唐·孙思邈在论及医道时说："凡大医治病，必当安神定志，无欲无求，先发大慈恻隐之心，誓愿普救含灵之苦。若有疾厄来求救者，不得问其贵贱贫富，长幼妍蚩，怨亲善友，华夷愚智，普同一等，皆如至亲之想，见彼苦恼，若己有之，一心赴救。"宋·刘昉《幼幼新书·自序》说："业医者，活人之心不可无，而自私之心不可有。"清代叶桂《临证指南医案·华序》说："良医处世，不矜名，不计利，此其立德；挽回造化，立起沉疴，此其立功也。"清·喻昌《医门法律·自序》说："医之为道大矣，医之为任重矣。"正是因为医学的"道大""任重"，所以中医人任重而道远，需要有一种弘毅的精神，实施仁术，践行仁心。

二、战术与医术

（一）确立原则

《孙子兵法》说："不可胜者，守也；可胜者，攻也。守则不足，攻则有余。善守者藏于九地之下，善攻者动于九天之上，故能自保而全胜也。""故用兵之法，十则围之，五则攻之，倍则分之，敌则能战之，少则能逃之，不若则能避之。"这些均论及了具体攻守原则的确立。那么到底是攻是守，确立具体战术的原则取决于敌我双方的实力。用药治病也是如此，必须根据疾病的实际和患者身体正气的状况。《用药如用兵论》指出："若夫虚邪之体，攻不可过，本和平之药而以峻药补之，衰敝之日不可穷民力也；实邪之伤，攻不可缓，用峻厉之药而以常药和之，富强之国可以振威武也。"对于疾病是攻还是补，如何攻、如何补，中医都有具体的原则。

（二）灵活变通

《孙子兵法·虚实篇》说："兵形象水。"所谓"兵形象水"，意思是说，用兵作战要学习"水之形，避高而趋下"的规律，做到"兵之形，避实而击虚"；要学习"水无常形"的特点，做到"兵无常势"；学习"水因地而制流"的精神，做到"兵因敌而制胜"，最终做到"能因敌变化而取胜"，因利而制权，因情而变化。就像"五行无常胜，四时无常位，日有短长，月有死生"，五行、四时、日夜的长短、月亮的圆缺都在不停地变化，而辨证施治是中医的一大特点，非常强调三因制宜。中医治病，没有一个包治百病的成方，张景岳在《病家两要说》中指出，"昧经权之妙者，无格致之明"，强调了权变、变通的重要性。沈括在《良方·自序》中说，"不以此形彼，亦不以一人例众人"，突出了因人制宜、注重个体差异的思想理念。《孙子兵法·兵势篇》说："凡战者，以正合，以奇胜。故善出奇者，无穷如天地，不竭如江海。终而复始，日月是也。死而更生，四时是也。声不过五，五声之变，不可胜听也；色不过五，五色之变，不可胜观也；味不过五，五味之变，不可胜尝也。战势不过奇正，奇正之变，不可胜穷也。"其中的核心精神是讲"变"，而中医用药治病也总是在方药的配伍变化中探索神奇的功效。中医有句名言，即所谓"药有个性之专长，方有合群之妙用"。药各有所长，也各有所偏，通过合理的配伍，或增强或改变其原有的功能，或调其偏性，或制其毒性，消除或减缓其对人体的不利因素，使各具特性的药物发挥综合作用。另外中医治疗方法中还有"同病异治""异病同治"和"正治反治"之法。《素问·至真要大论》云："寒因寒用，热因热用，塞因塞用，通因通用，必伏其所主，而先其所因。"中医用药讲求随症加减。朱丹溪推崇张仲景"因病制方"的医疗思想，其《局方发挥》针对《太平惠民和剂局方》只列各方主治证候，不载病源，虽立法简便，但未能变通的现象进行批评，并对宋元之际有些医家忽视辨证，"据证检方，即方用药"，按图索骥的医疗风气进行抨击，指出临床用药必须根据人体实际与四时节气加减，不能死守一方一药，不知变通，而且药为以偏纠偏之用，故不宜久服。

（三）因势利导

《孙子兵法》中有《军形篇》和《兵势篇》，统言之，则曰"形势"；析言之，则形、势各异。"形"是具体的军事实力，"势"是在军事实力一定的情况下所表现出的战斗力。从哲学上说，"形"是运动的物质，"势"是物质的运动。《军形篇》讲的是客观物质力量的积聚，《兵势篇》讲的是主观能动作用的发挥，这两篇是紧密联系不可分割的姊妹篇。

"因势利导"一词出自《史记·孙子吴起列传》，其曰："善战者，因其势而利导之。""因势"就是顺势、乘势、就势。《孙子兵法·兵势篇》说："激水之疾，至于漂石，势也。"势是一种看不见的力量，巨石能在柔软的水中飘起来，完全是靠湍急的水势，可见"势"有着不可忽视的力量。"决积水于千仞之溪"，高屋建瓴，势不可挡。李白《蜀道难》说："飞湍瀑流争喧豗，砯崖转石万壑雷。""因势"是顺应事物发展的自然规律，尊重客观存在，按照规律办事；"利导"是引导、推动，是向有利于事物发展、实现主体目标的方向引导推动。"因势利导"是中国传统文化顺势思维的具体体现，是起源于先秦的哲学思想。"因势利导"也是中医治疗疾病的重要思想，具体表现在因自然之势、身体之势和疾病之势。《素问·阴阳应象大论》说："治不法天之纪，不用地之理，则灾害至矣。"治疗疾病时，对"天之纪""地之理"因素的综合考虑，就是顺势思维的应用。四时气候的变化，四方地理的不同，以及月亮的盈亏、昼夜的交替等都对人体的生理、病理产生影响，所以《素问·八正神明论》强调说："以日之寒温，月之盛衰，四时气之沉浮，参伍相合而调之。"此外还需考虑患者的心理因素，如《素问·移精受气论》指出："数问其情，以从其意。"在这里顺势就具体体现为"顺情"。有时又根据邪气所在部位和性质而运用不同的治疗措施，使之以最便捷的途径祛除病邪，以免耗损正气。《素问·阴阳应象大论》说："其高者，因而越之；其下者，引而竭之；中满者，泻之于内；其有邪者，渍形以为汗；其在皮者，汗而发之。"总结了对不同部位邪气的祛除方法，随其性而利导，就其近而驱邪，是《黄帝内经》因势利导思想的具体论述。《灵枢·逆顺肥瘦》说："临深决水，不用功力，而水可竭也；循掘决冲，而经可通也。"吴鞠通创立了三焦辨证，作为温病的辨证纲领，并提出"上焦如羽，非轻不举""中焦如衡，非平不安""下焦如权，非重不沉"的治法。这些都说明根据病位之势，依势祛邪，在疾病的治疗过程中能够收到事半功倍的效果。

　　总之，以《孙子兵法》为代表的兵家文化与中医有着密切的联系，对中医产生了深远的影响。《用药如用兵论》说："然而选材必当，器械必良，克期不衍，布阵有方，此又不可更仆数也。"就是说，中医用药和兵家用兵有着很多的相似性和共同性，不可枚举，数不胜数，所以最后概括一句说："孙武子十三篇，治病之法尽之矣。"